U0135216

名中医治疗肿瘤医案精选

主 编 唐先平 冯昌国
审 订 孙新蕾

 中国纺织出版社有限公司

图书在版编目（CIP）数据

名中医治疗肿瘤医案精选 / 唐先平，冯昌国主编
. -- 北京：中国纺织出版社有限公司，2023.10
ISBN 978-7-5180-1018-9

Ⅰ . ①名… Ⅱ . ①唐… ②冯… Ⅲ . ①肿瘤－中医治疗法－医案－汇编 Ⅳ . ① R273

中国国家版本馆 CIP 数据核字（2023）第 136115 号

责任编辑：樊雅莉 高文雅 责任校对：王花妮 责任印制：王艳丽

中国纺织出版社有限公司出版发行
地址：北京市朝阳区百子湾东里 A407 号楼 邮政编码：100124
销售电话：010—67004422 传真：010—87155801
http://www.c-textilep.com
中国纺织出版社天猫旗舰店
官方微博 http://weibo.com/2119887771
三河市宏盛印务有限公司印刷 各地新华书店经销
2023 年 10 月第 1 版第 1 次印刷
开本：710×1000 1/16 印张：21.75
字数：332 千字 定价：88.00 元

凡购本书，如有缺页、倒页、脱页，由本社图书营销中心调换

名中医治疗肿瘤医案精选
编委会

主　编　唐先平　冯昌国

副主编　于　华　李光宇　陈红玉

审　订　孙新蕾

编　委　（以姓氏笔画为序）

　　　　于　华　冯昌国　孙新蕾　刘莲莲

　　　　李光宇　陈红玉　张慧敏　武嘉兴

　　　　欧阳贵淑　唐先平

序

  中医医案是继承发扬中医学遗产、交流临床经验和学术思想的一种形式，它既能体现中医辨证论治的鲜明特点，又能反映出各家学派的独特见解。在各个鲜活医案中包含着丰富多彩的临床心得体会，从个体化治疗的成功经验中可归纳总结出一些可供学习借鉴的新的诊疗思路和方法，而且也可供同道从中领悟到完整系统中医理论指导下，提高临床疗效的魅力。古今医案是中医学宝库中重要的组成部分，我认为学习医案可以令人大开眼界，拓展思路，从中受到教益和启迪，确能提高临床工作者辨证论治水平和疗效。学习医案如能做到反复阅读，仔细揣摩；前后对照，层层剖析；以方测证，审证求因；虚心学习，触类旁通；病证结合，中西汇通；勇于实践，大胆印证，无疑会大受裨益。

  当前，面临继往开来、与时俱进、勇于创新的良好学术环境，中医药发展，在中医理论指导下，提高疗效是其发展的关键所在，剖析医案，收集、整理、总结名老中医经验，势在必行，应引起足够的重视。这也是我和我的学生们编撰《名中医治疗肿瘤医案精选》一书的初衷吧。

  对于医案的剖析，本书力求抓住疾病的特点，或用药特点，或治则立法的独到之处等，把主病、主症、主脉、主要治法、主方、主药展示给读者，特别是对辨证立法何以如此及用药心得等衬托得格外鲜明。同时，力求尽量从理论上阐述得精辟、透彻、生动、活泼，使读者阅后一目了然，知其所云，心悦诚服。诚然，由于我们中医药理论水平不高，临证诊疗经验的局限性等原因，恐仍有未达其意，挂一漏万，乃至谬误之处，望同道给以批评指正。

胡荫奇

2023 年 5 月于北京

前　言

中医学历史悠久，中医药宝库内容博大精深。继承和发展，是中医学术研究的永恒主题，继承是为了更好地发展。收集整理名中医医案是继承中医学宝贵遗产的一项重要内容。医案既是临床医生在诊疗过程中对于病案的真实记述，又是总结和传授临床经验的重要方法之一。

肿瘤是一类临床上常见、多发的疑难性疾病，其病因病机复杂，临床表现常呈多学科、边缘性特征，肿瘤医案，尤其是现代肿瘤医案多散见于内、外、妇、儿、皮肤等各科医案中，读者很难短时间内全面阅读了解。鉴于此，我们组织人员，从中医专科专病角度编写了《名中医治疗肿瘤医案精选》，希望能对提高中医肿瘤的诊疗水平，发挥一定促进作用。

本书意在选取中医临床名家治疗肿瘤的验案，以资临床借鉴。其遴选标准：一是医案必须出自中医名家；二是医案必须有复诊情况，是能够判断治疗效果的验案。全书共分绪论、医案和附录三部分。绪论阐述了肿瘤的概念、源流、分类、病因病机、常见证候及常用治法等。医案部分以西医肿瘤病名为纲，以医家为目，对所收集的病案进行分类编写。附篇收录了几位有代表性的当代知名的肿瘤专家的诊疗经验与验案，以使读者了解目前肿瘤的诊疗进展。

根据《中华人民共和国野生动物保护法》《中华人民共和国陆生野生动物保护实施条例》《濒危野生动植物种国际贸易公约》和国务院下发的《关于禁止犀牛角和虎骨贸易的通知》精神，犀牛角、虎骨等不能入药。鉴于中医古籍中有的处方含有上述品种，为保持古籍处方原貌，故本书中涉及含有犀牛角、虎骨、穿山甲等药的处方，均未删除，但临床上切勿使用，若使用此类处方，可根据原卫生部卫药发〔1993〕第59号文件精神执行。

本书在编写过程中得到了中国中医科学院望京医院、中国纺织出版社有限公司及其他有关单位的大力支持，在此一并表示衷心感谢。

由于编者水平有限，挂漏、谬误之处在所难免，恳请中医同道以及广大读者不吝指正。

唐先平

2023 年 6 月于北京

目　录

第一章 绪 论

肿瘤是人体内一种不正常的、同周围组织不协调的新生组织。其发生的原因是机体某部分的组织细胞，在各种外在和内在的刺激因素作用下，产生反应性增生，通常分为良性与恶性两种。一般来说，良性肿瘤细胞分化成熟，生长慢，不转移，对人体危害小，而恶性肿瘤细胞分化不成熟，生长快，常蔓延到附近或转移到远处组织，对机体的危害大，治疗也比较困难。

第一节 肿瘤的历史沿革

殷墟甲骨文就有"瘤"的记载。《说文解字》曰："瘤，肿也，从病，留声。"《圣济总录·瘿瘤门》说："瘤之为义，留滞不去也。"对瘤的含义作了精辟的解释。而"癌"字首见于宋·东轩居士所著的《卫济宝书》（公元1171年），该书将"癌"作为痈疽五发之一。在中医学著作中，较多地结合各种癌病的临床特点而予以相应的命名，如甲状腺癌类属于"石瘿"，肝癌类属于"肝积"等。

中医古籍对一些癌病的临床表现、病因病机、治疗、预后、预防等均有记载，至今仍有重要的参考价值。如《灵枢·刺节真邪》里，有"筋瘤""肠瘤""昔瘤"等记载，并认为"昔瘤"的病因病机主要是"已有所结，气归之，津液留之，邪气中之，凝结日以易甚，连以聚居"。晋·葛洪《肘后备急方·卷四·治卒心腹癥坚方第二十六》中对癥块的发病过程，作了初步的描述："凡癥坚之起，多以渐生，如有卒觉，便牢大，自难治也。腹中癥有结积，便害饮食，转羸瘦。"而且中医古籍对于腹部癌肿不易早期诊断，临床进展非常迅速，晚期恶病质等都做了较为细致的观察。可以说远在晋代，我国医学家对腹部癌肿已有了初步的认识，葛洪所说的"癥坚"，大致指的就是现在所说的癌肿。

宋代《圣济总录·瘿瘤门》有："瘤之为义，留滞而不去也。气血流行不失其常，则形体和平，无或余赘，及郁结壅塞，则乘虚投隙，瘤所以生。初为小核，寝以长大。若杯盂然，不痒不痛，亦不结强，方剂所治，与治瘿法同，但瘿有可针割，而瘤慎不可破尔。"

《仁斋直指附遗方论·卷二十二·发癌方论》对癌的特征叙述较为深刻，说："癌者上高下深，岩穴之状，颗颗累垂……毒根深藏，穿孔透里，男则多发于腹，女则多发于乳，或项或肩或臂，外症令人昏迷。"

《诸病源候论·卷四十·妇人杂病诸候四凡五十论·石痈候》中记载："石痈之状微强不甚大，不赤微痛热……但结核如石。""乳中隐核，不痛不痒""乳中结聚成核，微强不甚大，硬若石状"。又说："肿结皮强，如牛领之皮。"综上所述，前者颇似现代医学乳腺癌体征表现，后者很像乳癌侵犯皮下组织和淋巴管后，淋巴管被癌栓堵塞，淋巴回流受阻，使乳腺皮肤粗糙，出现"橘皮样"改变。由此可见，中医学早在公元4世纪已对乳腺癌有了认识。

清·祁坤《外科大成·论痔漏》说："锁肛痔，肛门内外如竹节锁紧，形如海蜇，里急后重，便粪细而带扁，时流臭水，此无治法。"上述症状的描述与直肠癌基本相符。对癌病的病因病机多认为是阴阳失调、七情郁结、脏腑受损等原因，导致气滞血瘀，久则成为"癥瘕""积聚"。如《诸病源候论·卷十九·积聚病诸候凡六论·积聚候》说："诸脏受邪，初未能成积聚，留滞不去，乃成积聚。"关于癌病的治疗，中医学著作中论述更多，有内治与外治、单方与复方、药物与手术等多种治疗方法。明·张景岳《景岳全书·积聚》说："凡积聚之治，如经之云者，亦既尽矣。然欲总其要，不过四法，曰攻，曰消，曰散，曰补，四者而已。"对积聚治法作了高度概括。唐代《晋书》中说："初帝目有瘤疾，使医割之。"为我国手术治疗癌病的最早记载。

癌病是一种难治性疾病，目前已认识到癌病是一类全身性疾病的局部表现，任何单一手段的局部治疗，均难以彻底治愈。中医药治疗癌病以扶正祛邪为指导思想，中西医结合治疗可以取长补短，充分发挥各种治疗方法在癌病各阶段中的作用，可起到提高疗效或减毒增效的作用，能改善症状，提高生存质量，延长生存期。

第二节　肿瘤的中医命名与分类

中医学很早就有关于肿瘤的记载，如在古代文献《说文》《尔雅》《正字通》等书中，就谈到有关类似肿瘤的问题。中医学的奠基著作《黄帝内经》中所述的"肠蕈""石瘕""癥瘕""癖结""膈中"等病症的描述与现代医学中的某些肿瘤（胃肠、子宫、肝、胰等肿瘤）的症状相类似，如《灵枢·水胀》中说："石瘕生于胞中，寒气客于子门，子门闭塞，气不得通，恶血当泻不泻，衃以留止，日以益大，状如怀子，月事不以时下，皆生于女子。"按其所述，子宫生肿块是由于寒气侵入影响气血运行，瘀血积聚凝滞，久留不散而形成的，肿块逐渐增大，便会导致月经的不正常，这与现代子宫肌瘤的体征和症状颇为相似。又《灵枢·邪气脏腑病形》中说："微急为膈中，食饮入而还出，后沃沫。"这与食管癌患者由于癌肿阻塞食管，使病变处食物不能通过而反出食物和泡沫状黏液相类同。《灵枢·上膈》还说："下膈者，食晬时乃出。"这一症状与胃癌的幽门梗阻，食物积聚于胃而引起的呕吐症状较为符合。在中医文献中，有关肿瘤的命名与分类的记载是很多的。一般以肿瘤病灶形状，患者的症状、体征及其病因等来加以命名、分类，对恶性肿瘤和良性肿瘤的区别，也有较为详细的论述。

一、以病灶形状命名与分类

1. 失荣

《外科正宗》说："失荣者……其患多生肩之以上，初起微肿，皮色不变，日久渐大，坚硬如石，推之不移，按之不动；半载一年，方生阴痛，气血渐衰，形容瘦削，破烂紫斑，渗流血水，或肿泛如莲，秽气熏蒸，昼夜不歇，平生疙瘩，愈久愈大，越溃越坚……"清·高秉均在《疡科心得集》说："失营者，如树木之失于荣华，枝枯皮焦故名也。生于耳前后及项间，初起形如栗子，顶突根收，如虚痰疬瘤之状，按之石硬无情，推之不肯移动，如钉着肌肉是也。不寒热，不疼痛，渐渐加大，后遂隐隐疼痛，痛着肌骨，渐渐溃破，但流血水，无脓，渐渐口大，内腐，形如湖石，凹进凸出，斯时痛甚彻心……"由此可见，古人所说的失荣证可见于现代医学中的某些恶性肿瘤，如淋巴肉瘤、喉癌、鼻咽癌颈部的淋巴结转移灶和腮腺癌等病。

2. 乳岩

宋·陈自明著《妇人大全良方》对乳岩进行了描述："若初起，内结小核，或如鳖、棋子，不赤不痛，积之岁月渐大，巉岩崩破如熟榴或内溃深洞，血水滴沥，此属肝脾有郁怒，气血亏损，名曰乳岩，为难疗。"陈自明已知乳岩初起时"不赤不痛"，这是现在临床上鉴别乳腺增生和乳癌的指标之一。前者常疼痛，特别是经期前后，而后者一般是不痛的，并用"熟榴"来形容晚期乳腺癌破溃后的情况，非常形象。

3. 茧唇

《医宗金鉴·茧唇》说："初起如豆粒，渐长若蚕茧，坚硬疼痛，妨碍饮食……若溃后如翻花，时津血水者属逆……"这里描述了唇癌的主要症状，早期为豆粒大小，到后来向外发展，肿起，黏膜皱裂，描绘为"若蚕茧"，十分形象。特别是茧唇溃后如翻花，这与唇癌后期出现的菜花状溃疡型肿块很相似。因此，可以认为古人描述的茧唇即是现代医学所说的唇癌。

4. 舌菌

《薛己医案》中云："咽喉口舌生疮，甚则生红黑菌，害人甚速。"语虽不详，但从其所述病灶形状及恶性程度来分析，很可能是指舌癌或咽喉部的癌肿。清·吴谦在《医宗金鉴》中对舌菌叙述较详，并将它命名为舌疳，"其症最恶，初如豆，次如菌，头大蒂小，又名舌菌，疼痛红烂无皮……若失于调治，以致焮肿，突如泛莲，或有状如鸡冠，舌本短缩，不能伸舒，妨碍饮食言语，时津臭涎。再因怒气上冲，忽然崩裂，血出不止，久久延及项颔，肿如结核，坚硬疼痛，皮色如常……"这些描述与现在舌癌的体征相符合，特别是谈到"久久延及项颔"，这一点与现在舌癌的淋巴转移的情况非常相似，所以说舌菌属于舌癌的范畴。

5. 翻花疮（石疔、石疽、黑疔）

清·邹岳《外科真诠》中云："翻花疮溃后，疮口胬肉突出，其状如菌，头大蒂小，愈窝愈翻，虽不大痛大痒，误有蚀损，流血不止。"这些描述与皮肤癌、癌性溃疡及黑色素细胞瘤等十分相似。

6. 肾岩翻花（外肾岩、翻花下疳）

清·高秉均在《疡科心得集》云此证："初起马口之内，生肉一粒，如竖肉之状，坚硬而痒，即有脂水，延之一二年或五六载时，觉疼痛应心，玉茎渐渐肿胀，其马口之竖肉处，翻花若榴子样，此肾岩已成。渐至龟头破烂凸出凹进痛楚难胜，甚或鲜血流注。"以上描述，与今之阴茎癌非常近似。

7. 喉瘤

据元代《世医得效方》记载："咽喉间生肉，层层相叠，渐渐肿起，不痛，多日乃有窍子，臭气自出，遂退饮食。"清代《医宗金鉴》云："此证由肺经郁热，损气而成，形如元眼，红丝相裹，或单或双，生于喉旁，亦有顶大蒂小者，不犯不痛，或醇酒炙煿或怒气喊叫，犯之则痛。"古人有关喉瘤的描述与现代医学描述的咽部的乳头状瘤、纤维瘤、血管瘤相似。

8. 耳蕈

"此三皆生耳内……耳蕈形类初生麻菇，头大蒂小……微肿闷疼，色红皮破，不当触犯，偶犯之痛引脑巅。"（《医宗金鉴》）古人有关耳蕈的描述与现代医学描述外的耳道肿瘤相似。

二、以病因和症状命名、分类

1. 噎膈（或称膈证、噎食）

古代文献中所说的噎膈，就是指的水饮可行，食物难入之证，如《素问·通评虚实论》说："隔塞闭绝，上下不通。"《灵枢·邪气脏腑病形》："膈中，食饮入而还出，后沃沫。"明·李梴在《医学入门》中把噎膈的部位叙述得更清楚："饮食不下，大便不通名膈噎。"噎近咽，膈近胃，古人有关噎膈的描述与现代医学描述的食管癌或食管末端的贲门癌的症状非常相似。

2. 反胃

反胃是指食物可食，但食久复出之证，如《黄帝内经》说："饮食不下，隔塞不通，邪在胃脘。"医圣张仲景所著《金匮要略》一书中把"反胃"的症状描述得更详细，如"朝食暮吐，暮食朝吐，宿谷不化，名曰胃反"。古人有关此症的描述与现代医学的幽门癌所致的幽门梗阻等病十分相似。

3. 癥瘕积聚

《难经》说："气之所积名曰积，气之所聚名曰聚，故积者五脏所生，聚者六腑所成也。积者阴气也，其始发有常处，其痛不离其部，上下有所终始，左右有所穷处。聚者阳气也，其始发无根本，上下无所留止，其痛无常处，谓之聚。"《金匮要略》说："积者脏病也，终不移，聚者腑病也，发作有时，展转痛移为可治。"由此可见"积"是固定不移的，与癥一致；而"聚"可移动，与"瘕"相似。就是说，腹内肿物固定不移，推之不动者谓之积，推之可动者谓之聚。因此，癥瘕积聚之证包括了腹内胃、肠及肝、胰等良性及恶性肿瘤。

4. 伏梁

《素问·腹中论》云："病有少腹盛，上下左右皆有根……病名曰伏梁。"《难经》说："心之积名曰伏梁，起脐上大如臂，上至心下，久不愈，令人病烦心。"宋·严用和在《济生方》中说："伏梁之状起于脐下，其大如臂，上至心下，犹梁之横架于胸膈者，是为心积。其病腹热面赤，咽干心烦，甚则吐血，令人食少肌瘦。"如上所述"起脐上大如臂，上至心下""其大如臂""犹梁之横架于胸膈"等说法，与上腹部消化系统肿瘤的腹块体征，如肝癌、胃癌、胰腺癌等十分相似。

5. 肺积

《难经》说："肺之积，名曰息贲，在右胁下，覆大如杯，久不已，令人洒淅寒热喘咳，发肺痈。"《济生方》说："息贲之状，在右胁下，覆大如杯，喘息奔溢，是为肺积，诊其脉浮而毛，其色白，其病气逆，背痛少气，喜忘目瞑，肤寒，皮中时痛，或如虫行，或如针刺。"以上所述与肺癌淋巴管转移而引起的腋下及锁骨上淋巴结肿大的体征颇为相似。而息贲的症候"令人洒淅寒热喘咳，发肺痈"，与肺癌产生的咳嗽、气急、发热等情况相似。这里虽未直接谈该病有血痰，但"发肺痈"，是包括了血痰的症状在内的。据此分析，肺之积的息贲类似现在晚期肺癌的病象。

6. 气瘤

前人形容气瘤说："此瘤软而不坚，皮色如故，无寒无热，随喜怒消长。由于劳伤元气，腠理不密，寒邪相搏而成。"这很可能是现在的软组织良性肿瘤。

7. 血瘤

古人说："此瘤色红或微紫，软硬间杂，皮肤隐隐，缠有红缕，擦破则流血，禁之不住。"从这些症状的描述来看，与现在的海绵状血管瘤很相似。

8. 痰核

《医宗金鉴》说："痰核者，心脾痰涎郁热。"相当于现在的淋巴结肿大（包括癌肿、炎症、结核等）。

9. 痰包

《医宗金鉴》说："此证生于舌下，结肿如匏，光软如绵，塞胀舌下，有妨饮食言语，色黄不痛，由火积痰涎，流注而成。"以上描述，很可能是指现在的舌下囊肿。

10. 瘿瘤

前人常把瘿瘤分为五瘿六瘤，如陈无择在《三因极一病证方论》云："坚硬不可移者，名曰石瘿，皮色不变者，名曰肉瘿，筋脉露结者，名曰筋瘿，赤脉交结者，名曰血瘿，随忧愁消长者，名曰气瘿。五瘿皆不可妄决，破则脓血崩溃，多致夭枉。""瘤则有六，骨瘤、脂瘤、气瘤、肉瘤、脓瘤、血瘤。"《医宗金鉴》说："瘿瘤二证，发于皮肤血肉筋骨之处，瘿者如缨络之状，瘤者随气留住，故有是名也……皆不痛痒。瘿证属阳，色红而高突，皮宽不急，蒂小而下垂；瘤证属阴，色白而漫肿，皮嫩而光亮，顶小而根大。"如上所述"坚硬不可移"与甲状腺癌的质硬、不易随吞咽而上下移动很相似。石瘿可能即今之甲状腺癌，故瘿瘤除包括地方性甲状腺肿、良性的甲状腺瘤，尚包括恶性的甲状腺癌、淋巴肉瘤在内。

11. 肠蕈

《灵枢·水胀》记述："其始生也，大如鸡卵，稍以益大，至其成如怀子之状，久者离岁，按之则坚，推之则移，月事以时下，此其候也。"按其所述，初时大如鸡蛋，渐渐长大，形似怀孕，但月经仍按时来，一年以后按其腹则坚硬，但推之能移动，这些与卵巢肿瘤、子宫肌瘤的体征和症状很相似。

12. 脂瘤（粉瘤）

"其色粉红，多生耳项前后，亦有生于下颌者，全系痰凝气结而成。"有关该瘤的描述与现代医学的脂肪瘤及慢性纤维瘤相似。

13. 红丝瘤（胎瘤）

《医宗金鉴》说："此证一名胎瘤，发无痛处，由小渐大，婴儿落草，或一二岁之间患之。瘤皮色红，中含血丝，亦有自破者。"古人所描述的胎瘤与现代医学的小儿血管瘤相似。

14. 骨疽

包括骨骼上的良性肿瘤，如骨软骨瘤、纤维瘤、纤维肉瘤、成骨肉瘤等，但也可能包括部分骨的恶性肿瘤在内。骨疽也泛指骨骼上的其他炎症性疾病，如骨结核、骨髓炎等。

其他：在中医学中还有疣、赘、息肉等非真性肿瘤病名的记载。

三、古人对恶性肿瘤和良性肿瘤区别的论述

晋·葛洪《肘后备急方》说："凡癥坚之起多以渐生，如有卒觉便牢大，自

难治也，腹中瘕有结节，便害饮食，转羸瘦。"《诸病源候论》说："癥者，由寒温失节，致腑脏之气虚弱，而食饮不消，聚结在内。渐生长块段，盘牢不移动者，是瘕也……"又说："其病不动者，直名为癥。若病虽有结瘕而可推移者，名为癥瘕。瘕者假也，谓虚假可动也。"这说明古人在很早以前对肿块（良、恶性）的鉴别就有所认识。

第三节 肿瘤的常见病因病机

一、引起肿瘤发生的病因

引起肿瘤发病的病因是多方面的，中医学根据历代医学家对肿瘤病因的认识和论述，结合临床实际，将肿瘤的病因大致概括为正气亏虚、情志失调、外邪侵袭和饮食所伤四个方面。

1. 正气亏虚

正气，是指人体的生理功能，而相对病邪而言则是指抗病和康复能力。它是由人体的脏腑经络、气血津液、生理活动的综合作用而产生的。正气亏虚的形成是由于先天禀赋不足或后天失养所致，正如《黄帝内经》所云："精气夺则虚""正气存内，邪不可干""邪之所凑，其气必虚"，以上所述说明在机体正气亏虚、脏腑经络功能紊乱失常的基础上，各种致病因素才能入侵机体而发生肿瘤。

2. 情志失调

在中医理论中把人体的精神情志活动分为喜、怒、忧、思、悲、恐、惊七类，称为七情。在一般情况下，属于生理活动的范围，并不足以致病。但是，由于长期的精神刺激或者突然受到剧烈的精神创伤，超出了生理活动所能调节的正常范围，以致造成人体内在的阴阳气血、脏腑经络的功能失调，而导致疾病发生。《素问·举痛论》说："百病生于气也，怒则气上，喜则气缓，悲则气消，恐则气下……惊则气乱……思则气结矣。"《素问·阴阳应象大论》说："喜伤心、怒伤肝、思伤脾、悲伤肺、恐伤肾。"《素问·玉机真脏论》谓："忧、恐、悲、喜、怒，令人不得以其次，故令人有大病矣。"朱丹溪《丹溪心法》指出："气血冲和，万病不生，一有怫郁，诸病生焉。故人身诸病多生于郁。"可见在精神情志失调的情况下，常常导致相应的脏腑气机逆乱，气血失调，功能失常。人们在日常的生活、工作中，如工作环境不理想、突然的生活遭遇（如丧偶、离婚、失去亲人等）、居住环境低劣等均可造成精神紧张，情绪不畅而致病。因此，精神情志失调也是导致癌肿发生的一个重要内伤病因。中医肿瘤学中的精神情志失调是致癌的一个重要发病原因，这一观点和西医学中的心理因素致癌的观点是一致的。

3. 外邪侵袭

外邪是指风邪、寒邪、暑邪、湿邪、燥邪、火邪六种外感病邪，称为"六淫"。在自然界里，风、寒、暑、湿、燥、火为六种气候现象，也称为"六气"。在正常情况下，这六种气候对人体无害，是人们赖以生长发育的必要条件。如果人们不注意调摄，或者因慢性疾病造成体内阴阳气血亏损，使正常适应能力或者抵抗力下降，或出现骤冷骤热等气候急剧变化的情况，六气就会变为六淫，成为致病因素。"六淫"致病常有明显的季节性，并与居住地区和环境密切相关。它可以单独侵袭机体而致病，也可两种或两种以上邪气合在一起致病；在一定条件下，原有的证候还可以发生转化，如风寒外邪引起的表寒证，可郁久化热而转为里热证。中医学对外邪病因致癌的认识是很早的，《灵枢·九针论》谓："四时八风客于经脉之中，为瘤病者也。"《灵枢·百病始生》指出："积之所生，得寒乃生，厥乃成积也。"隋代《诸病源候论》说："恶核者，内里忽有核累累如梅李，小如豆粒……此风邪夹毒所成。"清代《医宗金鉴》指出唇癌（茧唇）的成因是"积火积聚而成"。上述古代文献的论述说明了风邪、寒邪、风邪夹毒、火邪等外邪是发生癌瘤的外在病因。

4. 饮食所伤

饮食是人体维持生命活动的必需条件，人们还可以通过饮食来弥补先天之不足。当然，饮食失宜、饮食不洁或者饮食偏嗜都可以累及脾胃，使脾胃损伤，受纳减退，健运失常，气机升降功能紊乱；湿浊内聚，或可化热，伤及气血，形成湿聚血瘀，促使癌肿的发生。饮食所伤的具体内容主要有以下几个方面。

（1）饮食失宜。饮食过量，或者暴饮暴食，或过食肥甘厚味，都会造成胃难腐熟，脾失转输运化，不仅可以出现消化不良，而且会造成气血流通受阻，产生诸病。

（2）饮食不洁。由于客观条件，或不注意饮食卫生，食用腐败霉变的食品，或常吃腌制熏烤之物，毒邪屡屡损伤机体肠胃，则气机不利，邪滞不化，久伏体内，而致恶变。

（3）饮食偏嗜。人们饮食的五味必须适宜，平时不能偏嗜，更不能嗜酒过度。如果长期嗜好某种食物，就会造成相应脏腑功能偏盛，久之可以破坏五脏之间的协调平衡而出现各种病变。喻嘉言在《医门法律》中指出："过饮滚酒，多成膈症。"清·何梦瑶《医碥》说："酒客多噎膈，好热者尤多，以热伤津液，咽管干涩，食不得深入也。""好热者，多患膈症。"以上这些古代医籍的论述都说明了长期过度饮酒，嗜食生冷、炙煿膏粱之品易损伤脾胃，蓄毒体内，郁热伤津，气机不利，脉络不通，毒邪与痰瘀互结，引发肿瘤。

综上所述，中医肿瘤病因学在饮食所伤方面，实际提出了两个观点，一是饮食不洁，这是导致肿瘤的一个重要原因，因此不吃自身存在着致癌物质的食品（如含亚硝胺类、细菌、真菌和病毒类物质）是预防肿瘤发生的一个重要方法；二是不良的饮食习惯（如饮食偏嗜，过食肥甘厚味，长期酗酒，或常吃过烫、煎烤和黏硬难以消化的食物等）会诱发癌变；这是由于长期酗酒，或常吃过烫、煎烤和黏硬难以消化食物者，经常刺激、损伤食管和胃的黏膜，容易引起上皮炎症和增生，导致消化系统和饮食相关部位的癌前病变，最终发生癌症。

二、肿瘤发生的病机

中医学一般把肿瘤的病机概括为气滞血瘀、痰湿凝聚、热毒蕴结、正气亏虚以及经络瘀阻五种情况，分别加以介绍，而这五种情况又往往与机体的正气虚弱、阴阳寒热失调有着极其密切的关系。

1. 气滞血瘀

（1）气滞。在正常情况下，气在全身运行，无处不到。如寒热温凉失调，情志抑郁，以及痰饮、湿浊、瘀血、宿食等均可影响气的正常运行，造成气的功能失调，引起气滞、气郁、气逆或气陷等病理现象，如果日久不解，就会形成疾病。气为血帅，气行则血行，气滞则血凝，气失通畅，则不能行血，气滞日久，必有血瘀，气滞血瘀长期蕴积不散，往往就会导致局部组织的病理变化，而逐渐形成肿块。正如《医宗金鉴》所说："乳癌由肝脾两伤，气郁凝结而成。"这说明了前人认为乳癌的发生与气的病理变化有关。乳癌如此，其他肿瘤的发生，也与气的病理变化有着极其密切的关系。在临床实践中常常遇到肿瘤病人在发病之前，有情志郁结等气滞、气郁的表现，在发病以后，也有气滞、气郁等症状，而应用理气药治疗，往往能收到一定的效果。所以，气滞、气郁是引起肿瘤的因素之一。

（2）血瘀。血随气行，气行则血行，气血的凝滞不散，久而久之，便成瘀积肿块。如肝气郁结，肝失疏泄而不条达，日积月累，致肝血瘀滞，肝脏肿大，或硬化而导致肿瘤或癌变。《古今医统》描述食道癌时说："凡食下有碍，觉屈曲而下，微作痛，此必有死血。"清·王清任说："肚腹结块，必有形之血。"说明了前人认为腹内有形的包块肿物多由血瘀所致。在临床上，根据瘀血凝滞的理论，采用活血化瘀法进行治疗，往往可以收到比较良好的效果。所以，瘀血凝滞是引起肿瘤发生的重要原因之一。

2. 痰湿凝聚

痰是由于体内水湿不化，津液不布，郁滞不通，凝滞而成；或由于邪热灼津，凝结成痰。湿属阴邪，性质重浊而黏腻，湿邪侵入人的机体，停留滞着，便会阻碍阳气的活动，影响气的流通，导致气滞、气郁。如湿邪侵犯肌肉、经络，就会引起四肢麻木、关节疼痛等症；湿浊内阻肠胃，影响脾的运化，阻碍津液的输布，就会产生腹胀、腹泻、下肢水肿等症；停留在胸膈，便成痰饮而引起咳嗽胸痛等症。湿浊之气郁积日久，便成湿毒，湿毒积于肠间，可致"湿毒便血"；湿毒郁于肌肤，易生疮痈，甚至成为"湿毒流注"，症见疮形平塌，根脚漫肿，色青紫黑等。《灵枢·水胀》曰："……癖而内著，恶气乃起，息肉乃生。"这里就是指"湿毒""湿聚"的秽恶之气蕴郁于机体，日积月累，影响气血的运动。气血阻滞，气机不畅，导致脾胃运化减弱，而更助长湿的凝聚，二者互为因果，引起机体的病理变化。因此，湿聚、湿毒反复发作也是肿瘤的诱发因素之一，所以在临床中，对湿聚之证常用健脾化湿等法进行治疗。

3. 热毒蕴结

热毒，是指郁火及邪热郁结日久而成为热毒。热毒内蕴机体脏腑、经络，郁久不散，也能导致营卫不和、经络瘀阻、气血瘀滞等情况，如热毒蕴结较甚，或气血虚弱，不能透毒外出，以致毒滞难化，积聚不去，久而久之，渐成肿核或癥瘕积块。这种证候，往往同肝郁化火、气血凝滞、阻塞经络或痰火胶结有密切的关系。火毒炽盛，往往是在癌肿比较晚期的阶段。应用疏肝解郁、泻火解毒、清热利湿等法之后，可以收到比较明显的效果。所以，热毒、郁火也是肿瘤发生的原因之一。

4. 正气亏虚

虚与实是人体抗病力和病邪致病力之间互相斗争的两个方面。虚是指正气不足，身体的抗病力下降，生理功能减退；实是指病邪盛实。虚证的出现，或因体质虚弱，或因久病伤正，或因出血、失精、大汗，或因外邪侵袭，伤及正气（阳邪容易伤人阴液，阴邪容易伤人阳气）等，从而形成"精气夺则虚"的虚证。虚证主要表现为全身气、血、阴、阳的不足，反映了脏腑功能的衰退。虚证，在中医学里面又有气虚、血虚、阴虚、阳虚之分。正气虚弱，抗病能力低下，不能抵御外邪的侵袭，就会导致疾病，如《黄帝内经》所说"正气存内，邪不可干""邪之所凑，其气必虚"。对肿瘤疾病来说也同样有着一定的意义。如《难经》的五十五难说："积者五脏所生，聚者六腑所成也。"张景岳说："凡脾肾不足及虚弱失调之人，多有积聚之病。"《外证医编》说："正气虚则成岩。"《妇人大全良方》说："肝脾郁怒，气血亏损，名曰乳岩。"总之，古人认为肿瘤的形成与正气虚弱，脏腑功能失调，客邪留滞而致气滞血瘀，痰凝毒聚，互相搏结，蕴郁于内有着极其密切的关系。

5. 经络瘀阻

经络是人体组织结构的重要组成部分。它是沟通人体内外、上下，联络脏腑组织与通行气血的一个独特的系统。在生理上，十二经脉具有运行营卫气血、沟通表里、抵御病邪、保护机体的功能。奇经八脉也是气血运行的通道，当十二经脉运行的气血满盈时，就溢流到奇经八脉中储存起来。在病理变化时，经络既可由于外感风寒、湿邪等的侵袭而功能受损，又可因痰、食、毒、瘀、气滞等而壅塞不通。此外，内脏的生理功能失常，也能导致经气郁滞或经气不足。经络瘀阻，则邪毒在体内蕴结，日久成积成肿，可发为肿瘤，而这些肿瘤病变又可以在经脉循行径路上反映出来，近年有学者从经络学说出发，探索各种肿瘤在经络上的特殊表现及反应，并应用于探测体内肿瘤的部位以作为辅助诊断之用。在肿瘤的治疗上除了应用穴位注射药物以外，还必须注意疏通经络，理气行滞、活血化瘀、化痰通络等法则都有疏通经络的作用。

综上所述，气滞血瘀、热毒蕴结、痰湿凝聚、正气亏虚以及经络瘀阻，是肿瘤发生发展过程中常见的病机。在临床实践中，由于各种肿瘤的病因不一，患者个体差异大，病情不尽一致，病机往往是错综复杂的。即使是同一患者，在疾病的各个阶段，情况也在不断地变化，所以上述几种病机并不是孤立的或单纯的，常常是互相关联和错综在一起的，有的脏腑气血亏虚又兼热毒壅盛，有的气虚合并血瘀，或气滞合并痰凝等，大多数患者都表现为虚实夹杂，多脏同病。因此，必须根据每个患者的具体临床表现特点，分清病机主次，审因论治，才能更有效地治疗肿瘤。

第四节　肿瘤的治疗原则

一、治标与治本

标本，就是用来分清疾病的主次和轻重缓急，从而确定先后缓急的治疗步骤。标本理论首先见于《黄帝内经》："治病必求其本。"在一般情况下，总是先治本，后治标，只要治好了本，标也就迎刃而解了。例如，肿瘤患者常因肿瘤压迫而出现疼痛，一般应当首先用活血消肿的方法，消除肿瘤，以治其本，疼痛才能得到缓解。但是疾病的发展是复杂的，有时标证转化为矛盾的主要方面，就需要把标证列为主要矛盾来解决。例如，肿瘤患者出现严重的吐血、便血、尿血或呕吐不止、二便闭塞等证候，标证急于本证，则当先治其标，及时采取止血、止吐等对症处理的方法，待标证缓解后，再以抗癌治疗，消除肿瘤，这就是急则治其标的原则。一旦标证缓解后，即当治本，这就是"急则治其标，缓则治其本"的原则。

治标治本也有同时进行的，叫作标本同治。这在临床上也是常见的，就是标和本俱急，在时间上条件上，都不允许单独治本或单独治标，必须两者兼顾，采取标本同治之法。例如，患者表现有肾虚水泛的全身水肿、小便不利、腰痛等症状，同时又有风寒袭肺的咳嗽、气喘等症状。前者为本，后者为标，这是标本俱急的证候，必须标本同治，用发汗法与利小便法来表里双解。又如肿瘤压迫、梗阻、腐烂坏死以及扩散转移，破坏各个脏器的功能，引起一系列病变而产生发热、咳嗽、胸痛（继发感染）等不同的症状时，也当标本兼顾，就是既要抗癌，同时又要消除其合并感染所产生的一系列病理变化，标本兼顾。但标本同治仍然要分清主次，突出重点，解决主要矛盾，只有这样，才能正确处理标本关系。

标与本的关系是复杂的和多方面的，在临床应用上最主要的是：主次关系，本质与现象的关系，因果的关系，轻重与缓急的关系。它们在不同方面，揭示了疾病内部的联系和矛盾，必须掌握这些规律。标本理论的运用，基本上是原则性与灵活性相结合，说明治病抓住主要矛盾和矛盾的主要方面的重要性和必要性，否则就会没有主次，就会抓了次要的，丢了主要的，同时，也说明主要矛盾和次要矛盾随着疾病的变化是可以互相转化的，必须根据病情的变化而制订出新的治疗方案。

二、扶正与祛邪

扶正就是调动机体的抗病能力，提高机体的免疫功能，增强免疫系统的作用，达到防治疾病的目的。祛邪就是抑制、排除、消灭致病因子。人是一个高度辩证统一的整体，人体疾病的发生，无不体现在气血、阴阳、脏腑、经络的失调，局部可以影响全身，全身也可以显现在某一局部。反过来说，通过扶正的整体治疗后，全身状况的好转，可以促进局部病变的改善，而进行局部治疗后，局部病变的改善和消失，也有利于全身症状的恢复。

肿瘤是一种全身疾病的局部表现，与整体有着极其密切的关系，因此对肿瘤治疗，必须注意辨别阴阳气血的盛衰和各个脏腑经络的虚实以及邪正双方力量的对比，从而确定治疗方法。扶正是为了祛邪创造必要的条件，祛邪是为了达到保存正气的目的，临床上必须权衡扶正与祛邪的轻重缓急，不能片面地强调用有毒的峻烈攻逐的药物，企图一下子消除肿瘤，这样势必损伤正气，影响人体的抗病功能。反过来，如果片面地强调只用扶正的补药，不用攻药去消除肿瘤的话，那么就会姑息养奸，不仅不能使肿瘤缩小，而且会使肿瘤得以增长。因此，在治疗中既要扶助正气，增强患者自身的抗病功能，又要祛除病邪，使癌肿在体内逐渐缩小和消失。扶正与祛邪都是为了一个共同的目的，二者不可偏废。一般地讲，癌肿病人在正虚为主的时候，治法应以扶正为主，辅以祛邪；反之，在正气不很虚弱时，则应以祛邪为主，辅以扶正。

例如，癌肿患者出现脾肾阳虚、气虚血衰、气滞血瘀等情况，就应分析是脾虚为主？还是肾亏为主？是脾肾阴虚，还是脾肾阳虚？是气虚引起血虚？还是血虚引起气虚？是气滞造成血瘀，还是血瘀导致气滞？如果是由脾肾阳虚导致肠胃的运化失常，而造成气虚血衰、气滞血瘀，就应先用温补脾肾、益气助阳为主的扶正药，并适当酌加一些理气活血、祛除病邪的药物；如果经过治疗，脾肾阳虚已经好转而气滞血瘀征象显著，那就应调整治疗方案，侧重于攻，用理气活血消肿等药物，同时可以再酌加一些益气补肾药，这样就不至于攻伐太过而影响整体。临床上常见中期癌肿患者邪盛正虚，以邪实为主，则应着重祛邪，而适当地加一些扶正的药物；晚期癌肿患者，因疾病迁延日久，正气大虚，则应着重扶正，适当地加一些祛邪药物，待整体情况改善后，再以攻为主，攻补兼施。总之，如何确定扶正与祛邪的主次，应根据肿瘤患者体质的强弱，病程的长短，肿瘤的大小，以及早期还是晚期等具体情况而随时变化。

三、辨证与辨病

1. 辨证论治

辨证论治，是中医学认识疾病与治疗疾病的主要方法。辨证，就是运用四诊八纲为主要手段综合临床各种证候表现，来研究疾病的病因、病机及发生、发展的规律，认识和辨别疾病的部位、寒热、虚实以及传变转归等，然后确定治疗的方法。它特别强调治病求本、审证求因，重视内因的主导作用。因此，在治疗肿瘤的时候，如果想用一张方子或 1～2 种药物就能解决所有的各种不同的肿瘤，是不现实的，只能根据不同病因、病机和体质进行辨证施治。

2. 辨病审证求因

由于肿瘤是一种疑难病症，单靠一种方法治疗是不够的，因此，必须把中医辨证和西医辨病相结合。在用药方面也必须在辨证的基础上适当地加一些对肿瘤细胞有抑制作用的药物，如山豆根、肿节风、生薏苡仁、铁树叶等，这比单独地用一种辨证方法进行治疗的效果要好。例如笔者治疗一例食管癌患者，辨证属于胃阳虚及气郁痰阻。按辨证用药，症状虽有减轻，但效果并不明显。后来在辨证的基础上加了 2～3 味针对食管癌的药物，如石见穿、威灵仙、急性子、硇砂等之后，症状就有显著好转，经 X 线摄片复查，食管癌的病灶部分也有所缩小。因此，必须把辨证与辨病有机地结合起来，进行综合性的诊断和治疗，通过必要的检查手段以明确诊断，同时又在疾病发展的过程中，灵活地运用辨证施治，既照顾到整体，又注意到局部的病灶，才能更好地发挥药物效用，从而把辨证论治的方法向前推进了一步。

第五节 肿瘤的常用治法

治法是根据辨证的结果，拟定正确的治疗方法，以便及时控制疾病的发展，有效地帮助患者恢复健康。若不能正确地拟定治法，无的放矢，就会使轻病变重，重病变危。因此，拟法的正确与否对病证的预后有着十分重要的关系。中医学的治法是很丰富的，有汗、吐、下、和、温、清、消、补等。这里所介绍的"清热解毒""活血化瘀""益气养血""健脾化湿"等法，不仅为治疗一般疾病所习用，而且在治疗肿瘤中也是常用的。这些治法是中医理论与临床实践相结合的产物，是理、法、方、药中的一个重要环节。

一、清热解毒

肿瘤与热毒经常同时存在，特别是中期、晚期的癌症患者，常伴有肿块局部灼热疼痛、发热或五心烦热、口渴、便秘或便溏泄泻、舌苔黄腻、舌质红绛、脉数等热性证候，所谓热毒炽盛、热毒内蕴等，当以清热解毒药物，消炎杀菌，清除热毒，防止热邪炽盛，耗损津液，以便达到祛邪扶正、邪祛正复的目的。

临床实践证明，清热解毒药或清热解毒法对某些恶性肿瘤或某些恶性肿瘤的某个阶段有一定疗效，这是因为清热解毒药能控制肿瘤周围炎症和其他感染，因此能减轻症状，在一定程度上控制肿瘤发展。炎症和感染往往是促使肿瘤恶化和发展的因素之一。据实验报道，有些中药有抗炎作用，有些中药虽没有抗菌、抗病毒的作用，但能通过提高机体的免疫功能而达到抗炎作用，从而防止肿瘤的扩散。因此清热解毒药不仅能控制感染，起到减轻症状的作用，持续应用，还能取得病情逐步稳定的效果。

二、活血化瘀

活血化瘀法是中医学治疗瘀血证的一个独特方法，它广泛应用于内、外、妇、伤等各科疾病，并常用于治疗心血管病、肝脾肿大、肿瘤、宫外孕等。具有通行血脉，促进血行，消散瘀血，改善血液循环和抑制结缔组织增生，抑制肿瘤生长，以及消除肿块等作用。中医学认为"癥瘕""积聚"（肿瘤）形成的病机与瘀血的凝滞有着极其密切的关系。如《灵枢·贼风》："若有所堕坠，恶血在内而不去……血气凝结。"说跌伤后瘀血停滞不去，就会形成血肿或肿块，并认为有些积块是由于血液受到寒凝而长期地不流通或流通不畅而逐渐形成的。这与现在有学者认为气机不畅，气血凝滞，气滞血瘀会导致肿瘤类同。因此，活血化瘀法在治疗肿瘤中是一种常用的治疗法则。

三、益气养血

气和血是人体生命活动的物质基础，它们分布于全身各处，供养人体进行新陈代谢，是人体不可分割的重要组成部分。益气，又称补气，是治疗气虚证的方法，但也常用于血虚之证，因气旺可以生血。养血，又称补血，是用于治疗血虚病症的方法。气与血有着极其密切的关系。气可以化血，血可以生气，二者是相互依存，互相为用的。气虚往往会导致血虚，血虚也会导致气虚。气虚是表示人体生理功能的减弱，血虚是表示体内血液和津液的耗损。因此益气和养血，有助于营养全身和提高人体生理功能活动。中医学在防治疾病中，非常重视人的正气，前人有"百病皆生于气"的说法。肿瘤是一种全身性疾病的局部表现，它与机体的强弱、气血的盛衰有着极其密切的关系。尤其是肿瘤到了中晚期或通过手术、放疗、化疗等治疗之后，造成机体严重的消耗和损伤，正气虚弱，气血不足而更须益气养血。益气养血，不仅能补气补血，而且现代认为通过补养，能增强机体的免疫机能，调整机体的内部平衡，提高机体的抗癌能力，而间接地抑制癌细胞的生长。因此益气养血法，在防治肿瘤中也占有极其重要的地位。

四、养阴生津

"阴"包括构成机体的物质，如体液及其他精微物质等。津液是体内一切正常水液的总称，它分布于全身，有滋养肌肉，充养皮肤，滋润脏腑黏膜，濡养脑髓、骨骼等作用，是血液的主要组成部分之一。补充津液，有助于血的资生，这是"津血同源"的道理。

养阴生津法在中医学理论体系中和临床实践中是非常重要的方法之一，它是在阴阳学说基础上发展而来的。在汉代张仲景时，已认识到养阴的重要性，并创立保存阴液的急下存阴、釜底抽薪等法则，制订了偏重于养阴的麦门冬汤、百合地黄汤等方剂。至元代朱丹溪则创立了养阴学派，奠立了养阴学说，自此以后有许多医家作了进一步充实，从而使其成为中医学的重要治疗法则之一。津液是人体生命活动的物质基础，在体内保持着动态平衡。津液充足与否是维持正常生理功能的一个重要因素，故前人有"留得一分阴（津液），保得一分命"之说。很多疾病都会影响体内的津液，如高热不退、大汗、大吐、腹泻以及肿瘤等都会耗损阴液，出现阴液亏损。如肿瘤患者，常常因肿瘤的发展和恶化，严重消耗体内的阴液。特别是中晚期癌肿患者，由于肿瘤的过度消耗，营养摄入量的不足，放疗的灼伤，化疗的损害等，津液的亏损更为突出。所以，在治疗肿瘤时，养阴生津法也是一个重要的治疗法则。

五、化痰软坚

中医所谓的"痰"，不仅包括咳嗽咳出的有形痰液（狭义的痰）；而且包括无形之痰（广义的痰），后者可引起眩晕、癫痫、肿块、痰核、瘰疬、瘿瘤等病症，此类疾病可用化痰药物治疗。痰是一种病理产物，其产生的原因很多，有因热而生痰；有因气而生痰；有因风而生痰；有因寒而生痰；有因湿而生痰等。如《仁斋直指方》说："风搏寒凝；暑烦湿滞，以至诸热蒸郁；啖食生冷、煎煿、腥膻、咸齑；风动发气等辈皆能致痰。"《本草经疏》："夫痰之生，其由非一……由于阴虚火炎，上迫于肺，肺气热则煎熬津液而凝结为痰。"总之，外感六淫、内伤七情、饮食等因素皆可成为痰的病因。痰浊随气升降，无处不到。痰火互结，可生瘰疬、瘿瘤；痰流肌肤，可生阴疽；痰注关节，可成鹤膝，其他如痰核、痰包、肿核等都与痰湿凝聚、痰涩壅滞、痰火胶结等有着极其密切的关系。

六、理气散结

"气"既是功能，又是人体精微物质的基础。如张景岳说："人之有生，全赖此气。"气的功能活动称为气机，表现为升降出入，运行全身，增强或调节各组织器官的功能和补充各组织器官所需要的营养物质。如果情志抑郁，饮食失调，感受外邪以及外伤等原因均可引起人体某一部分的气机流通发生障碍，有关脏腑或经络就会出现一系列病理变化，统称为气滞。

人体一切活动，无不依赖于气的推动，一旦气的运行失常，出现气滞、气郁等情况，就会产生各种疾病。气行则血行，气滞则血滞，气滞可导致血凝，气血凝滞，日积月累可引起积聚（肿块）。气滞可导致经络阻塞、血行不畅而产生血瘀；气滞又可导致津液不能输布，而凝结成痰。气滞、气郁日久还可以化热生火……因此，在气滞、血瘀、痰凝、热毒、湿聚等引起肿瘤的诸因素中，气滞或气郁往往是主要的方面。据临床所见，肿瘤患者常有不同程度的气滞、气郁的临床表现。如胃癌、食道癌患者多见胸脘胀闷、嗳气、疼痛等症；肠癌患者常出现下腹部胀痛、大便时里急后重等症；乳腺癌患者常出现肝气郁结，乳房胀痛等，凡此种种，都与气滞、气郁有关。因此，重视气滞这一环节，强调理气散结，对加强抗病能力，调节脏腑功能，防治肿瘤无疑起着十分重要的作用。

七、以毒攻毒

在中医药治疗各种恶性肿瘤的治则中，以毒攻毒法一直受到历代医家的重视。关于癌瘤的发生，中医学认为是人体脏腑阴阳失调，六淫、七情、饮食、劳倦、外伤等多因素综合作用的结果，即可分为内外两方面，而这两方面的致病因素在人体内导致了气滞、血瘀、痰凝、湿聚、热毒等多种"毒"，在人体正气亏虚的情况下长期作用，最终导致肿瘤形成。中医以毒攻毒法的运用，正是在中医学认为"邪去则正安"的基础上发展充实起来的。

《诸病源候论》认为"诸恶疮皆由风湿毒所生也",指出多种恶性的癌瘤都是由风邪、湿邪和虫毒等造成的,明确地提出了外邪在恶性肿瘤发病过程中的地位,故治疗时应重视祛除毒邪。《仁斋直指附遗方论·发癌方论》曰:"癌者上高下深,岩穴之状,颗颗累垂,毒根深藏,穿孔透里。"这里对癌瘤的形状进行了描绘,指出如"岩穴之状",说明癌瘤的表面是不平整的,且质地较坚硬。癌瘤多发且相互排列紧密,说明邪毒深藏,逐渐发展,由内至外。金元四大家之一的张子和是攻下派的代表,其言:"夫病之一物,非人身素有之也;或自外而入,或由内而生,皆邪气也,邪气加诸身,速攻之可也,速去之可也。"指出致病的邪气并非本来就存在,而是外来或内生的,治疗上可采用攻伐之法,并应抓紧时间治疗。

八、健脾化湿

脾胃是人体正气产生的源泉,为后天之根本。人体正气虚弱,原因虽多,但其中脾胃功能失常是一个很重要的因素。如《脾胃论》指出:"元气之充足皆由脾胃之气无所伤,而后能滋养元气。若胃气之本弱,饮食自倍,则脾胃之气既伤,元气不能充,而诸病之所由生也。"提出了"内伤脾胃,百病由生"的观点。因此脾的功能强弱,对身体健康有着极其重要的关系,脾气健运则消化、吸收、运输功能旺盛,四肢活动有力,肌肉丰满、壮实,所谓"脾旺不易受邪",否则就会引起虚弱或疾病。脾虚生湿,湿又困脾,二者互相影响,互为因果。健脾化湿法,不仅能祛除脾胃湿浊,健运脾胃,增进食欲,促进胃肠道的消化吸收;据研究,它还能增强机体巨噬细胞的吞噬能力,提高机体免疫机能。肿瘤患者,往往由于脾虚湿阻,脾失健运,肺失通调,肾失温煦等脏腑功能失调,影响津液的代谢而出现水湿停滞,痰凝湿聚,致使机体免疫机能降低。调理脾胃,可使胃纳增加,全身情况有所改善。因此,在治疗肿瘤过程中,健脾化湿也是常用方法之一。

九、补肾培本

补肾培本法在恶性肿瘤的治疗方面有广泛的应用基础,中医学认为"肾为先天之本",而"先天之本"的肾与恶性肿瘤有密切关系,在临床上使用补肾培本法治疗恶性肿瘤的案例不胜枚举。同时一些实验研究的结果也认为补肾培本法有其客观依据，不失为治疗恶性肿瘤的一个有效方法。因此在临床上表现为腰酸膝软、头目眩晕、形体消瘦、精神萎靡、久泄不止、腹部胀满、肢体肿胀、发脱齿摇等肾虚证的肿瘤患者均可采用补肾培本法治疗，特别是对生殖系统肿瘤、乳腺肿瘤、神经内分泌系统肿瘤用之有较好疗效，而其他的一些恶性肿瘤若辨证为肾虚者，使用本法治疗同样可取得相应疗效。

肾藏精，主生长发育。藏精是肾脏的主要生理功能，即肾对于精气具有闭藏作用，肾对精气的闭藏主要是为精气在体内能充分发挥其应有的生理效应。肾之精气是构成人体的基本物质，也是人体各种功能活动的物质基础，然而，一旦肾之藏精功能障碍，精气流失则人体各种活动的物质基础丧失，"先天之精"和"后天之精"的相互依存、相互为用的紧密关系遭到破坏。进一步使产生"后天之精"的脾的功能不能发挥，运化失常，故而痰湿凝聚，或气滞血瘀，瘀痰湿毒互结，日久成积，形成肿瘤。肾中精气是机体活动之本，对机体各方面生理活动均起着极其重要的作用，而肾阴肾阳就是其作用的具体表现。肾阴不足，水不涵木，则肝失疏泄，气机不畅，或致血瘀，或致痰凝，瘀痰相搏，可成肿瘤。肺失肾阴滋养则肺燥，肺燥则肺之宣肃失调，水液通调失司，痰湿生成，痰在热毒的煎熬下则凝成肿块。脾失肾阳的温煦则功能失常，运化失职，气机不利，久之或气滞，或血瘀，或痰凝，三者互为作用致肿块形成。所以肾藏精作用失常不仅影响肾本身，还可波及其他脏器，形成一系列的不良反应，以及造成恶性肿瘤形成的环境和基础，并在各种病理因素和病理产物的作用下最终形成恶性肿瘤。

《景岳全书·积聚》云："凡脾肾不足及虚弱失调之人，多有积聚之病，盖脾虚则中焦不运，肾虚则下焦不化，正气不行则邪滞得以居之。"肾气不足，蒸腾无力，则下焦不化，造成机体虚损失调，而后邪气乘虚而入，客于体内，正虚而不能胜邪则邪气横行于体内，使形成肿瘤的物质丛生。这些物质如痰、湿、毒、瘀、热等，相互搏结积而成块，则肿瘤生成。

恶性肿瘤的发生与机体的正气虚弱，正不胜邪有关。特别是肾精不足，肾气亏虚导致机体抗病能力下降，病邪得以在体内滋生，使恶性肿瘤生成的病理产物大量聚集进而使肿瘤形成。补肾培本法可以增强机体正气，使正胜邪退，从而抑制了病邪的进一步发展。

十、利水渗湿

湿，为六淫之一，性质重浊而黏腻，属阴邪。它能阻滞气机的活动，阻碍脾胃的运化。湿与水异名而同类，湿为水之渐，水为湿之积。湿在中医学的病因病机方面又有外湿与内湿之分。外湿是指感受外界湿邪而言，如气候潮湿、久居湿地或感受雾露之邪，或涉水雨淋等都能成为感受湿邪的条件，其出现的症状为头重如裹，颈项酸痛，四肢困倦，关节疼痛等。内湿是由于脾肾阳虚不能运化水湿或脾的运化功能受到障碍，致胸闷不适，食欲不振，腹部胀满，小便短赤，大便溏泄，下肢水肿等。然外湿与内湿有着相互关系，不能截然分开，外湿甚者可以影响脾胃而导致内湿，内湿甚者也能波及肌表和筋络等。

如肾阳不足、脾阳不运而致膀胱气化不利、下肢水肿者，当与温阳利水药配合，使气机得运，水湿自利。如脾阳虚不能运化水湿致水湿停滞，又当与健脾化湿药配合应用；如水湿阻滞气机而有腹部胀满，须与行气药配合应用，因湿阻容易导致气滞，行气有助于化湿，所以应用利水渗湿药时配合行气药一起应用，可以提高疗效。总之，使用利水渗湿法要辨证论治，灵活机动，才能取得较好的效果。

十一、消肿止痛

因肿胀和疼痛往往是由于气滞、血瘀、痰凝等几种因素交织在一起而逐渐形成的，通过理气，疏畅气机，使气机阻滞获得畅通；气行则血行，行气药与活血、化痰药有机地结合，更有助于血行畅通，瘀血消散，而使肿消痛止。由于癌肿早期常常没有什么明显的自觉症状。因此，消肿止痛法一般用于中晚期癌肿。中晚期癌肿生长迅速，压迫神经，因此常出现疼痛等症。

上述一些治法，是运用补偏救弊、扶正祛邪等辨证观来调整机体由于癌肿所造成的损害和紊乱而达到治疗肿瘤目的的。其作用机制有的是通过清热解毒消除炎症，从而减轻症状；有的通过益气养血提高机体的免疫能力，有利于抑制癌细胞的生长和发展；有的通过活血化瘀、理气散结，达到破除积聚（消除肿瘤）；有的通过滋阴补肾或温肾补阳，平衡阴阳，恢复脏腑功能，改善症状等。但这些作用机制，以西医理论目前尚难完满解释。至于如何更好地从中西医结合的角度和要求，配合实验室及其他有关指标去加以分析和总结，有待进一步研究。笔者坚信在中西医团结合作、相互学习、取长补短、共同努力的基础上，癌症这个顽固堡垒，必将被我国新医药学所攻克。

第六节　中医治疗肿瘤的用药特点

一、辨证论治的用药方法

辨证论治，是中医学认识疾病与治疗疾病的主要方法。辨证，就是运用四诊八纲为主要手段综合临床各种证候表现，来研究疾病的病因、病机及发生、发展的规律，认识和辨别疾病的部位、寒热、虚实以及传变转归等，然后确定治疗的方法。

它特别强调治病求本、审证求因，重视内因的主导作用。因此，在治疗肿瘤的时候，如果想用一张方子或 1～2 种药物，就能解决所有的各种不同的肿瘤是不现实的，只能根据不同病因、病机和体质进行辨证施治。临床用药，除应注意各种肿瘤的特点外，还要注意患者的个体差异。不能只注重一方一药，要对患者机体内外环境的不同情况进行具体分析，辨证论治，这样才能认识和掌握肿瘤的治疗规律。

现在把中医学关于肿瘤的病因、病机以及如何辨证用药概括介绍如下。

（1）病因以气滞为主，主症为胸闷、胸胁胀满或胃部及腹部胀痛，嗳气恶心，呕吐，乳房作胀或肿块作胀，脉象弦滑或弦细，舌苔薄白或薄腻。治以理气散结、消肿，常用药物：甘松、枳壳、佛手、香橼、香附、檀香、降香、柴胡、紫苏梗、徐长卿、合欢皮等。

（2）病因以血瘀为主，主症为局部肿胀或有肿物痞块，痛有定处，舌质紫黯或舌有瘀点、瘀斑，脉象细弦或细涩等。治以活血化瘀，常用药物：穿山龙、地龙、乳香、没药、三棱、莪术、穿山甲、泽兰、凌霄花、石见穿等。

（3）病因以痰凝为主，主症为颈项瘰疬、结核、肿块或痰涎壅盛、痰液稠黏难咯、脉滑、苔腻等。治以化痰软坚，常用药物：瓦楞子、海蛤壳、两头尖、海浮石、黄药子、天南星、山慈菇、生牡蛎、急性子、泽漆、猫爪草、浙贝母、土贝母、皂角刺、茯苓、薏苡仁、石打穿等。

（4）病因以热毒为主，主症除有肿块外，还常见发热、疼痛、大便秘结、小便短赤、口干苔黄、舌质红、脉弦数等。治以泻火解毒或消肿利湿，常用药物：白英、白花蛇舌草、半枝莲、鱼腥草、蜀羊泉、重楼、山豆根、土茯苓、薏苡仁、菝葜、野葡萄根、漏芦、地龙、蜂房、蜈蚣等。

（5）病因以湿聚、湿阻、湿浊为主，主症为胸闷腹胀、食欲不振、消化不良、呕恶、口黏、四肢沉重、足肿、大便溏薄、小便短少、舌苔厚腻、脉象濡缓等。治以芳香化湿，佐以健脾，常用药物：藿香、佩兰、砂仁、泽泻、香附、佛手、土茯苓、香橼、厚朴、枳壳、枳实、白扁豆、桂枝等。

（6）正气虚弱，全身气、血、阴、阳不足，当辨别其所属，如以气虚为主，其主症表现为面色㿠白、呼吸气短、语声低微、疲倦乏力、自汗、食欲不振、舌淡苔少、脉虚无力等，当以益气健脾等法治之；如以血虚为主，其主症表现为面色萎黄、头晕眼花、心悸失眠、手足发麻、苔少舌质淡、脉细等，当以益气补血等法治之；如以阳虚为主，其主症表现为无热恶寒或四肢厥冷、面色晦黯、小便清长、下利清谷、脉迟等，当以温肾补阳等法治之；如以阴虚为主，其主症表现为面红升火、五心烦热、口干、咽燥、心悸、舌质红绛或舌光无苔或苔花剥、脉细数等，当以养阴生津等法治之。常用药物：气虚加人参、太子参、大枣、黄精、黄芪等；血虚加何首乌、当归、鸡血藤、阿胶、桑葚、龙眼肉等；阳虚加仙茅、淫羊藿、巴戟天、补骨脂、肉苁蓉、核桃仁、冬虫夏草、锁阳、骨碎补等；阴虚加沙参、天花粉、天冬、石斛、玉竹、百合、女贞子、枸杞子、生地黄、炙鳖甲等。

以上所归纳的辨证论治的用药方法，仅仅只能作为一般参考。因为肿瘤的发病机制比较复杂，人体各个脏腑、经络部分都是互相联系、相互影响、互相制约、互为因果的，在治疗的时候必须从整体考虑，随证加减，灵活运用。如同为噎膈症（食管癌），属酒热伤胃，气机不降者，当用调和肝胃之法（用陈皮、旋覆花、香附、白术、白芍、八月札、合欢皮、茯苓、广木香、佛手等）；属胃阳虚及气郁痰阻者，当用辛温化浊和利痰清膈之法（用姜半夏、陈皮、干姜、砂仁、豆蔻、广木香、佛手等）；属肝阴不足，肝火内炽，灼伤胃阴，以致胃液枯槁而为噎膈者，当用酸甘济阴及润燥、清燥等法（用白芍、生甘草、石斛、沙参、蒲公英、麦冬、生地黄、丹参等）。

二、辨病治疗的用药方法

辨证论治，审证求因，是中医学治病的传统方法，但由于肿瘤是一种比较顽固的疑难病症，单靠一种方法或一个方面是不够的，因此，必须把中医辨证和西医辨病相结合。在用药方面也必须在辨证的基础上适当地加一些对肿瘤细胞有抑制作用的药物，如山豆根、肿节风、生薏苡仁、铁树叶等，这比单独地用一种辨证方法进行治疗的效果要好。例如，治疗食管癌时，在辨证用药基础上加用2～3味针对食管癌的药物，如石见穿、石打穿、蜈蚣等，可明显提高疗效。因此在辨证治疗的同时，根据肿瘤的发病部位和肿瘤细胞的特性，选择一些对肿瘤治疗作用比较强的药物，是很重要的。

食道癌：一般可选用石见穿、石打穿、急性子、威灵仙、两头尖、石上柏、菝葜等。

胃癌：一般可选用白花蛇舌草、半枝莲、菝葜、半边莲、白英等。

结肠、直肠癌：一般可选用凤尾草、苦参、半枝莲、薏苡仁、土茯苓、白花蛇舌草、白英等。

肝癌：一般可选用重楼、猪苓、半枝莲、虎杖、八月札、石见穿、山慈菇等。

鼻咽癌：一般可选用白毛夏枯草、昆布、瓜蒌皮、海藻、射干、天冬、菝葜等。

乳腺癌：一般可选用蒲公英、半边莲、天冬、漏芦、穿山甲、八月札、王不留行等。

宫颈癌：一般可选用莪术、漏芦、白英、紫草、墓头回等。

喉癌：一般可选用山豆根、龙葵、天冬、瓜蒌皮、威灵仙等。

甲状腺肿瘤：一般可选用黄药子、生牡蛎、天葵子、浙贝母、夏枯草等。

上颌窦癌：一般可选用蛇六谷、苍耳子、重楼、土茯苓等。

声带癌：一般可选用龙葵、蛇莓、蜀羊泉、开金锁、石韦、乌梅等。

扁桃体癌：一般可选用僵蚕、牛蒡子、山慈菇、夏枯草、山豆根、射干等。

唇癌：一般可选用土茯苓、蜂房、苦参、山豆根、生牡蛎等。

舌癌：一般可选用瓦松、白英、槐花、竹叶、蜈蚣等。

脑肿瘤：一般可选用蛇六谷、黄药子、夏枯草、昆布、生天南星等。

纵隔肿瘤：一般可选用夏枯草、昆布、海藻、野葡萄根、生牡蛎等。

白血病：一般可选用败酱草、羊蹄、雄黄、青黛、狗舌草等。

恶性淋巴癌：一般可选用夏枯草、天葵子、败酱草、漏芦等。

上述一些药物是根据肿瘤发病部位选取的。在临床应用时，还必须在辨证论治的基础上，注意研究其相互之间的相须、相使、相畏、相杀或相恶、相反等关系，以便取其相须，避其相恶，才能获得比较满意的效果。

三、注重药物的归经

归经是以脏腑、经络理论为基础，以所治具体病证为依据的，是从临床疗效观察中总结出来的。归经这个概念首先见于宋代《本草衍义》，它在论述泽泻时说："张仲景八味丸用之者，亦不过引接桂、附归就肾经，别无他意。"至金元时期，张元素在他所编写的《珍珠囊》一书中，对药物的性能包括归经作了详尽的叙述。自称"辨药性之气味阴阳厚薄，升降补泻，六气，十二经及随证用药之法"。其中所叙述的"十二经"，实质就是指"归经"。此外，他还创造了"引经报使"，将常用药物与脏腑、经络的关系联系起来，补充了药物性能的不足，增加了中药学基础理论的内容，为归经学说的创立作出了巨大的贡献。此后李东垣的《用药法象》、王好古的《汤液本草》、朱丹溪的《本草衍义补遗》、李时珍的《本草纲目》等，都对药物的归经做了大量的修改和补充，将各种药物对机体各部分的治疗作用做了归纳，并逐步地使之系统化，这样便形成了归经理论。

药物是促进机体恢复健康、以协助和增强正气祛除病邪起着重要作用的有力武器。但药物都有一定的适应范围，如寒性药物，虽都有清热作用，但有的偏于清肺热，有的偏于清肝热；同为补药，有的是补肺，有的是补脾或补肾。因此，中医学根据脏腑、经络学说，结合药物的作用，把药物分别归于十二经，以说明某药对某一脏腑或某一经络的病变起主要或特殊的治疗作用。所谓引经就是说某一种药物在治疗上不仅对某些脏腑起着显著作用，同时还能引导其他药物对某脏某腑发生直接的作用。因此，对于人体各个不同部位发生的病变或所出现的症状，就应该选择不同归经的药物来治疗，同时加上一些能引导其他药物趋向某脏腑病变部位的中药，这样把药物的功效与脏腑、经络密切地结合起来，治疗效果就会更好。例如，治疗肺癌时，注意加用一些归入肺经的鱼腥草、沙参、麦冬、知母、玉竹、桑白皮、瓜蒌皮、地骨皮、五味子、葶苈子、薏苡仁、浙贝母等，同时又加入桔梗作为引经药；还有在治疗肝癌患者肝区胀痛时，在用清热解毒和消肿止痛药的基础上，加 1～2 味归入肝经的柴胡、橘叶等药物之后可明显提高疗效。这些情况说明药物的归经和引经，对临床治疗用药的确具有相当重要的作用，这是前人总结出来的用药规律，值得进一步研究。

四、注重药物的配伍与剂量

配伍，就是按照病情的需要和药物的性能，有选择地将两种以上的药物配合在一起应用，以加强药物的作用，取得更好的疗效。药物在配伍应用时，有些药物因配合得好，可以取得较好的疗效，如黄芪配茯苓起协同作用而能增进益气、健脾、利水的疗效；柴胡配黄芩能加强退热作用；麻黄与桂枝配合，可以加强发汗解表作用；枳壳与白术配合，可以加强理气、消痞、宽中的作用等。但是也有些药物因配合得不好，可能产生互相对抗、互相牵制而削弱了原有的作用，影响疗效。如人参与莱菔子同用可以影响和削弱人参的补气作用。有些药物相互配用则可以降低原有药物的毒性，如马钱子有毒，配甘草、麻油可以解毒；远志配甘草，半夏配生姜能减轻或消除原有药物的毒性或不良反应。但也有些药物因配合不当，反而使效用减弱或发生不利于人体的作用，如用海藻的时候，一般就不用甘草；用土茯苓的时候，一般不能喝浓茶。

另外，中草药用量的大小，对疗效也有很大关系，如果应该用大剂量治疗的，用了小剂量，就可能因药量太小而不能达到治疗效果，以致贻误病情；如果应该用小剂量治疗的，而用了大剂量的药物，也可能因用药过量而克伐人体的正气（如龙葵长期连续服用一两以上，就会降低白细胞），这些都会给疾病的治疗带来不利的影响。另外，实践证明，有些药用量应该用得大一点的，就不应该用得小；而有些药物的剂量应该用得小一点的，就不应该用得大，否则，也会影响疗效。比如，用夏枯草来消肿、软坚，治疗肿瘤，它的剂量就应该用得大一点，要用到30 克左右；鱼腥草用于消炎清热解毒，其用量也应大一些，要用到 30～50 克。如果因为考虑这些药的分量轻、体积太大，而只用 8～10 克，那就没有什么明显的效果。但反过来说，如果为了考虑疗效，把不应该加重剂量的药物也加重了剂量，那么也会产生不良反应，而影响疗效。如一声带肿瘤患者，为了效果快一些、大一些，治疗时把桔梗剂量加大到 12 克，山豆根剂量加大到 18 克，结果服药后症状不但没有减轻，反而出现恶心、呕吐、胃纳不佳等反应。因此，在正确配伍用药的基础上，还要很好地掌握用药的剂量，否则就不能获得满意的效果。

此外，对中药的煎煮方法，也需要注意，如植物类药，煎煮的时间不宜过久，否则有效成分就容易被高温破坏；块根及矿物、介类等药物，质地坚硬，须多煎久煎；芳香性药物，因含有挥发油，不宜久煎。

总之，药物的配伍与用药的剂量以及煎煮的方法，都要注意因人、因症、因药而恰当运用，做到对症下药，药到病除。

第二章　头颈部肿瘤

第一节　鼻咽癌

鼻咽癌是指发生于鼻咽腔顶部和侧壁的恶性肿瘤，常见临床症状是鼻塞、鼻涕带血、头痛、耳鸣；晚期侵及颅脑，可出现耳鸣、耳聋、头痛、复视及颈淋巴结肿大。

鼻咽癌病因目前尚未清楚。现代医学认为，可能与遗传（种族遗传性、家族聚集性、血型、基因）、病毒（EB病毒等）、环境因素及维生素A缺乏有关。

鼻咽癌的诊断可根据病史及临床表现，临床遇有血涕、鼻塞、头痛、耳鸣、复视及颈部肿块等症状的患者应首先考虑本病可能。鼻咽镜检查，可发现鼻咽侧壁或鼻后孔、鼻咽顶等处黏膜表面呈灰白色，粗糙、糜烂或溃疡，或见结节样肿物、斑块状隆起等。X线摄片对鼻咽癌的诊断及了解颅底骨是否破坏有一定意义。脱落细胞学检查及鼻咽活体组织病理检查是目前诊断鼻咽癌的主要手段。

现代医学对鼻咽癌治疗首选放疗。化疗可缓解症状，缩小肿块，目前仍作为晚期鼻咽癌的辅助疗法之一。由于鼻咽癌多有颈淋巴结转移，甚至双侧，向上侵犯颅底，且鼻咽腔位置隐蔽，腔道狭小，多数病理属于分化较低的癌瘤，一般很少采用手术治疗。

本病在中医临床中属于"鼻渊""真头痛""石上疽""失荣"等范畴。中医学认为，肺热痰火及肝胆热毒上扰为鼻咽癌发病主要原因。上焦积热，肺气失宣，热甚迫血离经出现鼻衄，继而气血凝滞，津聚为痰，痰热蕴结而成肿块；肝失疏泄，气郁气滞，不能运化水湿，积聚为痰，痰浊凝集而成肿核、肿块；肝气郁滞，郁久化火，灼液为痰，痰火上扰清阳则烦躁易怒、耳鸣、耳聋、头痛、视物模糊，颈部出现痰核、瘰疬。

1.胡安邦治鼻左侧未分化癌案

张某，男，27 岁。1958 年 12 月 1 日初诊。

病史：患者鼻衄四载，面黄目赤，左眼下肿块逐渐增大，鼻左侧有 10 cm×8 cm×6 cm 大小肿块，遮挡左眼，影响视力。X 线检查：左筛窦及眼眶下缘均有骨质破坏。上颌窦部亦显模糊。脉象弦滑。毒邪随气上升而积聚成瘤。先予凉血解毒以清火，活络通痹以散瘀。

处方：玄参 15 克，生地黄 12 克，丹参 12 克，赤芍 9 克，金银花 9 克，败酱草 12 克，凤尾草 12 克，蒲公英 18 克，贯众炭 12 克，藕节炭 9 克，白茅根 30 克。消瘤丸（全蝎、蜂房、蛇蜕各等份，研末水泛为丸，梧桐子大小）9 克。每日一服。另用消瘤丸糊 100 克外敷。

1958 年 12 月 8 日二诊：衄血大减，脉弦滑，舌苔黄。治以清肝泻火，化瘀消肿。处方：柴胡 4.5 克，龙眼草 6 克，炙鳖甲（先煎）24 克，地骨皮 18 克，地龙 6 克，土贝母 12 克，海藻 12 克，昆布 12 克，凤尾草 12 克，败酱草 12 克，消瘤丸（吞服）9 克。另用消瘤丸糊 100 克外敷。

上方服到第七周起肿块逐渐缩小，4 个半月后已缩小到 2 cm×1.5 cm×1.5 cm 大小，共服上方有一百余剂。

1959 年 5 月 15 日，局部切片检查，证实为鼻左侧未分化癌。头晕，两腿酸软，鼻根常见酸痛，面色萎黄，肿块又渐增大，无法控制。到 6 月下旬已呈 4 cm×3 cm×2.5 cm 大小，乃加放疗后肿块消失。门诊随访至 1972 年，情况良好。

［史宇广.当代名医临证精华·肿瘤专辑 [M].北京：中医古籍出版社，1992.］

【评析】蛇蜕具有祛风定惊，解毒退翳之功。凤尾草，味淡微苦，性寒，具有清热利湿、凉血止血、消肿解毒之功，用于衄血、便血、尿血、痈肿疮毒等。临床上有医师用凤尾草、水杨梅各 60 克，向日葵盘 1 只，煎服，治疗绒毛膜上皮癌、恶性葡萄胎各 1 例，收到意外疗效。结合本案均提示凤尾草在癌症治疗方面的作用。

2.朴炳奎治鼻咽癌案

孔某，男，67 岁。2000 年 12 月 28 日初诊。

主诉：鼻咽癌放疗后3个月。病史：患者1997年4月因鼻塞伴血涕，听力减退，于某肿瘤医院病理诊断为低分化癌，B超示肿瘤局限于鼻咽腔内，约1.5 cm×2.0 cm大小，确诊为鼻咽癌（$T_3N_0M_0$），放疗2个周期。2000年12月8日于上海某医院行右上中肺叶及肿物切除术，术后示肿物为不典型增生，继续化疗2个疗程。因出现明显的化疗反应，故来我院门诊诊治。刻下症见：患者自述口咽干燥，鼻塞咽痛，流黄浊涕，间有血丝，头晕，耳鸣，时有轻咳，咳少量黏痰。精神萎靡，面色萎黄，声低气怯，纳差，健忘，舌质黯红，少苔，脉弦细数。

西医诊断：鼻咽癌$T_3N_0M_0$。

中医诊断：鼻渊。

辨证：气血两虚，阴虚毒滞。

治法：益气养阴，养血通络，化瘀解毒。

处方：黄芪30克，太子参15克，女贞子15克，生地黄10克，麦冬10克，鸡血藤15克，穿山甲15克，赤芍12克，白术15克，夏枯草15克，金荞麦15克，柏子仁15克，山药12克，炒酸枣仁15克，炒三仙各10克，甘草10克。15剂，水煎服，每日1剂。同时，服西黄解毒胶囊，每次2粒，每日3次。贞芪扶正胶囊，每次2粒，每日3次。

2001年2月25日二诊：患者气短、口干、头晕耳鸣、咽痛明显改善，涕量减少，食纳增加，精神转旺，仍流黄涕，间有血丝，腹胀，乏力，夜尿多，大便不爽，余症同前，舌质黯红，舌底有瘀丝，脉弦细数。处方：生白术15克，山药12克，枳壳10克，厚朴6克，陈皮10克，连翘10克，炒三仙各10克，木香10克，砂仁（后下）3克，半枝莲20克，土茯苓15克，莪术9克，射干10克，前胡10克，桔梗10克，益智仁10克，甘草10克。15剂，水煎服，每日1剂。成药同前。

3月6日三诊：患者服药后流涕明显减少，偶见血丝，仍口咽干燥，烦躁，乏力，腰痛，夜尿多，复查血象白细胞$3.4×10^9$/L，血红蛋白11g/L，舌质黯红，少津，中有裂纹，舌底有瘀点，舌苔薄黄，脉弦细。处方：黄芪30克，太子参15克，生地黄15克，天冬10克，金银花12克，黄芩10克，莪术9克，赤芍12克，桃仁10克，穿山甲15克，桔梗10克，木瓜15克，五味子10克，龙眼肉10克，炒三仙各10克，补骨脂10克，肉豆蔻5克，白术15克，甘草6克，白花蛇舌草15克。30剂，水煎服，每日1剂。成药同前。放疗期间结合服用上药30剂后，复查 CT 未见复发或转移迹象。2001 年 8 月 30 日复查胸片示右下肺类结节。

2001 年 11 月 6 日行 γ 刀治疗 1 个月，未见明显不适。2002 年 1 月 10 日，磁共振示肺结节影明显缩小，2002 年 4 月 11 日经某医院专家会诊认为放疗后改变可能性大。2003 年 2 月 13 日 CT 复查结果如前，某医院穿刺病理会诊发现少量癌细胞，放疗 2 个疗程，患者体重下降，食欲不振，乏力，眠可，二便正常，脉缓。结合放疗在上方的基础上稍事加减，配服西黄解毒胶囊、贞芪扶正胶囊，坚持服药 2 年余。

2003 年 7 月 3 日四诊：患者自述鼻塞、流涕、咽痛、口咽干燥消失，时感疲乏，脉弦细，舌质黯淡，苔薄黄。精神与食纳如常，体重增加，血象恢复正常，各项肿瘤标志物转阴。放疗后右肺下叶出现轻度纤维化改变。处方：黄芪 30 克，白术 15 克，山药 12 克，莪术 9 克，赤芍 12 克，川芎 10 克，穿山甲 15 克，金银花 12 克，重楼 10 克，虎杖 15 克，黄芩 10 克，薏苡仁 15 克，陈皮 10 克，法半夏 10 克，茯苓 15 克，甘草 10 克。30 剂，水煎服，每日 1 剂。

［高荣林，姜在旸．中国中医研究院广安门医院专家医案精选 [M]．北京：金盾出版社，2005.］

【评析】　鼻咽癌属中医"鼻渊""失荣""控脑砂"等范畴。本例患者素体阴虚，酒食不节，痰热素盛。缘鼻为肺窍，或木火刑金，灼津为痰，痰瘀阻肺；或因肺虚外感，外毒犯肺，肺失宣肃，痰瘀毒邪入损肺络，结滞鼻窍，遂成本病。究其成因，正虚为本，毒滞为标。经放疗后，出现精神萎靡，头晕，耳鸣，声低气怯，口咽干燥，鼻塞咽痛，黄浊血涕，舌质黯红，少苔，脉弦细数等一派火毒伤阴之象。因放疗祛邪而伤正，毒邪之势顿挫，正虚即成为矛盾的主要方面。中医治疗始终以益气养阴为主，解毒祛邪为辅。扶正重用参、芪、女贞子、贞芪扶正胶囊等益气养阴，顾护正气，祛邪以夏枯草、金荞麦、木瓜、西黄解毒胶囊等化痰通络，抗癌解毒为辅。患者坚持配合中医治疗至今 2 年余，其症若失，病情稳定，未见复发或转移。表明中医药可明显减轻放疗后不良反应，明显改善生存质量，对放疗具有较好的增效、减毒作用。

3. 张景述治鼻咽癌案

张某，男，40 岁。

病史： 患者于 1963 年 5 月，自觉鼻塞通气困难，咽喉不适或作痛，常有黏痰，继而发现左颈淋巴结肿起一核，约 3 cm × 4 cm 大，边缘清楚，推之不移，皮色不变，无压痛，在广州某医院初诊为淋巴结核，并用链霉素、异烟肼治疗无效。1964 年肿块增至鸡蛋大、质略硬，皮色不变，间觉头痛，某医院手术摘除肿物，送某医学院做病理活检，结果：恶性多发性鼻咽癌（鳞状上皮癌 2 期 I 级）向颈淋巴结转移。经化疗后转到某医院采用深部 X 线（每天 200rad）及同位素 ^{60}Co 放疗 45 天。见津液干枯，吞咽困难，纳减神疲，睡眠不佳，大便秘结，身体迅速消瘦，颈肌及肿块切除部位的边缘肿硬，痛连头项。不久右颈淋巴结肿硬，肤色紫黯，经放疗后该部皮肤发生小疱疹，无瘙痒，右颈侧淋巴结微大，颈肌痛连头项，头颈运动受限制，右眼睑有中度肿胀，口渴喜饮，舌燥唇焦，大便干结，烦躁失眠，小便短赤，精神疲困。舌苔灰白微黄厚腻，脉浮弦。

辨证： 癌瘤扩散，邪毒弥漫，热伤阴津，炼液成痰。

治法： 清热解毒为主，佐以化痰散结。

处方： 连翘 15 克，金银花 30 克，川黄连 9 克，天花粉 12 克，浙贝母 12 克，昆布 24 克，海藻 24 克，土茯苓 30 克，山慈菇 12 克，山豆根 12 克，漏芦 12 克，玄参 24 克，六神丸（分 2 次分服）30 粒。每天 1 剂，连服 6 剂。外敷神功膏（用川乌、黄柏研粉，凡士林调制而成），连用 6 天。

二诊： 药后诸症有所好转，疱疹干枯落屑，颈两侧肿块渐见消退，胃纳转佳，睡眠好转，二便正常，舌质淡，苔灰白而腻，脉细弦数。这是热毒减退而癌瘤未消。治以攻毒散结为主，佐以化痰软坚。处方：制川乌（先煎）12 克，制天南星 12 克，法半夏 12 克，海藻 24 克，昆布 24 克，山慈菇 12 克，山豆根 12 克，夏枯草 12克，当归 12 克，漏芦 12 克，连翘 12 克，金银花 15 克，土茯苓 30 克，六神丸（或用犀黄丸 3 克轮服）30 粒。每天 1 剂，连服 40 剂。每日外敷神功膏一次。

三诊： 内服外敷上药后，两侧颈肌肿块及淋巴结肿大消失，颈部肤色渐复正常，右眼睑水肿消退，颈运动自如，头痛已除。但鼻塞通气仍感障碍，间有咳嗽咳痰症状。为巩固疗效，仍用前方加减，每星期三四剂，并间服归脾丸加重黄芪，培补正气、攻补兼施，期能根治。治疗四年，共计 400 多剂、归脾汤 300 多剂，幸告康复。后经广州肿瘤医院复查认为，效果良好，无复发现象。遂于 1976 年停止服药，迄今 13 年，随访仍健在无恙。

［张景述．中医药治疗鼻咽癌向颈淋巴结转移二例临床报告 [J]．新中医，1981（1）：35，42．］

【评析】 本例首诊热毒明显，即以清热解毒为主佐以解毒散结；次诊热毒已减，即减清热解毒之品；三诊邪势已折，而正虚显露，即加归脾丸以培补正气，攻补兼施。法随证立，方随法变，稳扎稳打，步步为营，终获全胜。

4. 张梦侬治鼻咽癌案

黄某，男，49 岁。1970 年 4 月 5 日初诊。

病史：患者吞咽困难，不能进食进行性加剧半年余。经某医院鼻咽镜检查，病理活检确诊为鼻咽癌。患者家属已为他备好后事，怀着最后一线希望而来张梦侬处用中药救治。患者头晕头痛，视物模糊，复视，鼻塞，鼻衄，流浊涕，带有鲜红色血液，伴耳鸣、耳聋，口苦咽干，心烦不宁，大便干结，小便黄赤。全身肌肉消瘦，流质饮食只能点滴而进。舌苔黄厚，舌质红，脉弦滑。

诊断：石上疽（鼻咽癌）。

辨证：热毒炽盛，阴虚津亏。

治法：清热解毒，滋阴生津润燥，佐以软坚散结。

处方：南沙参 24 克，玉竹 24 克，昆布 15 克，海藻 15 克，炙鳖甲（先煎）15 克，煨三棱 15 克，煨莪术 15 克，赤芍 15 克，白芍 15 克，夏枯草 200 克，白花蛇舌草 200 克，天葵子 19 克，蒲公英 18 克，紫花地丁 18 克，山豆根 18 克，野菊花 18 克，白茅根 100 克，牡丹皮 10 克，全蝎 3 克。每日 1 剂，以水 4000 mL，熬至 1000 mL，滤去渣，加蜂蜜 100 克熬和，分 2 日 6 次服。另用单方：白鹅血热服，或白鸭血亦可。7 天 1 次。用法：一人将白鹅两翅及两腿紧握，另一人将鹅颈宰断后令患者口含鹅颈，饮其热血。经临床经验证明，虽饮食吞咽困难，饮白鹅血无碍。服药期间禁一切温辛动火之物。

6 月 10 日二诊：服上药两月余，饮白鹅血 5 次，白鸭血 3 次。症状渐改善，饮食尚通畅，经检查：大枣大小菜花状肿物消为蚕豆大小（鼻咽部左侧），颈淋巴结未扪及。舌苔薄，质红，脉细数。继服上方，2 日 1 剂。

9 月 2 日三诊：经过 5 个多月的治疗，病灶已消失，饮食正常，体力恢复，已能从事一般劳动。嘱其用上药间断性治疗。一年后复查，鼻咽部呈慢性炎性改变。

〔张丰强，郑英. 首批国家级名老中医效验秘方精选续集 [M]. 北京：国际文化出版公司，1999.〕

【评析】 张梦侬为湖北中医药大学著名老中医，学识渊博，擅治内科疑难痼疾，致力于肿瘤的临床研究多年，用药准而狠，善于守方长服，屡起沉疴，本案可见一斑。张梦侬强调："治疗期间禁食各种鸡、牛、羊、狗肉、猪蹄、鲤鱼、鲇鱼、黄颡鱼、虾、蟹、辣椒、葱、姜、蒜等一切发疮动火之物，禁酒及房事。"颇值得医患双方注意。

5. 钱伯文治鼻咽癌案

张某，男，42岁。

病史： 患者1972年在某医院诊断为晚期鼻咽癌。当时自觉头昏头痛较甚。检查：右侧眼球外斜，两腮胀痛有灼热感，张口和吞咽时常感困难，胃纳不佳，咽喉干燥，口干。舌红少津，脉细弦。

治法： 治以养阴生津，清热解毒。患者边服中药，边进行化疗。

处方： 玄参、天冬、麦冬、天花粉、沙参、玉竹、石斛、蒲公英、野菊花、金银花、知母、生地黄、山豆根、板蓝根等。

放疗结束后，头痛、眼球外斜有所好转，口腔、牙龈溃烂等症状仍然存在。在原方基础上再加甘草、桔梗、地骨皮、牡丹皮、瓜蒌皮、蜈蚣等。坚持服上方一年多，症状逐渐减轻乃至消失，检查鼻咽后部未见复发和可疑迹象。1978年10月随访，情况良好，并已恢复工作。

〔董建华. 中国现代名中医医案精华二 [M]. 北京：北京出版社，1991.〕

【评析】 由于鼻咽癌常发生局部浸润和扩散，所以通常不能被手术彻底切除，但对放疗较为敏感，即使发生了淋巴转移，也有1/3的病例能够治愈，但化疗的不良反应不可避免。所以，中医药在鼻咽癌治疗方面，配合放疗机会多，独立治疗机会少，由于放疗过程中易耗伤阴津，故治疗过程中应注重养阴生津，固护阴血。

6. 钱伯文治鼻咽癌淋巴转移案

华某，男，47岁。

病史：鼻咽癌出现颈淋巴结转移，放疗颈部后淋巴结依然肿大，咽干口燥，咳嗽不畅，痰中带血，头晕头痛，视力减退，胃纳不佳，大便溏薄，精神疲倦，四肢乏力。苔厚腻，质干，脉细弦。

治法：清热利湿，化痰止咳。

处方：茯苓、生薏苡仁、炒薏苡仁、土茯苓、瓜蒌皮、石韦、蒲公英、佛耳草、桔梗、生甘草、陈皮、炒白扁豆、泽泻、浙贝母、白茅根、石菖蒲等。

坚持服上方两年左右，诸症逐渐减轻，至今相隔七年，局部复查，未见异常，并且早已恢复工作。

［董建华．中国现代名中医医案精华二 [M]．北京：北京出版社，1991．］

【评析】 本案患者证属湿热痰毒内蕴，治疗从清热利湿、化痰止咳立法。辨证用药丝丝入扣，故疗效显著。

7.孙桂枝治鼻咽癌案

蔡某，男，44岁。1988年1月4日初诊。

病史：1年前，患者因头痛就医，诊断为鼻咽癌，进行放疗，病情缓解。1年后复发，颌下淋巴结转移，面神经受侵犯，已失去再放疗机会，要求中药治疗，遂转来我院门诊治疗。刻下症见：患者头痛，流脓鼻涕，带血，下颌关节固定，张口困难，口眼歪斜，舌鲜红有裂纹，苔剥脱，脉象细弦。诊查双侧颈部和面颊部有放疗留下的色素沉着斑，局部僵硬，下颌处有肿大淋巴结，质较硬，尚能活动，左眼不能闭合，左侧鼻唇沟变浅。

西医诊断：鼻咽癌。

中医诊断：鼻渊。

辨证：热毒伤阴，痰核累聚。

治法：滋阴清热，化痰散结。

处方：生地黄12克，玄参15克，麦冬10克，金银花30克，连翘15克，夏枯草15克，山豆根10克，石上柏30克，石斛15克，川芎10克，赤芍10克，白花蛇舌草30克，芦根30克，浙贝母10克，生薏苡仁15克。15剂，水煎服，每日1剂。牛黄醒消散（雄黄、人工牛黄、乳香、没药等），每次2粒，每日3次。

1月28日二诊：服药2周后，患者自觉症状减轻，鼻塞，流脓涕明显减少，下颌肿大淋巴结有所缩小，但仍头痛，进食困难，口干，舌质鲜红，脉象细弦。原方加菊花 10 克，蔓荆子 10 克，全蝎 3 克，水煎服，每日 1 剂；牛黄醒消散，每次 2 粒，每日 3 次，继续服药 2 周。

2 月 14 日三诊： 患者头痛减轻，偶有面部抽痛，鼻腔分泌物明显减少，只能进半流食，张口困难。患者要求服中成药，改服扶正解毒冲剂（生地黄、金银花、玄参、生黄芪、枸杞子、黄芩等），每日 2 次，每次 1 包；牛黄醒消散，每次 2 粒，每日 3 次。坚持服药，无特殊不适，颌下淋巴结无增大。

1995 年 1 月四诊： 患者因感冒后发热，诱发头痛，流涕，咳嗽，吐黄黏痰，舌苔薄黄，脉象浮数。处方：芦根 30 克，杏仁 10 克，冬瓜子 10 克，生薏苡仁 15 克，金银花 30 克，桑叶 10 克，野菊花 10 克，白芷 10 克，桔梗 10 克，白屈菜 15 克，僵蚕 10 克，白花蛇舌草 15 克。7 剂，水煎服，每日 1 剂。

五诊： 连服 7 剂，以上症状基本好转。发现患者右腮近下颌角处皮下结节，大小约 1.5 cm×1 cm，无红无痛，不活动，颅底摄片结果提示颅底骨骨质破坏。继续中药治疗。处方：生地黄 12 克，山茱萸 12 克，土茯苓 15 克，生牡蛎（先煎）15 克，生薏苡仁 15 克，石上柏 30 克，枸杞子 15 克，土贝母 12 克，半枝莲 15 克，生山楂 12 克，焦三仙各 10 克，夏枯草 15 克，锦灯笼 10 克。水煎服，每日 1 剂。加味西黄胶囊，每次 2 粒，每日 3 次，饭后服。扶正解毒冲剂，每次 1 包，每日 2 次。

随访 11 年身体状况良好。

［高荣林，姜在旸. 中国中医研究院广安门医院专家医案精选 [M]. 北京：金盾出版社，2005.］

【评析】　鼻咽癌属中医鼻渊范畴。该患者肺胃火盛，又曾接受放疗，两者均能助火动血，损伤鼻中阴络，血随热涌则鼻出血。方用生地黄、玄参、金银花、连翘、夏枯草、白花蛇舌草、芦根、山豆根养阴清热，生津润燥，解肺胃之热毒，以泄火解毒；川芎、赤芍配以浙贝母、生薏苡仁、夏枯草、牛黄醒消散，软坚散结，化痰散瘀。诸药合用共奏清热滋阴，生津润燥，化痰散结之妙。

8. 刘嘉湘治鼻咽癌转移案

林某，男，47 岁。1979 年 3 月 10 日初诊。

病史：患者两侧颈部不适半年，经某医院检查，确诊为鼻咽低分化鳞癌伴左右两侧颈淋巴结转移而行放疗。放疗后口干较为明显。查：颈左右两侧触及 3 cm×3 cm 肿块各一，质变硬，不移，无压痛，苔少舌红，脉细数。

辨证：火毒内盛，耗伤阴津。

治法：养阴生津。

处方：北沙参 30 克，玄参 30 克，天花粉 30 克，苍耳子 30 克，天冬 15 克，麦冬 15 克，八月札 15 克，黄精 15 克，赤芍 12 克，王不留行 9 克，生山楂 12 克，鸡内金 12 克。

二诊：治疗一月余，经放疗后，颈部肿块缩小为 1.5 cm×1.5 cm。口干，苔少，舌质黯红，脉细数。阴津难以骤复，瘀毒尚未尽除，再以养阴活血消肿。处方：北沙参 30 克，天花粉 30 克，石上柏 30 克，蛇六谷（先煎）30 克，半枝莲 30 克，玄参 15 克，八月札 15 克，天冬 12 克，麦冬 12 克，赤芍 12 克，王不留行 9 克，女贞子 30 克，冰球子 30 克，生山楂 12 克。并予蜈蚣片。每天 5 片，每日 3 次吞服。

患者继续服用上方，至今已 7 年，全身情况良好，颈部肿块亦未见增大，经检查亦未发现其他部位转移。

［施志明.刘嘉湘老师运用养阴法治疗肿瘤的经验 [J]. 辽宁中医杂志，1987（1）：1-3.］

【评析】　本案患者由于放疗后火毒内盛，耗伤阴津，故治疗从养阴解毒生津立法，所用药石上柏、蛇六谷、冰球子均为地方药材，现代药理学研究表明其具有抗肿瘤作用，大剂量应用具有活血解毒，消肿散结之功。

9. 贾堃治鼻咽癌案

尹某，男，28 岁。1984 年 3 月 6 日初诊。

病史：1983 年 11 月左右，患者自觉鼻塞，鼻部疼痛，鼻孔流黄水，并发现右侧鼻腔有一不大的肿块，逐渐增大，鼻部疼痛增重，右耳听力减退，右侧面部感觉差，食欲、睡眠都好。1984 年 3 月 3 日，到西安市某医院检查：右鼻腔隆起，右鼻前庭有新生物，自上部起有坏死，质硬；右颌下淋巴结肿大，约 3 cm× 3 cm，质硬，活动度差，右侧面部感觉迟钝。活检病理：鼻前庭未分化癌，颌下淋巴结转移。并经渭南地区医院病理检查，为右鼻腔恶性肿瘤、恶性肉芽肿。遂于 3 月 5 日到 9 日行放疗（^{60}Co），症状反而加重，早晨起床后流涕多，其他各症同前，停止放疗。舌质黯红，舌苔黄腻。脉细弦数。

辨证：肺脾灼津，虚热毒蕴。

治法：清热透脑，通塞止痛，扶正祛邪。

处方：①平消片，每次服 8 片，每日 3 次。开水送下。②辛夷（包煎）12 克，苍耳子 10 克，山豆根 10 克，蜂房 10 克，郁金 15 克，全蝎 10 克，茜草 15 克，黄芪 60 克，生甘草 3 克。水煎，每日早晚分服。

4 月 2 日二诊：服药后，各症减轻，近两日发热，鼻出血。舌红，苔白。处方：上方去郁金，加金银花 30 克，白茅根 60 克。水煎服。

4 月 15 日三诊：服药后，热已退，鼻仍出血。舌脉同上。处方：3 月 6 日处方内，去茜草，加土贝母 15 克，白茅根 60 克，仙鹤草 60 克。水煎服。

5 月 11 日四诊：各症无明显变化。舌脉同上。处方：3 月 6 日处方内，加茅苍术 10 克，蜈蚣 1 条。水煎服。

10 月 25 日五诊：症状稳定。舌苔白。脉缓。处方：3 月 6 日处方内，加瓦楞子（先煎）30 克，黄药子 15 克，重楼 10 克。水煎服。

1985 年 4 月 25 日六诊：症状消除，精神很好，已能够正常劳动。舌质微红，舌苔薄白。脉缓。处方：在以上处方内，加丹参 30 克，党参 30 克。水煎服。

1986 年 4 月 23 日七诊：照上方服 6 剂后，停服汤剂。继续服平消片，每次服 8 片，每日 3 次。

［贾堃.中医癌瘤学 [M].西安：陕西科学技术出版社，1996.］

【评析】　鼻咽癌以低分化鳞状细胞癌为多，约占 85%，未分化癌较少。本例病理诊断为鼻前庭未分化癌，并出现颌下淋巴结转移，病期应属Ⅲ期。患者仅接受放疗几日，因反应大而停止治疗。患者遂就诊陕西名医贾堃，坚持服中药 2 年之久，获得临床治愈。分析汤药组成基本分三部分：一为针对鼻部疾患及症状，如发热、鼻血所选用中药辛夷、苍耳子、白茅根、金银花等；二为扶正中药，如黄芪、党参等剂量均很大，这类药能够增强人体免疫能力，达到抗癌的效果；三为清热解毒、活血化瘀、化痰散结的抗癌中药，如山豆根、蜂房、全蝎、蜈蚣、土贝母、黄药子等。但贾堃所用的抗癌药量不大，因此相当一部分的抗癌效应，应归结于平消片。平消片 [枳壳 30 克，火硝 18 克，五灵脂 15 克，郁金 18 克，白矾 18 克，仙鹤草 18 克，干漆（炒）6 克，制马钱子 12 克] 为贾堃研制，是具有中医抗癌特点的中成药，有活血化瘀、止痛散结、清热解毒、扶正祛邪之功，能抑制癌瘤生长，提高机体免疫力。本品毒性轻微，可长期服用。平消片以五灵脂、干漆散瘀活血、止痛消结、攻坚破积；郁金，白矾疏肝解郁，利胆除烦；火硝消坚化瘀；制马钱子通络除湿、祛毒消肿、提神补脑、通血脉；仙鹤草、枳壳强心滋补、利气宽肠、消痞疏滞、活血止血。全方有攻坚破积、去息肉、蚀腐肉、解毒强心、利气止痛、健胃养血、健脾理气之功，从而能强壮神经，促进组织及细胞的再生，纠正血液黏度和新陈代谢的紊乱，消除病邪的有害反应，使癌细胞退变，或使其向正常细胞逆转。

10. 沈炎南治鼻咽癌案

黄某，男，50 岁。1984 年 3 月 8 日初诊。

病史： 患者于 1983 年 6 月偶然发现颈部右侧有一肿物，在当地医院拟诊为炎性肿块而用庆大霉素、卡那霉素治疗半月无效，遂于 1983 年 10 月 15 日到某医院附属肿瘤医院诊治，查右颈部有肿大淋巴结共 4 个，其中最大的为 3.5 cm×4 cm，最小的为 1 cm×1 cm，质中等，尚可活动，并见鼻咽顶后壁稍增厚，为黏膜下肿瘤，表面光滑，右隐窝变浅，为 1 cm×1 cm。放射科 X 线胸片、颅底、鼻咽侧位片报告：心肺未见异常；中颅以上未见破坏；鼻咽顶后壁稍变厚，呈双边影。病理检查报告：肿物活检为淋巴结转移性低分化癌。诊断：右颈淋巴结转移癌、鼻咽癌。即行放疗，至 12 月中旬放疗结束，分段休息。复查见鼻咽肿物已控制，右颈部尚有 0.5 cm 大小的淋巴结一个。并出现咽痛、胃纳差、恶心。于 1984 年 3 月经人介绍请沈炎南诊治。

患者被送入诊室，自诉疲倦乏力，咽干口燥，胃纳差，进食后恶心，大便色黄，颈部病变部位有发热感。查咽红，声嘶，颈右侧稍肿胀，局部皮肤发红，右侧胸锁乳突肌上方可扪及一球形肿块，约 1 cm×1.5 cm，质中稍硬，边缘尚清楚，可活动，无明显压痛，舌质淡红，苔灰黑焦干，脉弦细。

中医诊断： 失荣。

治法： 软坚散结，养阴救液。

处方： 夏枯草 15 克，生牡蛎（先煎）15 克，天花粉 12 克，生地黄 12 克，川贝母9克，麦冬9克，玄参9克，蜈蚣（焙干研末吞服）2条。每日1剂，水煎服。

上方服13剂，右侧肿物缩小，局部皮肤发热减轻，精神好转，口干减轻，大便转为黄色，舌苔焦黑减退，转为黄黑相兼苔，脉弦细，原方天花粉、生地黄改为15克，加北沙参15克，每日1剂。上方进7剂，肿块继续缩小变软，局部皮肤渐转为常色，舌质淡红，苔黄腻，间有黑苔，脉弦细，按前方继续内服，并用双料喉风散水调外敷患处。

1984年5月8日四诊：进上方42例。自述曾于4月27日去肿瘤医院复查，言已大为好转，右颈部肿物消失，原拟放疗计划取消，患者要求继续中药治疗，该院医生亦表示同意。查右颈部肿物已完全消失，局部皮肤转为常色，精神好，声音较前清亮，仍咽干、痰多，舌淡红，苔黄腻，间有黑苔，脉弦细。按原方加白芍12克，每日1剂。

1984年5月29日五诊：患者于5月22日到肿瘤医院复查，鼻咽与颈部均未发现异常。颈部未见肿大淋巴结，精神、胃纳均佳，二便调，微觉口干，除右肩关节肩周炎外，其余如常人，舌淡红，苔黄白相兼，略有少许黑苔，脉细。处方：夏枯草15克，天花粉15克，生地黄15克，北沙参15克，生牡蛎（先煎）15克，玄参9克，麦冬9克，川贝母9克，白芍12克，甘草6克。水煎服，隔日1剂。蜈蚣（研末吞服）2条，每天1次。

1986年1月26日来诊，自诉精神旺盛，生活如常，每月服上方3剂，以资巩固。

［史宇广. 当代名医临证精华·肿瘤专辑 [M]. 北京：中医古籍出版社，1992.］

【评析】 本例患者经放疗后，出现疲倦乏力、咽干口燥，胃纳差、舌质淡红、苔灰黑焦干、脉弦细等一派火毒伤阴之象。因治疗祛邪而伤正，毒邪之势顿挫，阴虚即成为矛盾的主要方面。故治以软坚散结，养阴救液。诸药合用共奏清热滋阴，生津润燥，化痰散结之妙。

第二节　鼻窦癌

鼻窦癌是发生于副鼻窦的一种恶性肿瘤。本病早期肿瘤在窦内黏膜生长，外观无明显改变，待症状显著时，癌瘤多已破坏骨壁而侵出窦外。最多见的症状为鼻的异常渗出液，鼻阻塞，面部肿胀，皮肤感觉减退，牙痛，开口困难及眼球移位等。

现代医学认为本病病因尚不清楚，可能与病毒、遗传和环境因素有关。本病组织学检查以鳞状细胞癌为多见，其次为腺样囊性癌、腺癌、纤维肉瘤。若病情迁延日久，可致气虚血瘀，毒气下陷，则癌瘤破溃，流出恶性分泌物，发热恶寒，纳食无味，全身乏力，颌下、颈部淋巴结转移。现代医学对本病的治疗主要是手术、放疗、放疗和化疗及放疗和手术的综合治疗。本病在中医临床中属于"鼻渊""龈漏""颧疽"的范畴。中医学认为本病由阳明热毒侵袭上焦所致。

1. 徐振晔治鼻窦癌案

陶某，男，79岁。

病史：患者1990年因头痛、鼻衄住入上海某部队医院，经鼻腔镜检查，活检细胞学证实，以及X线、CT检查确诊为蝶窦、筛窦、鼻窦癌，颅底骨质破坏。因患者高龄及患有中风偏瘫，左侧肢体功能明显降低，未行放疗。遂邀徐振晔诊治。患者口角歪斜，行走比较困难，左手握力明显减退，语言含糊不清，吞咽困难，少量鼻血，口干，烦热易躁，前额头痛，大便干结，脉弦滑，苔薄白、中间有裂纹，舌质淡红胖伴有齿痕。

辨证：肝肾阴亏，肺气虚弱，热毒阻滞经络。

治法：滋阴生津，益气化瘀，消肿通络。

处方：生黄芪30克，当归9克，北沙参30克，天麦冬各12克，玄参30克，生地黄15克，山茱萸10克，地龙30克，石上柏30克，蛇六谷30克，桃仁9克，生天南星30克，枸杞子12克，瓜蒌子30克，枳实12克，肉苁蓉15克，淫羊藿12克，紫草30克，白茅根30克，生山楂12克，生晒参（另煎）6克。另服蜈蚣片，每次5片，每日3次；攻痛片，每次3片，1日3次。

二诊：服药后鼻衄减少，头痛减轻，症状好转，苔去如前。原方加苍耳子9克。因病情稳定好转，遂返回安徽省原籍继续服用本方治疗。每月1次，由其儿女来沪根据病情适度调整处方。患者体力、食欲增加，能在房间里独自走动。1992年9月CT复查示蝶窦、筛窦肿瘤阴影消失，骨质破坏亦吸收；鼻腔镜检查未见新生物，获临床治愈，现仍在治疗中。

　　[徐振晔．养阴生津法治疗癌症验案4则[J]．中医杂志，1994（5）：273-274.]

　　【评析】　本案证属肝肾阴亏，肺气虚弱，热毒阻滞经络。治疗从滋阴生津、益气化瘀、消肿通络法。既属肝肾阴虚，在滋补肝肾之阴的基础上加用淫羊藿、肉苁蓉等温补肾阳之品，取阳生阴长，阴中求阳之意。

2. 李修吾治上颌窦癌案

　　艾某，男，40岁。1971年11月5日初诊。

　　病史：患者于1973年初经常头痛鼻塞流浊涕，曾在郑州某医院诊为鼻息肉，并两次施以手术，但术后生长迅速，第二次术后曾出血不止，不久，又于右侧鼻背之上颌部发现一如鸡卵大肿块，头痛更剧，痛苦不堪忍受。1973年10月，在省某医院做病理切片检查，诊为右上颌窦癌侵及筛窦腭弓并颈部淋巴结转移，遂赴北京某医院进一步确诊检查，诊断同上。从1973年11月15日至1974年1月15日在该院经放疗，上颌窦癌体迅速消失，其他部位癌体因血象过低、机体衰弱等原因，不宜再行放疗，建议回本地服中药治疗。1974年11月5日来诊，症见形体消瘦，右侧鼻腔癌体基本消失，上腭弓及右颈部鸡卵大的癌肿依然存在。头痛尤以夜间为甚，经常鼻塞鼻衄，咽干咽痛，口渴，舌红且干，脉弦细稍数。

　　诊断：控脑砂并发石上疽。

　　辨证：阴虚火毒上迫鼻咽，毒结血瘀。

　　治法：滋阴解毒，活血软坚。

　　处方：紫草30克，瓦楞子（先煎）50克，天竺黄30克，海藻15克，昆布15克，丹参30克，三棱9克，莪术9克，北沙参30克，生百合30克，玄参20克，白茅根30克，天冬20克，麦冬20克，鸡血藤30克，蚕沙（包煎）10克。水煎服，每日1剂，服十余剂后，诸症减轻。

　　按本方服药近1年，诸症消失。1975年10月复查，一切如常。腭及颈部癌肿消失，患者唯恐复发，仍照上方隔日服1剂，断续又服中药年余，每年均主动数次来述，身体情况良好。1988年2月随访，至今14年，照常工作，而无复发。

[单书健，陈子华.古今名医临证金鉴·肿瘤卷 [M].北京：中国中医药出版社，2011.]

【评析】 本案患者为右上颌窦癌侵及筛窦腭弓并颈部淋巴结转移，即中医的"石上疽"或"失荣"。病虽复杂，但以肝肾阴虚为主，肝胆三焦之火循经上炎脑窍，热毒蕴结，气血瘀遏，引发肿瘤为标。故在治疗上采用急则治标，或标本兼治的原则，急解血瘀之肿毒，散已成之结滞，滋肝肾之阴，制上炎之热，选用软坚化瘀，解毒滋阴之重剂，以削其邪盛之势。实践证明，对本病大剂量应用解毒攻瘀之品配合滋阴药物，无犯虚虚之戒，使病邪迅速得以控制，正气得以尽快恢复，使之康复，对此疑难危重症治疗较为理想。

第三节 喉 癌

喉癌是头颈部常见的恶性肿瘤之一。喉癌的主要临床表现为声音嘶哑，呈进行性加重，咽喉部异物感，吞咽时不适，咽下疼痛，或伴刺激性咳嗽，痰中带血，严重时有呼吸困难及颈部肿块。

现代医学认为本病病因不明，一般可能与吸烟、接触有害粉尘、口腔卫生欠佳、维生素 D 代谢失常，内分泌失调及放射或病毒等因素有关。

若患者出现不明原因的进行性声音嘶哑，咽喉异物感、咳嗽、痰血、吞咽困难伴疼痛、呼吸不畅，应高度怀疑本病，可做喉镜检查。一般采用间接喉镜观察喉部的变化及声带、会厌等活动情况，局部有无新生物、溃疡等，必要时可涂片或活检。近年来纤维喉镜、显微喉镜问世，为喉癌的早期诊断提供了方便。若多次活检阴性，但不能排除喉癌者，可行喉裂开活检确诊。此外，X 线正、侧位片可观察病变的部位、大小、范围、形状及软骨受累情况。总之，根据病史及喉镜检查活体组织，一般不难确诊。

现代医学对本病早期可采取放疗或手术治疗；晚期一般先放疗，然后手术治疗；对晚期患者、手术后或放疗后又复发者，可采用化疗。声门上区癌，一般宜放疗或手术前放疗加全喉切除术；声门区癌，较早期放疗，较晚期行全喉切除术；声门下区癌，一般做全喉切除，术后可安置人工喉。

本病在中医临床中多属"喉菌""喉疳""喉百叶"等范畴。中医学认为喉属肺，肝肾经络循行喉部。外邪入侵以风热为多见；内因乃忧思郁怒，肝肾不足。因阴虚阳亢，痰火毒结，肺气失宣，导致失声；喉间肿物结聚，阻塞气道，肺失肃降，热灼肺络故见咳嗽、气急、痰中带血。晚期可因肿物阻塞而引起呼吸困难。

1. 贾堃治喉癌案

马某，男，49岁。1961年6月13日初诊。

病史：患者于1960年开始，声音嘶哑，经西安市某医院诊断为喉癌。服药、打针无效，症状逐渐严重。近来，食纳减少，身体消瘦，声哑已不能出声，讲话困难。西安市某医院建议手术切除，虽不会说话，但可保存生命一个阶段，因患者不同意，未进行手术。1961年1月13日，开始内服平消片，每次服8片，每日3次，并服豆干汤。

患者连续服药3个月，声音出，食量增加，精神好转。平消片继续服，汤药隔日一剂，或隔两日一剂。半年后，汤药时服时停，平消片继续服。至1962年底，恢复健康，停止服药，上班工作。

1978年8月24日，患者带病人来看病，其身体很健壮。

［贾堃. 中医癌瘤学 [M]. 西安：陕西科学技术出版社，1996.］

【评析】 贾堃所拟豆干汤，由蜂房9克，蛇蜕9克，全蝎9克，射干9克，山豆根9克，桔梗9克，石斛9克，麦冬15克，北沙参30克，玄参18克，生甘草3克组成，能清热解毒，活血化瘀，软坚祛痰，清利咽喉，消肿止痛，滋阴润燥，用于喉癌发生咯血，咳嗽，呼吸困难，声哑或完全失声，颈部淋巴结肿大，出现恶病质的情况下。本案守方服用，竟获全功，可谓成功治疗本病之范例。

2. 谷铭三治喉癌术后颈部淋巴转移案

朱某，男，68岁。1960年6月4日初诊。

病史：患者1957年8月因声音嘶哑，咽喉部异物感就诊。喉镜检查发现声带充血，有颗粒状物。经病理检查确诊为喉癌，1957年8月手术切除。术后因原位复发，曾于 1959 年 2 月、1959 年 9 月及 1960 年 3 月 3 次再行手术切除治疗。1960 年 5 月初发现右颈部有一肿大的淋巴结，逐渐增至鸡卵大。无法再次手术，故来求中医治疗。患者以笔自述，现咽喉发干似冒火，喜冷饮，吞咽疼痛，放射至右侧耳部。颈部活动不适，呼吸困难，食欲尚佳。检查：右颈部胸锁乳突肌前下方有 4 cm×5 cm 肿块，质地较硬，与基底粘连。舌绛少苔欠润，脉沉细数。

辨证：喉菌，系气阴两亏，痰浊流注。

治法：化痰散结，益气养阴生津。

处方：生地黄 25 克，玄参 15 克，山茱萸 15 克，金银花 10 克，瓜蒌 25 克，知母 25 克，山豆根 10 克，浙贝母 10 克，山慈菇 25 克。水煎服。配服马钱子丸，每日 1 次，每次 10 粒。

患者先后就诊 4 次，共服前方 30 剂，马钱子丸 7 克，右侧颈部肿块明显缩小，咽喉部干燥及吞咽疼痛等症状亦有缓解。后投以六味地黄汤加山豆根、山慈菇、浙贝母水煎服。继续配服马钱子丸，巩固治疗至 1962 年 7 月，病情稳定。

[谷言芳，张天文，牛煜，等.谷铭三治疗肿瘤经验集 [M].上海：上海科学技术出版社，2002.]

【评析】 喉癌属中医"喉菌"范畴。多因肝肾阴亏、虚火上炎、凝湿化痰、痰火结聚于喉所致。本例因在 3 年内数次手术，阴血亏损，津液暗耗，正气衰败，故痰火乘虚流注，出现淋巴转移。结者散之，治以益气养阴、化痰散结为主，方中六味地黄汤加玄参、知母以滋补肝肾，育阴清热；瓜蒌、浙贝母清热化痰且能消肿散结；山豆根、山慈菇善治喉痹以消肿止痛；金银花解毒泻火，加上马钱子解毒散结的功效大增。诸药配合，使肝肾阴亏恢复，虚火得清，痰浊得化，肿大的淋巴结消失，而获良效。

第四节 舌 癌

舌癌为常见的口腔癌之一，以鳞状细胞癌占绝大多数。发生在舌前 2/3，舌侧缘最为常见。外形可分为乳头状、溃疡型及浸润型，其中以溃疡型最为多见。临床表现初期为黏膜小结节，逐渐形成明显肿块，继而在其中心区出现边缘微隆起的小溃疡，多无明显症状或微痛。病变逐渐向深部及周围组织扩散，合并感染时产生剧烈的疼痛，向同侧颜面部和耳部扩散。癌瘤广泛累及舌肌可使舌运动受限，影响发音、进食及吞咽，并有大量流涎。侵犯口底或超越中线累及全舌时，则舌处于完全固定状态，并有开口困难，晚期常并发组织坏死、出血、消瘦、吸入性肺病。2/3患者并发颈淋巴结肿大。

现代医学认为本病病因尚未完全明确，可能与坏牙、假牙长期摩擦刺激，口腔卫生不良，长期吸烟、饮酒及舌黏膜白斑有关。

本病诊断主要依据舌部硬结、糜烂或溃疡，特别是位于舌侧缘者，经两三周治疗后，无效者应取活体组织做病理检查，可明确诊断。

现代医学对本病主要采用外科手术和放疗。化疗作为辅助或姑息治疗。

本病在中医临床中属于"舌菌""舌疳"的范畴。中医学认为，舌为心之苗，脾脉络于舌旁。外感六淫，内伤七情入里皆可致心脾郁火炎上，结成毒菌而生溃疡，经久不愈。烟酒熏灼津液，日久毒热瘀结，致生舌癌。

1. 张子琳治舌癌案

郝某，女，48岁。1973年9月20日初诊。

病史： 十余日前，舌部生一杏核大小的硬结，质硬而疼痛，色淡红，舌头肿，口干，恶心。西医诊断为舌癌，建议手术治疗。患者不欲做手术，特来诊。食欲、二便如常，舌质绛红，苔干少津，脉细弱。

辨证： 七情郁结，心经火盛，气血壅塞，以致舌头肿胀，坚硬不散，形成结节，多为舌岩。

治法： 清热解毒，养阴消肿为主。

处方： 连翘6克，桔梗5克，炒栀子3克，荆芥3克，竹茹6克，薄荷（后下）2克，炒黄芩3克，生地黄10克，陈皮6克，竹叶5克，云茯苓6克，牛蒡子5克，水煎服。

10月2日二诊： 上方加减8剂，恶心消失，舌干涩减轻，但舌发硬而麻，胃口膨胀不适，脉沉较前有力。仍仿上方。处方：连翘6克，甘草5克，荆芥3克，炒栀子5克，炒黄芩5克，薄荷（后下）3克，生地黄10克，牛蒡子6克，桔梗3克，陈皮6克，枳壳5克，云茯苓6克，红花6克，桃仁5克，赤芍6克，水煎服。

11月5日三诊：上方加减，连服20剂，病情逐渐好转，近日消化好，食欲增加，胃脘有灼热感，舌上硬块有所缩小，舌由绛红转为红色，肿痛减轻，有时口干，时有憋胀，脉沉而弱，拟以养阴清热解毒为治。处方：当归10克，白芍10克，地骨皮12克，生地黄12克，沙参12克，玉竹10克，五味子5克，石斛12克，麦冬10克，牡丹皮6克，怀山药12克，莲子6克，甘草3克，陈皮6克，金银花10克，连翘10克，水煎服。

1974年2月5日四诊：上方加减共服14剂，当服第8剂时，出现胸部闷胀，口流涎水等现象。原方去白芍、当归、生地黄，又服6剂，口中仍流涎水，腹胀好转，消化慢，鼻干甚，舌中间硬肿物较前缩小。此为脾运不健，治宜养阴健脾开胃为主。处方：怀山药12克，莲子12克，陈皮5克，麦冬10克，北沙参10克，玉竹10克，石斛12克，甘草2克，云茯苓10克，厚朴5克，鸡内金6克，水煎服。

2月13日五诊：上方加减共服20剂，因患者出现腰背酸困，小便不禁等一系列肾气虚损征象，经上方加用菟丝子、枸杞子、五味子等补肾阴之品，逐渐好转，并且舌中间赤色肿物逐渐缩小。现在有时口鼻干，手热，耳鸣，大便溏薄，但次数不多，腰困，小便浑浊，舌质红，继以原方加减。处方：山药12克，北沙参10克，麦冬10克，生地黄10克，玉竹10克，地骨皮10克，石斛10克，甘草5克，连翘10克，鸡内金6克，陈皮6克，桃仁3克，菟丝子10克，丹参6克，乌药5克，香附6克，牡丹皮6克，水煎服。

之后，患者在此方基础上加减，坚持治疗，病情控制较好，一直没有明显发展。1974年10月，患者又因牙痛、感冒等就诊，经辨证治疗，短期内好转，舌上肿块仍未泛溢。一直到1974年12月16日，患者又因感冒，头闷、发冷、鼻塞、口干、轻度咳嗽来诊，经辛凉解表并养阴化痰而治愈。使此"不治之症"犹能带病延年。

1978年随访：1974年底治愈咳嗽之后，病情一直平稳，为了避免发生他症，于1975年经外院手术治疗，现在尚可料理家务。

[夏涵，张玉萍. 实用中医口腔病学[M]. 上海：上海中医药大学出版社，1992.]

【评析】 俗语云：牵一发而动全身。舌虽属心，却与五脏六腑密切相关。本案舌癌，以清心降火为主法，根据病情，也曾补脾胃、益肺肾，故能取得带病延年之功。与固执一词而忽视整体者不可同日而语。

2. 顾丕荣治舌癌案

张某，女，45岁。1985年5月15日初诊。

病史： 1985年夏初，患者发现舌尖一点溃疡，初不以为虑，嗣后逐渐扩大，当地医院诊治无效，专程来沪，就诊于上海市某医院口腔科，经切片检验，发现癌细胞，建议冷冻切除疗法。患者不愿手术，经人介绍，来上海市某医院中医科诊治。患者形体消瘦，但体力尚健。舌尖溃疡已如豆大，无痛无痒，唯进热食则患处刺痛，心烦少寐，胃纳欠振。舌质红，苔薄黄腻。

辨证： 舌质红，是因操劳烦虑，心力交瘁，五志之火上炎，以致心火有余，心阴不足。苔黄腻，为胃中湿热上熏。舌为心苗，胃之窍在口，心火与湿热交搏，以致酿成舌尖恶疮。

治法： 清心降火，养胃化湿，佐之解毒抗癌。

处方： 自初诊至口疮平复期间，以导赤散和甘露饮加减。①清心养阴：生地黄20～30克，麦冬12～15克，天冬12～15克，石斛12～15克。②凉血清火：水牛角（先煎）15～20克，生地黄15～20克，牡丹皮12～15克，赤芍12克。③解毒抗癌：地锦草30克，山豆根12克，重楼20克，白花蛇舌草30克。④化湿利水：枳壳12克，陈皮6克，茵陈15克，淡竹叶6克，茯苓15克。不寐加炒酸枣仁12克，柏子仁12克，首乌藤15～20克，合欢皮15克；纳少加麦芽15克，谷芽15克，焦山楂20克，佛手12克；便溏加茯苓15克，泽泻12克，车前子12克。

服用上方加减约50天，舌疮平复，身心亦安，又至某医院复查，一切正常。1985年9月后，改用调补抗癌之剂，以防复发。4年多所用药物，整理如下。①益气健脾：太子参15克，党参12克，焦白术12克，茯苓12克，陈皮6克，枳壳12克，神曲15克。②滋阴养血：当归15克，白芍12克，丹参20克，生地黄15克，麦冬15克。③养心安神：酸枣仁12克，柏子仁12克，首乌藤15克，合欢皮15克。④抗癌解毒：山豆根12克，蜀羊泉20克，地锦草30克，白花蛇舌草 30 克。

坚持调理 4 年多，至今体健如昔。

［凌耀星. 中医治癌秘诀 [M]. 上海：文汇出版社，1996.］

【评析】 心胃同治，刚柔并进，参以凉血解毒抗癌之品，50 剂竟将舌癌治愈，可见中医药抗癌之功未必弱于化疗、放疗。对于那些未死于病，而死于放疗、化疗不良反应的患者及其家属来说，未免"既有今日，何必当初"之憾。方中地锦草，又名血见愁，具有清热解毒，利湿退黄，活血止血之功。

3. 赵章忠治舌癌案

陈某，男，81 岁。1987 年 7 月 25 日初诊。

病史： 1986 年 5 月，发现舌体左侧前 1/3 处下方有一硬结，逐渐增粗肿大。至 1987 年 6 月，全口为肿胀舌体塞满，勉强可灌服流食，舌痛难忍，颔下有多枚淋巴结转移。1987 年 6 月 27 日苏州某医院切片检查，诊断为舌中分化鳞癌。基于已难施放疗，化疗被认为已无意义，又不宜行手术切除，自 1987 年 7 月起连服中药治疗，至 1988 年 5 月底，舌癌肿块全消，经多次随访，未见复发。患者不能说话，由家属代诉。有冠心病、慢性气管炎病史 20 多年，常有心悸、胸闷。观其舌肿满口，高低不平，不能动弹，无法言语。精神疲乏，表情痛苦。舌红肿，苔黄腻，脉弦滑。

辨证： 热毒夹湿浊蕴结舌络。

治法： 清热化湿，解毒消肿。

处方： 自初诊至 1988 年 5 月底，由下列药物组合变化服用。①清热解毒：金银花 10 克，连翘 10 克，焦栀子 10 克，野菊花 10 克，板蓝根 10 克，制大黄 9～15 克，川黄连 3 克，黄柏 10 克，紫河车 15 克。②清热利湿：半枝莲 30 克，生薏苡仁 30 克，滑石（先煎）30 克，甘露消毒丹（包煎）30 克。③软坚消肿：海藻 15 克，夏枯草 30 克。④散火止痛：细辛 5 克。寐艰加酸枣仁 10 克，五味子 6 克；咳嗽痰多加川贝母 10 克，杏仁 10 克；纳谷不香加谷、麦芽各 15 克。另曾服小金丹，每日 2 次，每次 3 克，服 6 个月；牛黄醒消丸每日 2 次，每次 3 克，服两个月。

1988 年 5 月 30 日来诊，舌部癌肿全消，舌痛不再出现，舌体恢复正常功能，转动灵活。原有慢性支气管炎咳嗽、痰多诸症亦基本消除，纳佳，便调，唯原有冠心病、心悸、胸闷、气促等症仍时有所见，于是据症变易前方，减去大部分清热解毒、软坚消肿之品，而加重丹参、益母草、桃仁等治其冠心病。1989年3月、1990年5月、1991年6月3次随访均未见癌肿复发，精神健旺。近来亲属转告得知仍健在。

　　［凌耀星．中医治癌秘诀［M］．上海：文汇出版社，1996.］

　　【评析】　本案服药两个月始见舌肿略为缩小，3个月后，癌肿才明显缩小，10个月后完全消失，可见中药治癌的疗效有缓慢而持久的特点。本案长期加服小金丹、牛黄醒消丸亦为较实用的治疗经验。

4. 叶景华治舌癌案

患者，女，68岁。

病史： 患者1年前起咽部有梗阻感，隔2个月吞咽困难、口臭，至某医院诊治，发现舌根部有一3 cm×3.5 cm的肿块，表面有溃疡，肿瘤已侵及右侧咽壁，病理切片报告为舌根部混合恶性腺瘤。因肿块在根部不能手术切除，预后很差，估计存活不到1年。曾以博来霉素治疗，因反应太大，患者不能忍受，因此来我院以中药治疗。患者主诉吞咽困难，口臭，时有黏液吐出，大小便一般，舌苔腻，脉细。

辨证： 痰瘀热毒蕴结。

治法： 清热解毒，化痰散结。

处方： 山豆根9克，板蓝根15克，重楼15克，生半夏9克，生天南星9克，石见穿30克，石上柏30克，半枝莲30克，夏枯草10克，白花蛇舌草30克，蛇六谷30克，天花粉30克，射干9克，枸橘30克。

　　连续服药3个月，吞咽困难、口臭症状好转。病久必虚，原方加党参12克，黄芪12克，坚持长期服药，虽舌根部肿瘤未消失，但症状缓解明显。

　　［叶景华．恶性肿瘤治验2例［J］．中医杂志，1994（2）：80.］

　　【评析】　本案证属痰瘀热毒蕴结，治从清热解毒、化痰散结立法。虽未达到治愈之目的，但收到减轻痛苦、延长寿命之效已属不易。

5.谷铭三治口腔颊部纤维肉瘤术后案

王某，男，50 岁。

病史：患者因口腔右颊部纤维肉瘤，于 1992 年 6 月先后 3 次手术，至 8 月末再次进行扩大切除术。术中冰冻病理，原手术瘢痕区黏膜下及肌组织可见肿瘤浸润，病理诊断为纤维肉瘤。术后 3 个月来，瘢痕挛缩，张口困难，不能进食，只能用导管吸食流食。刀口部位肿痛，口腔内侧大面积溃疡，分泌脓汁，气味恶臭。另因手术输血，而致丙肝阳性，舌质黯红，脉细数。

辨证：口腔颊部纤维肉瘤术后，气阴两亏，心脾火炽，毒热蕴结。

治法：滋阴清热，泻火解毒，软坚散结。

处方：种洋参（先煎）5 克，生地黄 10 克，天冬 15 克，半枝莲 15 克，石见穿 15 克，白花蛇舌草 20 克，三棱 15 克，莪术 15 克，虎杖 15 克，生薏苡仁 25 克，丹参 20 克，小白花蛇 1 条，炙鳖甲（捣碎先煎）15 克，败酱草 20 克，连翘 20 克。

上方辨证加减，患者坚持服用了二百余剂，诸症明显好转。在此期间，患者也用过一些外用药，配服过一段时间偏方，如蒸食蟾蜍等。

1993 年 7 月 22 日，患者刀口肿胀基本消失，进食时轻微疼痛，口腔内的溃疡面明显缩小，有少量分泌物，仍有轻度口臭，脉沉缓。处方：种洋参（先煎）5 克，生地黄 15 克，天冬 15 克，半枝莲 15 克，莪术 15 克，虎杖 15 克，生薏苡仁 30 克，灵芝 10 克，丹参 20 克，小白花蛇 1 条，枸杞子 20 克，浙贝母 10 克，龟甲胶（烊化）10 克。

1994 年 5 月 5 日，患者坚持服用上方加减，面部刀口挛缩好转，肿胀消失，无明显疼痛，溃疡愈合，未再复发。服药、饮食及睡眠大有好转，体力增强，脉缓。用八珍汤加灵芝、郁金、浙贝母、蜀羊泉、丹参、生薏苡仁、半枝莲打蜜丸，坚持服用，善后治疗。

［谷言芳，张天文，牛煜，等 . 谷铭三治疗肿瘤经验集 [M]. 上海：上海科学技术出版社，2002.］

【评析】 口腔颊部纤维肉瘤属口腔恶性肿瘤的范畴。此患者先后手术 3 次，导致气阴两亏，心脾火炽，毒热蕴结于口腔颊部，产生刀口肿胀、溃疡及分泌物恶臭。故治疗应滋阴清热、泻火解毒、软坚散结。方中种洋参、生地黄、天冬滋阴清热、益气生津；半枝莲、石见穿、白花蛇舌草、败酱草、生薏苡仁清热泻火，解毒利湿，以消除肿胀及恶臭的分泌物；三棱、莪术、鳖甲、小白花蛇、丹参可活血化瘀、软坚散结，以促进刀口瘢痕和肿胀的消失，抑制纤维肉瘤的复发。再用八珍汤益气养血善其后。经过一年多的辨证加减治疗，使患者诸症消失，生活质量大有提高，延长了生存期。

6. 王泽时治舌癌案

冯某，女，63 岁。

病史： 患者右侧舌缘溃烂 2 年，发现肿块 4 个月，吃饭时稍痛，检查右侧舌缘溃疡面约 1.5 cm × 0.8 cm，肿块隆起呈杨梅状。1967 年 8 月杭州某医院病理报告：右侧舌缘鳞状细胞癌 I～II 级。患者于 1967 年 9 月 4 日就诊于中医。患者脉象细数。

辨证： 心火上炎，火炽灼津，舌肿糜烂。

治法： 清心解毒，养阴生津，消肿生肌。

处方： 生地黄 15 克，石斛 15 克，北沙参 12 克，当归 15 克，虎杖 15 克，半枝莲 30 克，白花蛇舌草 30 克，水杨梅根 30 克，谷芽 30 克，甘草 9 克，水煎服，每日 1 剂。

上方服半月，舌缘糜烂好转，继之配合 ^{60}Co 放疗 1 个疗程，再服上方 3 个月，舌缘糜烂已敛，肿块消失。报道病例时患者已健康存活 7 年，获痊愈。

【评析】 舌癌是口腔恶性度最高、转移率最高的一种恶性肿瘤。好发于 40～60 岁，男性稍多。病理以鳞状细胞癌占绝大多数，一般分化程度较高，少数为腺癌，肉瘤罕见。舌癌一般较早发生颈淋巴结转移，转移率为 60%～80%。其病因可能与下列因素有关：牙的残根、锐利的牙尖或不合适的假牙等长期刺激，舌黏膜产生慢性溃疡癌变；口腔重度白斑；长期烟酒及营养代谢障碍等。中医认为，舌为心之苗，心开窍于舌，舌本属心，心脉系舌根。所以历代医家治舌，往往从心论治。王泽时认为，外感六淫，内伤七情，均可化火，火性上炎成为心火，火炽灼津，结成舌毒，致生舌癌。故以清心泻火，解毒散结，养阴生津，化瘀消肿为法。方中虎杖、半枝莲、白花蛇舌草、水杨梅根清热解毒、抗癌消肿；生地黄、石斛、北沙参滋阴凉血，使火毒清而阴液生；当归入血；谷芽护中州以防苦寒药伤胃；甘草解毒，调和诸药。全方有的放矢，精一不杂，服药半月舌糜好转，配合放疗，再服药3月，终获痊愈。

第五节 唇 癌

唇癌是口腔癌的一种，多见于老年人，高发年龄为50～70岁，绝大多数为男性。一般认为长期曝晒，嗜吸烟者，以及上皮角化、白斑、肉芽肿、口腔裂口等疾病长期不愈可引起本病。西医治疗本病5年生存率在70%以上。

中医称唇癌为"茧唇"，《疮疡全书》记载："茧唇者，始起一小瘤，如豆大，渐渐肿大，约有寸厚，或翻花如杨梅，如疙瘩，如灵芝，如菌，形状不一。"其病因病机为过食炙煿煎炒食物及醇酒厚味，长期反复刺激及灼伤嘴唇，加之思虑暴急，致毒火内结，气滞血瘀，痰火注唇。

1. 刘炳凡治唇癌案

杨某，男，65岁。

病史：患者下唇肿核，初如一粒胡椒大。6个月渐如梅核大，质坚硬，发展迅速，在某医院切片检查为鳞癌。手术后，历时2个月复发，因白细胞在 $3.5 \times 10^9/L$ 以下，不能进行化疗。1978年6月来所就诊时，唇肿大如覆杯，原切口处翻花如剥开之石榴状，溃烂流水，诉进食困难。疼痛牵引到右侧头面部，右颌下淋巴结肿大如豌豆，口干，大便结，小便黄短，舌质红，苔薄黄，脉弦细而数。

辨证：阴伤热炽，毒滞血瘀。

治法：养阴清热解毒，活血通络化瘀。

处方：太子参15克，沙参10克，何首乌15克，生地黄15克，黄精15克，丹参10克，白芍12克，女贞子15克，墨旱莲10克，蒲黄（包煎）10克，天葵子10克，土茯苓15克，甘草5克，蛇蜕（炒）5克，皂角刺炭3克，水煎服，每日1剂。外用蛞蝓、鼠妇各等分烘干，加冰片少量，研极细末，撒布癌肿溃烂处，初上此药觉痛感加剧，患者坚持，每日涂药4次。

内服外涂，服上方20例，溃烂面已缩小，头痛缓解，进食不感困难，大便通畅，尿转淡黄。坚持原方继续内服外涂，2个月后复诊，癌烂已全部平复，收口生肌，颌下淋巴结肿大也相继消失，口不渴，二便如常，舌质淡红，苔薄白，脉弦小而缓。改用六君子汤加沙参、石斛，调理脾胃善后。3个月后复查，疗效巩固。

［史宇广.当代名医临证精华·肿瘤专辑[M].北京：中医古籍出版社，1992.］

【评析】　本例病理确诊为鳞癌，术后复发转移。患者瘤大翻花如石榴，溃烂疼痛，溲黄便秘，此乃脾胃心肝火积，热毒灼伤肾阴，脉络瘀阻所致。方用土茯苓、天葵子清热解毒；蛇蜕入肝脾二经，以毒攻毒，消恶疮肿；生地黄、何首乌、女贞子、墨旱莲补肾滋阴；太子参、黄精、沙参益气养阴；白芍和血；牡丹皮凉血行瘀；皂角刺引药直达病所，以建消肿托毒排脓之功，因其性锐利，故炒炭为缓其性。加上外用药蛞蝓、鼠妇，消肿敛疮，生肌止痛，仅治3个月，癌瘤全部平复。蛞蝓载于《神农本草经》，又名蜒蚰、鼻涕虫，性味咸、寒，功效清热祛风，破瘀通经，解毒消肿，治中风、喉痹、咽肿、经闭、癥瘕、痔疮、痈肿、丹毒、蜈蚣咬伤。鼠妇也载于《神农本草经》，又名地虱、西瓜虫、潮湿虫，性味酸、温，入肝经，功效破血通经，利水，解毒，止痛。可治经闭、癥瘕、小便不利、水肿、口腔炎、扁桃体炎、麻风。

2. 贾堃治唇癌案

屈某，男，57岁。1985年3月20日初诊。

病史： 患者下唇发现包块，压之坚痛，可活动，压时疼痛，食纳正常，二便调。于1984年10月12日手术切除，继之放疗，包块溃烂，病理诊断为下唇疣状癌。近来，又发现局部包块2 cm×3 cm大，质硬，不能活动，有压痛，张口困难，其他尚未发现异常。舌红，舌苔白，脉弦细。

处方： ①重楼10克，山豆根10克，瓦楞子（先煎）30克，露蜂房10克，野菊花30克，料姜石（先煎）60克。一剂药煎两遍，合在一起。分2次服，连服12剂。②平消片10瓶。每次8片，每日3次。开水送服。

4月23日二诊：药后包块缩小。进食时，口唇仍发硬，二便调。①上方加蜈蚣2条，乌梢蛇10克，土鳖虫10克。煎服法：同上。②平消片继续服。

5月8日至5月29日三至四诊:左唇角肿块仍坚硬,张口困难,左颌下淋巴结肿大,咽喉下咽物时作痛,左乳房有小包块,左胯疼痛,重时反射至包块痛。①上方加土贝母10克。继续服6剂,煎服法同前。②金星散(糖衣片)5瓶。每次2片,每日3次,开水送服。

7月3日五诊:肿块仍大,张口困难,二便调,其他好转。①上方加龙胆草10克。继续服6剂。煎服法同前。②金星散继服。

8月14日六诊:口角局部仍有肿块,唇表面溃疡,张口仍困难,有时痛。①3月20日方加土贝母15克。继续服6剂。煎服法同前。②金星散5瓶。每次服2片,每日3次。

11月13日七诊:服上药后,肿块缩小,疼痛减轻,张口稍好,纳可。但有时口干。①上方继续服6剂。煎服法同前。②金星散(片)继续服。

1986年12月7日~1987年2月13日八至九诊:自觉身体消瘦,食欲食纳均好,周围淋巴结未触及,下唇包块及唇部溃疡均已消失。①上方继续服6剂。②金星散(片)5瓶。每次服2片,每日3次。

1989年1月14日~1990年10月20日十至十六诊:共来诊7次,取中药六十余剂,金星散(片)13瓶。服药后一切正常。

1993年3月23日,因其妻哮喘,患者陪同来诊,身体健壮。

[贾堃.中医癌瘤学[M].西安:陕西科学技术出版社,1996.]

【评析】　金星散系贾堃所创,由郁金20克、白矾20克、火硝20克、重楼20克、蟾酥3克、硇砂6克、鸡蛋壳30克、料姜石30克、仙鹤草30克、天南星30克组成,以上诸药共研细粉,每次服1~6克,每日3次,开水送服。具有攻坚破积、清热解毒、理气止痛、养血健脾、降逆镇冲、强心滋补等作用。

第六节　腮腺癌

腮腺癌是发生于腮腺的恶性肿瘤,属于涎腺癌中发生率最高的一种恶性肿瘤。临床多于无意中或体验时发现,是以耳垂为中心的下方或后方生长缓慢的无痛性肿块,多呈结节状,表面平整或略圆,质地硬度不一,活动,大小一般为3~

5 cm，有包膜，病史长，除局部酸胀感外，无面神经损伤、局部淋巴结肿大及其他不适。腮腺恶性肿瘤少见，以恶性混合瘤为多，其次为黏液表皮样肿瘤、腺癌、腺泡细胞癌、乳头状囊腺癌等。病程短，生长较快，病变部常有疼痛，麻木不适，肿块较硬，与深部组织粘连，活动性差，张口困难，部分患者有部分或全部面神经瘫痪，浸润皮肤可溃破，创口不愈，分泌物恶臭，可发生颈淋巴结转移或远处转移（肺、骨、肝、脑等）。

现代医学对本病的病因目前尚未明确。有学者认为与病毒或感染有关。临床诊断主要依据病史、症状、全身及局部检查；唾液腺 X 线造影可见主、支导管被挤扭曲、扩张，狭窄性断续、中断；腺泡充盈不良或缺损或造影剂外溢呈片状；主导管梗塞时，支导管及腺体全部不显影。活体组织针吸或术中取活体组织做冰冻切片、病理检查可确诊。

现代医学对本病的治疗主要采用外科手术切除。据报道，腮腺癌术后的 5 年生存率在 95% 左右。当患者的恶性肿瘤已侵犯周围组织，术后边缘遗留有残存癌时，则应考虑辅加放疗。

本病属于中医学的"腮疮""流痰"和"石疽"等范畴。中医学认为本病是热毒内蕴，气血瘀滞，痰湿积聚所致。

刘玉林治腮腺混合瘤案

张某，男，58 岁。

病史： 患者于 1989 年 2 月发现左侧颌下有一肿物日渐增大，因当地医院不能确诊，而转至吉林省某医院住院治疗，确诊为腮腺混合瘤，病理切片检查为淋巴乳头状囊腺瘤，因拒绝手术回当地治疗。患者发育营养尚可。左侧颌下可见约 6.0 cm × 8.0 cm 长条肿块，中等硬度，呈结节状，但表面光滑，肿块推之不移，触痛不明显，有时肿块局部有酸胀感，肿块表面无热感。近日来症状加重，张口有时困难，有时口唇有麻木颤动感。伴有胸闷气短，时有头晕，饮食大减。舌体伸缩尚可，舌体胖大质淡，脉象涩。

辨证： 长期忧思恼怒，气郁血逆与痰火凝结少阳、阳明两经，积久聚而成形，发为石疽。

治法： 温经活络，消岩解毒化痰。

处方： 加味小金丹。炙木鳖子仁150克，甲珠150克，制草乌（先煎）75克，五灵脂（包煎）75克，地龙75克，乳香35克，没药35克，墨炭10克，海藻60克，甘草30克，麝香3克。配一料，每6克，每日3次，温黄酒为引进服。另用独角莲25克，生桃仁25克，生杏仁25克，火麻仁50克，生马钱子10克，黑豆50克，川乌25克等药用麻油熬膏外敷局部。

经内服外敷治疗2个月后，局部肿块缩小至2.0 cm×3.0 cm大小。张口伸舌无异常，饮食已增，头晕胸闷症状大减，遂减至每日服2次加味小金丹，每次仍服6克，服4个月后颌下肿块消失。现身体康健，能参加一般农业劳动。随访2年，未见异常。

［刘玉林．应用加味小金丹治疗肿瘤的体会[J]．中医杂志，1992（8）：21-22.］

【评析】 毒药虽剧，有病则病挡之。药量掌握，非常重要。

第七节　甲状腺腺瘤

甲状腺腺瘤可发生在任何年龄，女性多见。腺瘤在大小和组织学特征上各不相同，一般有完整的包膜，分三种主要类型：乳头状、滤泡性和嗜酸细胞性。根据滤泡的大小又将滤泡性腺瘤分为巨滤泡性或胶质性，胎儿性或小滤泡性及胚胎性，还有非典型腺瘤，此瘤的转归：①缓慢生长；②发生退行性变；③发生恶变。乳头状瘤较少见，多呈囊性，又称乳头状囊腺瘤。滤泡性腺瘤最常见，组织高度分化接近正常组织。大约90%的良性腺瘤不能浓聚放射性碘，甲状腺闪烁扫描为功能丧失或"冷结节"，有时误诊为癌，大部分为低功能腺瘤、出血性腺瘤和甲状腺囊肿。临床上除触及颈部肿块外并无特殊表现，少数腺瘤有浓聚碘的功能，扫描示"温结节"，血清甲状腺激素和TSH水平正常。随着时间的推移，结节进一步增大，释放甲状腺激素增加，以抑制垂体TSH分泌，结节外甲状腺组织萎缩，扫描时在结节区有放射性^{131}I的浓聚呈"热结节"，患者可能有甲亢表现，称高功能或毒性腺瘤。有时腺瘤发生出血、坏死或囊性变，甲状腺功能丧失。高功能腺瘤极少癌变。

本病属中医学"瘿病"范畴，为气、血、痰互凝。

1. 邹云翔治甲状腺腺瘤案

【案一】

朱某，男，60岁。1970年2月17日初诊。

病史： 患者近日发现右颈部有一肿块，经西医某外科医师检查，右甲状腺有1.5 cm×2 cm的肿块，质中等硬，表面光滑，可随吞咽上下移动。淋巴结不肿大，无甲亢症状。诊断为甲状腺腺瘤，必要时做手术治疗。邹云翔诊之，视咽红，吞咽感痛，脉象弦大而缓。

辨证： 劳累后感风夹痰，瘿气内发。

治法： 祛风豁痰消肿。

处方： 生黄芪12克，炙甲片15克，炒牛蒡子9克，夏枯草6克，淡海藻9克，桔梗3克，北沙参9克，燀桃仁4.5克，潞党参12克，半枝莲15克。

2月28日二诊： 药后颈项肿块明显缩小，质地较前硬，唯觉左上肢作痛，夜寐不香，小便较多，脉象细缓，方从前制化裁之。处方：炙黄芪18克，炙甲片2.4克，炒牛蒡子9克，夏枯草6克，海藻9克，桔梗3克，川贝母4.5克，潞党参15克，炒桃仁3克，炒酸枣仁15克，半枝莲18克。

药后曾又请某西医外科医师复查，认为肿块已明显缩小，证明中药有效，并建议再服中药，观察肿块变化。

3月6日三诊： 今又请西医外科某医师检查，肿块明显缩小，约为初诊检查时的1/3，嘱继续中医治疗，目前不考虑手术。但血压偏高，160/105mmHg，头微晕，脉象细缓，治守原法。炙黄芪19克，炒党参15克，炙甲片3克，海藻9克，燀桃仁3克，夏枯草9克，川贝母4.5克，当归4.5克，枸杞子12克，生牡蛎（先煎）24克，半枝莲8克。

3月11日四诊： 颈项肿块大部消失，按之微痛，臂痛得止，唯睡眠仍不熟，小溲次数较多，头微晕，仍从前方斟酌之。处方：炙黄芪15克，潞党参15克，炒牛蒡子9克，夏枯草4.5克，炙甲片3克，海藻9克，燀桃仁4.5克，左牡蛎（先煎）24克，川贝母（杵）4.5克，当归4.5克，枸杞子15克，半枝莲18克，小红枣7个（切开），续断12克。

3月18日五诊： 肿块尚有一点未散，左臂及无名指发麻，颈左作胀，头微晕，鼻孔有少量血液，多梦眠差，兼有风阳不靖之象。处方：柴胡2.4克，磁石（先煎）12克，夏枯草9克，生牡蛎（先煎）30克，海蛤壳（先煎）12克，生黄芪9克，炙甲片1.8克，海藻12克，枸杞子12克，红花4.5克，北沙参9克，半枝莲18克，潞党参12克。另焦栀子粉6克，少许吸鼻，每日3次。

3月25日六诊：肿块基本消失，尚残留有绿豆大小的结节，按之尚觉微痛，风阳已平。处方：潞党参15克，炒当归9克，柴胡2.4克，磁石（先煎）12克，夏枯草9克，海藻12克，左牡蛎（先煎）30克，炙甲片1.8克，炒红花4.5克，枸杞子12克，北沙参9克，半枝莲8克，炙黄芪15克。

又以原方10倍量，做成丸药，每日12克，分2次服，以巩固疗效。

【案二】

诸某，女，58岁。1972年2月1日初诊。

病史：在北京某医院外科确诊为甲状腺腺瘤，并建议手术摘除，但因白细胞总数只有$2 \times 10^9/L$，内科医师不同意外科的治疗意见，认为应先升高白细胞，建议中医治疗，遂来就诊。项生瘿瘤，按之痛，口干苦而腻，胃纳差，大便偏干，2天一行，寐不佳，苔白微腻，脉细，气血两虚之体，而又肝胆热郁，痰湿瘀壅。

处方：绿萼梅（后下）4.5克，炒黄芩2.4克，佛手3克，炒白芍12克，左牡蛎（先煎）18克，太子参9克，玉竹9克，南沙参12克，石斛4.5克，冬瓜子15克，海藻4.5克，云茯苓9克，小红枣（切开）5个。

2月8日二诊：口干苦腻好转，余状如故。拟方加重补气养血和络之品。

处方：黄芪12克，潞党参18克，炙甲片3克，枸杞子12克，当归9克，炒杭白芍9克，炒红花9克，海藻12克，磁石（先煎）4.5克，左牡蛎（先煎）30克，炒黄芩2.4克，半枝莲30克，小红枣（切开）5个。

2月19日三诊：肿块渐小，白细胞总数较前稍增多，口干，大便仍然不畅。处方：黄芪15克，潞党参18克，炙甲片3克，枸杞子12克，当归9克，杭白芍9克，海藻12克，炒红花9克，左牡蛎（先煎）30克，磁石（先煎）4.5克，柴胡0.9克，炒黄芩2.4克，半枝莲30克，石斛9克，小红枣（切开）5个。

3月2日四诊：颈项瘿块已缩小如黄豆大小，白细胞已升至$7.2 \times 10^9/L$。除稍感头晕外，余无不适感。处方：黄芪15克，潞党参18克，炙甲片2.4克，枸杞子12克，当归9克，杭白芍9克，海藻9克，磁石（先煎）4.5克，柴胡0.6

克，炒黄芩 2.4 克，左牡蛎（先煎）24 克，半枝莲 24 克，阿胶（烊化冲入）3 克，石斛 9 克。

3 月 21 日五诊： 甲状腺瘤未触及。近又外感，喉痛微咳，有痰不多，头胀痛，白细胞又降至 $3 \times 10^9/L$。拟方先治其标。处方：前胡 4.5 克，桔梗 4.5 克，南沙参 9 克，黑玄参 9 克，刺蒺藜 4.5 克，太子参 12 克，枸杞子 9 克，炙款冬花 9 克，玉蝴蝶 3 克，冬桑叶 3 克，炙甘草 2.4 克。

3 月 31 日六诊： 肿块未触及。白细胞 $4 \times 10^9/L$，咳嗽止，喉微痛，头昏，眠差，纳谷一般。拟方标本兼顾。处方：当归 9 克，杭白芍 9 克，生地黄 4.4 克，枸杞子 9 克，北沙参 9 克，胖大海 3 个，蔓荆子 4.5 克，玉蝴蝶 2.4 克，柴胡 1.8 克，左牡蛎（先煎）15 克，潞党参 18 克，炒酸枣仁（杵）15 克。

信访得知，自 1972 年治愈后，6 年来未见复发。

［邹云翔．邹云翔医案选 [M]．南京：江苏科学技术出版社，1981.］

【评析】　邹云翔所治案一朱某案，患者右颈部有一肿块，咽红，吞咽疼痛，诊为劳累后感风夹痰，瘿气内发，方拟祛风豁痰消肿。方中黄芪、潞党参补气健脾；炒牛蒡子、桔梗祛痰利咽，解毒；沙参清肺养阴；夏枯草、半枝莲解毒散结；炙甲片、海藻化痰消瘿。夜寐不熟，加炒酸枣仁养心安神；血压偏高，头微晕，脉象细缓，加枸杞子滋补肝肾，生牡蛎平肝潜阳。随症加减，服药月余，诸症明显好转，继以丸药巩固疗效。所治例二诸某案，方中海藻化痰软坚，消瘿散结。佛手、绿萼梅行气化痰；牡蛎平肝潜阳。

2. 何任治甲状腺腺瘤案

陶某，女，46 岁。1980 年 6 月 16 日初诊。

病史： 颈瘿见于右侧，大如胡桃，情绪不稳，受气恼而起，已数月（某医院诊为甲状腺瘤 $3\,cm \times 3\,cm$）。月经错乱不定，苔白而黏，脉弦，宜理气解郁、化痰、祛湿。

处方： 厚朴 9 克，姜半夏 9 克，郁金 9 克，紫苏梗 6 克，茯苓 15 克，昆布 9 克，海藻 9 克，土贝母 9 克，生牡蛎（先煎）12 克，当归 12 克，生姜 2 片。14 剂。

7 月 14 日二诊： 上方连进 21 剂。经行已正常，颈瘿柔软，缩小。唯多言语则咽喉干燥，舌红苔干，脉弦。仍以理气、散结、润养为续。处方：厚朴 9 克，旋覆花（包煎）9克，姜半夏9克，紫苏梗6克，土贝母9克，昆布9克，海藻9克，生牡蛎（先煎）15克，天花粉9克，玄参9克，板蓝根9克。7剂。

8月1日三诊： 上方连服14剂，气瘿渐小乃至消失触摸未见，烦郁均解，再原方去天花粉、板蓝根，再服7剂，以期巩固。

［何任．何任临床经验辑要［M］．北京：中国医药科技出版社，1998．］

【评析】 本案为气郁痰阻型气瘿案。患者气机郁滞，痰浊壅结颈部，故颈前右侧瘿大如胡桃。郁怒伤肝，疏泄失常，血海蓄溢失度，故月经错乱不定。治宜理气解郁，化痰，祛湿。方用半夏厚朴汤加减。方中半夏、厚朴、生姜散结降逆；郁金、紫苏梗理气解郁；茯苓健脾化痰；当归养血调经；昆布、海藻、土贝母、生牡蛎软坚化痰，消瘿散结。二诊时，因多言语则咽喉干燥，舌象由苔白而黏转为舌红苔干，故增加滋阴利咽的天花粉、玄参、板蓝根等品。共服药35剂，气瘿消除，烦郁均解。

3. 钱伯文治甲状腺腺瘤案

叶某，女，36岁。1974年9月初诊。

病史： 甲状腺右侧有一鸽蛋大小的肿块，按之质硬，表面光滑，边缘清楚，某医院诊断为甲状腺腺瘤，须手术治疗。因有顾虑而来我院要求中药治疗。经常低热不退，精神疲惫，心情急躁易怒，胃纳不佳，月经不调，经来腹胀腹痛，腰际酸楚。苔薄腻，脉细弦。

辨证： 肝气郁结化火，灼伤津液，痰火胶结致成肿核。

处方： 海藻玉壶汤和内消瘰疬丸加减。夏枯草24克，昆布24克，海藻12克，水红花子12克，生黄芪12克，玄参12克，煅牡蛎（先煎）12克，浙贝母3克，炒白术9克，香附12克，蜈蚣2条。7剂。

二诊： 服上方药后肿块未见改变，动辄烦躁易怒，颧红肢麻。苔薄，脉弦。法以消肿软坚化痰，佐以滋阴降火。原方加牡丹皮10克，六味地黄丸（分吞）12克。7剂。

三诊： 药后肿块稍有柔软，胃纳较佳。苔薄，脉弦，仍宗上意加减。原方加陈皮、橘叶各6克，桔梗6克，去炒白术。14剂。

四诊： 药后烦躁易怒、颧红肢麻均有好转，肿块也稍有缩小。前方见效，再宗上意治之。原方加黄药子12克，去香附。共14剂。

五诊：患者低热已退，甲状腺右侧肿块明显缩小，唯睡眠不熟。苔薄，脉弦。前方既效，毋庸改弦易辙。原方加茯苓12克，首乌藤24克。14剂。

患者以原方续服二十余剂，至1974年12月复诊时肿块基本消失。随访3年，身体健康，甲状腺腺瘤一直没有复发。

[董建华.中国现代名中医医案精华二 [M].北京：北京出版社，1991.]

【评析】　海藻玉壶汤乃治瘿瘤病名方，初诊以此方化裁，无可厚非，然烦躁易怒、颧红肢麻，显然系肝郁化热或肝阳化风，肝肾阴亏，水不涵木，故二诊加六味地黄丸、牡丹皮。随机应变，本是医家之真谛也。黄药子为治疗甲状腺肿瘤及地方性甲状腺肿特效药，对甲状腺腺瘤有明显效果，用之与否，大不一样。

4. 谷铭三治甲状腺腺瘤案

马某，女，47岁。1976年1月6日初诊。

病史：患者于1975年11月出现颈部不适感。数周后发现颈前喉结旁长一肿物，如花生米大，逐日增长，至年底已如鸡子黄大。曾到某医院检查，诊断为甲状腺腺瘤，建议手术摘除，本人拒绝接受手术治疗，求助于中医。甲状腺偏右侧有一圆形肿块，大小约为2.5 cm×2.5 cm，质地较硬，表面光滑，可随吞咽上下移动，压痛不明显，颈部表浅淋巴结不大。舌红、苔薄黄，脉弦微数。诊断为甲状腺腺瘤，系由痰瘀凝滞所致。

治法：清热化痰，软坚散结。

处方：夏枯草25克，海藻20克，昆布15克，连翘25克，生牡蛎（先煎）25克，黄药子25克，重楼20克，忍冬藤25克。

患者依医嘱服药三十余剂，肿块缩小近半，原方再进40剂，肿块缩小至指甲大，随访数年未再复发。

[谷言芳，张天文，牛煜，等.谷铭三治疗肿瘤经验集 [M].上海：上海科学技术出版社，2002.]

【评析】　甲状腺腺瘤属于常见的甲状腺良性肿瘤。一般认为，治疗一段时间后仍不见好转者，应手术切除，以免引起恶性病变。甲状腺腺瘤类似于中医"肉瘿"范畴，其产生的原因是郁怒忧虑，痰湿凝结。肝主疏泄，性喜条达，情志抑郁，肝失条达，则气郁内结，久之气滞血瘀；肝旺侮土，脾不化津，湿痰内生；气郁、血瘀、痰湿互结，循任脉上逆，留注喉旁，久聚成形，乃成"肉瘿"。治宜理气解郁，化痰软坚。传统上多采用海藻玉壶汤或逍遥丸加减进行治疗。

第八节 甲状腺癌

甲状腺癌是发生于甲状腺腺体的恶性肿瘤。好发于 40 岁以下的女性。男女之比为 1 : 2。按病理学特征可分为乳头状癌、滤泡状癌、髓样癌、未分化癌及其他癌（包括鳞状细胞癌、梭形细胞癌、恶性淋巴瘤、血管肉瘤、腺样囊性癌、黏液腺癌等），其中以乳头状癌、滤泡状癌为最多见。临床乳头状癌多单发，少数为双侧、质地坚韧、不规则、边界不清、活动性差的肿块。常伴有囊性改变，囊内为浅棕黄色液体，早期就可出现颈淋巴结转移。滤泡状癌临床表现瘤体大小不一，多数表面平滑、质地坚韧，边界不清，局部常缺乏典型的恶性表现，晚期患者有声哑、疼痛等症状。常较早侵犯血管发生血行转移，以颅骨和肺转移多见。

现代医学认为本病病因尚不明确。一般认为服同位素碘、低碘饮食、致甲状腺肿物质或放射线外照射以及甲状腺部分切除等因素综合作用，则易诱发甲状腺癌。本病的诊断主要依靠详细询问病史，检查甲状腺肿块大小，形状、硬度、边界、表面、活动度，以及颈部淋巴结、锁骨上淋巴结肿大情况等。X 线颈部软组织正侧位摄片，放射性同位素甲状腺扫描，约 50% 的患者显示碘缺损区（冷结节）。放射免疫法测定血清降钙素可用以诊断髓样癌。结合超声波探测，活体组织病理检查可以确诊。现代医学对本病的治疗以手术切除、放疗为主，配合内分泌治疗、化疗。

本病属于中医学的"瘿瘤"范畴。中医学认为本病多因情志不舒，肝郁气滞，痰湿凝聚所致。肝郁不舒，脾失健运，痰湿凝聚，随肝气上逆凝结于项部；痰湿凝聚，气滞血瘀则瘿肿如石；阻于气道则声嘶气粗。若郁久化火，灼伤阴津则见烦躁，心悸，多汗。若病程日久则耗精伤血，气血双亏。

1. 史兰陵治甲状腺癌案

张某，女，65 岁。1962 年 12 月初诊。

病史：患者于 1962 年秋喉咙发紧，舌根后缩，常有眩晕、头痛，有时心慌，继之摸到喉头左侧有柿饼大小肿物，逐渐增大。1 个月后，喉头右侧相继肿起，20 天即表现咽食不畅，呼吸迫促，曾去某医院做基础代谢、^{131}I 试验及同位素放射性扫描，均提示双侧甲状腺癌。体查：双侧甲状腺肿大，坚硬如石，大小各为 8 cm×10 cm，不活动，已固定，周围高低不平，声音嘶哑。X 线胸片，见纵隔加宽，肺部清晰。诊断：双侧甲状腺癌侵及纵隔，喉返神经麻痹。患者不适于手术，1962 年 12 月就诊。

辨证：脾经肺络受累，由于焦虑忧悲，郁结日久侵及经络。

治法：通经络，开脾郁，宣肺理气。

处方：青皮 9 克，陈皮 9 克，莪术 9 克，枳壳 9 克，枳实 9 克，黄药子 9 克，海藻 15 克，昆布 15 克，夏枯草 15 克，三棱 15 克，金银花 15 克，甘草 10 克。水煎服，隔日 1 剂。忌食辛辣刺激食物。

患者服药 3 个月，肿瘤迅速缩小，服药半年消尽，共服药 90 剂。随访至 1973 年 1 月未见复发。

［谢文纬．中医成功治疗肿瘤 100 例 [M]．北京：科学普及出版社，2002.］

【评析】　甲状腺癌占甲状腺肿瘤的 5%～10%，女性较多。7～20 岁和 40～45 岁为两个发病高峰。病理上分为乳头状腺癌、滤泡状腺癌、未分化癌和髓样癌 4 型。下列情况应予高度重视：非流行区 14 岁以下儿童的甲状腺结节，成年男性甲状腺单发结节，恶性率为 5%～35%。同位素扫描为冷结节，约 10%～28% 为癌。本例甲状腺癌患者已属晚期，由于癌肿侵犯纵隔、喉返神经，患者失去手术机会，但靠服中药获得治愈。方中重用理气活血化瘀之品，青皮、陈皮、枳壳、枳实理气开郁；三棱、莪术活血化瘀；海藻、昆布、夏枯草活络消痰核；金银花清热解毒；黄药子消肿破积、解肝肺毒瘀，并有显著抗癌作用。黄药子浸酒，抗癌效应更大，其缺点是有伤肝作用。有学者认为，经过慢火隔水蒸煮的黄药子酒，或黄药子酒与食物共煮，可减轻伤肝作用；海藻与甘草，自古中医视为反药，但现在临床上治疗甲状腺肿大，海藻与甘草同用，未见不良反应；动物实验，在对家兔灌胃时，海藻与甘草同用，也未见毒性相加作用。

2. 许国华治甲状腺癌案

徐某，男，42 岁。

病史：患者颈两侧肿块坚硬如拳头大，1972 年 5 月经上海市某医院病理诊断为甲状腺癌。经上海市某医院放疗后，右侧肿块消散，左侧肿块因迫近颈动脉，不能放疗，遂就诊于中医。刻下症见：患者左侧肿块坚硬，表面高低不平，不活动，6.2 cm×8.4 cm，无自觉痛，大口吞咽时有阻滞感。头因肿块影响不能正位，向右侧倾斜约 30°。眠食尚可，大便稍秘。舌苔厚浊腻，两脉沉滑有力。

辨证：郁痰化毒，聚久成瘿。

治法：解毒化痰，软坚消瘿。

处方：升麻 10 克，天葵子 10 克，重楼 10 克，玄参 12 克，连翘 12 克，金荞麦 12 克，浙贝母 15 克，黄药子 15 克，蒲公英 15 克，香茶菜 15 克，海藻 15 克，昆布 15 克，生牡蛎（先煎）20 克，水煎服，每日 1 剂。

患者服药后无不适，遂连续服药 80 多剂，肿块消失，头已能正位。随访 5 年无殊变，患者获得痊愈。

［谢文纬．中医成功治疗肿瘤 100 例 [M]．北京：科学普及出版社，2002.］

【评析】 本例甲状腺癌患者，因左侧肿块迫近颈动脉，不能放疗，而接受中医治疗，服药八十余剂，肿块消失，患者获得痊愈。甲状腺癌在中医中属"瘿瘤"范畴，发病是因外邪七情致肝郁气滞，血瘀痰凝所成，病久还会伤阴化火，故治以清热解毒，行气活血，化痰散结，佐以养阴。方中用天葵子、重楼、金荞麦、连翘、蒲公英清热解毒；黄药子、香茶菜消肿化瘀；生牡蛎、海藻、昆布软坚散结；玄参、浙贝母、升麻益阴化结。由于患者坚持服药，终获痊愈。方中所用天葵子性味甘、苦、寒、有小毒，功效清热解毒，利尿消肿；临床多用于乳腺炎、淋巴结核、跌打损伤、癌症、尿路结石、毒蛇咬伤等。金荞麦为南方民间草药，性味微辛、涩、凉，功效清热解毒，活血散瘀，祛风除湿，临床常用于肺炎、肝炎、痢疾、痛经、跌打损伤、蛇及蜈蚣咬伤、风湿痹痛等。香茶菜，也叫溪黄草，分布我国西南、中南地区及浙江、福建等地，性味甘、苦、凉，功效清热、利湿、散瘀；临床多用于肝炎、胆囊炎、肠炎、跌打瘀肿等。

3.杜雨茂治甲状腺肿瘤（石瘿）案

蒋某，男，35 岁。1978 年 9 月 14 日初诊。

病史：患者于 1978 年 8 月发现左颈部有一椭圆形肿块，逐渐增大。当地某医院同位素扫描示：甲状腺位置正常，左叶增大，左叶结节部位显影不清晰，呈放射性缺损。右叶放射性分布均匀。甲状腺左叶结节为冷结节，疑为甲状腺恶性肿瘤。建议取活检，并建议手术切除，患者惧怕手术而来我院诊治。检查患者左前颈部有一 3.5 cm×2.5 cm×2 cm 肿块，触之坚硬，高低不平，压痛不著，皮色无异，移动度小。自感食欲不振，精神稍差，脉缓，舌红，苔薄白，面黄体瘦。

辨证：肝脾气机失调，气滞血瘀，加之痰湿内生，痰瘀凝于颈部，结而成瘿。

治法：解郁化痰，活血消坚。

处方：海藻 12 克，茯苓 12 克，昆布 9 克，贝母 9 克，莪术 9 克，赤芍 9 克，当归尾 9 克，青皮 9 克，陈皮 9 克，柴胡 9 克，川芎 9 克，黄药子 6 克，桂枝 6 克。

上方服第 16 剂时，黄药子增至 12 克，另加玄参 15 克。服第 26 剂后，颈前肿块开始缩小（2.0 cm×1.5 cm×1.5 cm），质稍软，食欲增进，体重增加 2 千克。脉沉缓细，舌淡红，苔薄白。再宗前法加重活血消坚之品。上方加丹参 15 克，三棱 9 克，炒鳖甲（先煎）18 克，茯苓改为 18 克，去陈皮。

上方连服 48 剂，颈部肿块更为缩小，活动度增大，精神明显好转，脉缓，舌淡红，苔薄白。再宗上方，另加夏枯草 12 克，白花蛇舌草 24 克，去牡蛎、茯苓。上方共服 63 剂，颈前肿块已缩小至蚕豆大，精神、食欲如常，脉沉缓较前有力，舌红，苔薄白。上方增损又服 80 剂，颈部肿块全部消退。停药观察近 1 年，一切正常。

［单书健，陈子华.古今名医临证金鉴·肿瘤卷 [M].北京：中国中医药出版社，2011.］

【评析】 本案证属肝郁脾虚，痰瘀互结，治疗从解郁化痰、活血消坚立法，用药辨证丝丝入扣，故收效显著。

4. 张伯臾治甲状腺肿瘤案

孙某，女，29 岁。1975 年 4 月 23 日初诊。

病史：甲状腺肿痛，左侧手术已 2 年余，1975 年起右侧甲状腺肿又如鸡蛋大，质坚且痛，低热，脉细舌红。

辨证：肝阴不足，阴虚阳亢而生内热，夹痰凝结于筋。

治法：养阴柔肝，软坚化痰。

处方：炙生地黄 15 克，制何首乌 15 克，麦冬 9 克，炒牡丹皮 9 克，太子参 12 克，全当归 9 克，生牡蛎（先煎）30 克，夏枯草 15 克，海藻、海带各 15 克，浙贝母 12 克，芋艿丸（分吞）12 克。

患者服本方后症状减轻，遂由劳保医院再予本方，连服 40 剂后腺瘤消退。

［严世芸，郑平东，何立人 . 张伯臾医案 [M]. 上海：上海科学技术出版社，1979.］

【评析】 本案为肝阴不足，夹痰凝结型瘿瘤案。患者肝阴不足，阴虚生内热，炼津为痰，痰瘀凝结于颈部，故右侧甲状腺肿。阴虚内热，故低热，脉细舌红。治以养阴柔肝，软坚化痰。药用生地黄、麦冬滋阴清热；制何首乌、全当归养血；牡丹皮活血凉血；太子参补气生津；生牡蛎、夏枯草、海藻、海带、浙贝母软坚化痰，消瘿散结。本证阴虚是本，痰热是标，标本同治，痰热化而阴虚复，肿瘤得以消散。

5. 黄一峰治甲状腺肿瘤案

张某，女，43 岁。

病史：左侧颈项结块肿痛不已，经上海某医院同位素扫描确诊为甲状腺肿瘤（凉结节），直径 2 cm 大，如大拇指，嘱其手术治疗。自述经常眩晕目花，脘闷嘈杂，舌薄白，脉软滑。

辨证：肝郁气滞，痰湿凝结。

治法：疏肝调气，化痰软坚。

处方：薄荷（后下）3 克，夏枯草 15 克，昆布 9 克，煅牡蛎（先煎）30 克，海藻 15 克，十大功劳叶 30 克，蜀羊泉 15 克，黄药子 15 克，紫背天葵 15 克，瓜蒌子 9 克，茯苓 12 克，陈皮 6 克，薜荔果 15 克，7 剂。另芋艿丸 180 克，早晚各服 6 克。小金丹 20 粒，每晚服 1 粒。

服上方 7 剂后，即至上海某医院外科复查，结节已缩小如黄豆大，颈项痛亦减轻。转中西医内科会诊，亦认为结节确已缩小，可暂不手术，建议回苏继续治疗。连服 3 个月中药，以巩固疗效。

二诊：颈项结块缩小，重按始得，颈项已不痛，略有板紧之感。舌白根黄，脉弦滑带数，二便正常，拟再原方加减。处方：桑叶 6 克，龙胆草 1.5 克，夏枯草 15 克，昆布 9 克，煅牡蛎（先煎）30 克，海藻 1.5 克，十大功劳叶 30 克，黄药子 15 克，紫背天葵 15 克，枸橘李 15 克，瓜蒌子 9 克，薜荔果 15 克，威灵仙 15 克，7 剂。

［苏州市中医院．黄一峰医案医话集 [M]．南京：江苏科学技术出版社，1979．］

【评析】　本案为气郁痰阻型瘿瘤案。患者肝郁气滞，痰湿凝结于颈部，故颈部结块肿痛。痰滞于胃，胃失和降，则脘闷嘈杂。胃气为痰所遏，清阳不得上升，故头晕目眩。治宜疏肝理气，化痰软坚。方中薄荷疏肝解郁；昆布、海藻、牡蛎、黄药子、夏枯草软坚化痰，消瘿散结；十大功劳叶、紫背天葵、蜀羊泉、薜荔果清热解毒；陈皮理气调中，燥湿化痰。配合小金丹祛痰化湿，破瘀消肿。两方合用药力峻猛，收效迅速。

第三章　胸部肿瘤

第一节　肺　癌

原发性支气管肺癌指原发于支气管黏膜和肺泡的癌肿，是最常见的恶性肿瘤之一。近半个世纪来，许多国家和地区肺癌的发病率和死亡率都在逐年增加，男性尤为明显。肺癌的常见症状为咳嗽、胸痛、咳血、发热、气急等，以咳嗽和血痰为常见的早期症状。咳嗽多为阵发性刺激呛咳，无痰或有少量黏液痰；咳血常见持续性或间断性的反复少量血痰，偶尔有大咯血；胸痛一般多为隐痛不适，如在病程中出现持续性剧痛，常提示胸膜或胸壁转移；胸闷气急为癌肿阻塞或压迫较大支气管，病变广泛、较大量胸腔积液或气胸时均可出现气急。常见的全身症状有发热、疲倦、乏力、消瘦、贫血、食欲不振等。在病程中可因肿瘤压迫或侵犯邻近组织而出现声音嘶哑，头面部及上肢水肿，锁骨上淋巴结肿大。晚期可出现脑转移、肝转移、骨转移等引起相应临床表现。

现代医学认为本病病因目前尚未完全明确，但是流行病学资料表明，本病的发生与吸烟，大气污染，某些职业性因子如石棉、砷、铬、沥青及某些放射性物质有密切关系。慢性肺疾患、遗传因素及免疫功能不全、内分泌紊乱可能起综合作用。

本病的诊断，病史准确性极为重要。对年龄在40岁以上，无其他原因的持续性呛咳，反复痰中带血；肺部局限性炎症反复发作及肺结核病灶在积极抗炎及抗结核治疗中无效或病灶反趋增大者；以及短期内出现呼吸困难、头颈部水肿、颈及胸壁静脉怒张等上腔静脉压迫征及声音嘶哑者，均应高度可疑肺癌，并进一步检查确诊。肺癌诊断的决定性方法是X线检查，包括胸透、正侧位胸片、体层摄片和CT及磁共振检查，可了解肺癌肿块的部位、大小、形态，以及是否引起支气管狭窄、肺门及纵隔淋巴结转移，局限性肺气肿，阻塞性肺炎及肺不张，胸腔积液及肋骨转移等情况。痰脱落细胞学检查是目前诊断肺癌的重要方法之一，阳性率可达 70% 左右，且可确定细胞类型（鳞癌、腺癌、未分化癌）；纤维气管镜检查，不但可以直接观察气管、支气管受压情况，还可以在病灶处刷取痰液、活检做病理细胞学检查，对中央型肺癌诊断价值较大。对肿大的浅表淋巴结（锁骨上、腋下）及皮下结节可做穿刺或病理切片检查确诊。

现代医学对本病主要采用手术、放疗和化疗等方法。手术切除是各种治疗方法中疗效较好的一种，然而大约 80% 的肺癌患者在确诊时已无手术条件，在可手术的 20% 病例中，术后 5 年生存率仅为 30%～40%；对不能手术而有症状的病例可进行姑息性放疗，小细胞癌较敏感，鳞癌及腺癌不够敏感，5 年生存率一般在 7% 左右。化疗适用于不能切除或术后辅助治疗，或复发而无法再手术的患者，只能提高近期缓解率，不能明显延长生存期，5 年生存率很低，现在主张综合治疗提高 5 年生存率。

本病在中医临床中属"肺积"范畴。主要认为是由于正气虚损，阴阳失调，六淫之邪乘虚入肺，邪滞于肺，导致肺脏功能失调，肺气阻郁，宣降失司，气机不利，血行受阻，津液失于输布，津聚为痰，痰凝气滞，瘀阻络脉，于是痰气瘀毒胶结，日久形成肺部积块。

因此，肺癌是一种全身属虚、局部属实的疾病。肺癌的虚以阴虚、气阴两虚为多见；实则不外乎气滞、血瘀、痰凝、毒聚。

1. 吴一纯治支气管肺癌案

王某，男，43 岁。1965 年 2 月 12 日初诊。

病史：患者咳嗽、胸闷半年余，经门诊胸部透视，初诊为升主动脉瘤收住院。住院后经多次 X 线胸片证实为右侧支气管肺癌，两侧纵隔淋巴结及右侧胸膜转移。痰中见雀麦型癌细胞。服氮芥 20 mg，放射 5600 rad 后，出现严重的放疗后肺炎，咳嗽咳痰加重，遂放弃放疗，于 1965 年 2 月 12 日起接受中医诊治。刻下症见：面色紫黯，呼吸急促，舌绛紫，脉细滑略数。

辨证：肺经气滞血瘀，痰浊阻滞。

治法：宣肺行气，祛瘀化痰解毒。

处方：①长期服用平消片，每次 6～8 片，每日 3 次；②间断服用中药汤剂：

生艾叶 20 克，大蒜 20 瓣，木瓜 12 克，百部 12 克，瓦楞子（先煎）30 克，陈皮 10 克，全蝎 10 克，山豆根 10 克，蜂房 10 克，生姜 10 克，田三七 5 克，甘草 3 克。

持续治疗至 1965 年 10 月，症状基本消失，一般情况好，恢复工作。仍遵医嘱坚持服用平消片，定期住院复查，生活工作一如常人。于 1992 年 2 月 16 日死于心肌梗死，已带瘤生存 27 年。

［单书健，陈子华．古今名医临证金鉴·肿瘤卷 [M]．北京：中国中医药出版社，2011．］

【评析】　第四军医大学西京医院吴一纯教授早在 20 世纪 60 年代末就与陕西省中医研究所贾堃医师密切合作，顺利地完成了陕西省卫生厅下达的平消片治疗恶性肿瘤临床观察的科研任务，从 1968 年 3 月至 1982 年 5 月共系统观察治疗 42 种肿瘤病人 472 例，连续追踪随访 318 例，结果存活 217 例，死亡 101 例，存活时间最长者达 20 年 2 个月。本案是吴一纯用平消片成功治疗肺癌的典型病例。

2. 于尔辛治肺癌案

童某，男，70 岁。1970 年 4 月初诊。

病史： 患慢性支气管炎数十年，1970 年春痰中带血丝，X 线胸片示右肺门肿块，痰脱落胞学检查为腺癌。因肺功能差，不能手术，亦不能化疗，于 1970 年 4 月于肿瘤医院中医科诊治。刻下症见：痰黄而稠，带血丝，动则气急，舌光而质红，脉细数。

辨证： 肺热痰盛血瘀。

治法： 补益肺脾，清热化痰，止血。

处方： 党参 9 克，天冬 9 克，麦冬 9 克，五味子 6 克，南沙参 9 克，百合 9 克，冬瓜子 9 克，花蕊石（先煎）12 克，姜半夏 9 克，黄芩 6 克。

二诊： 服 7 剂后痰血很少，黄稠痰转为泡沫痰，易咳出，气急减。再予 14 剂。

三诊： 痰血已无，纳谷渐香，上楼气急。上方加白花蛇舌草 30 克，露蜂房 15 克，连服 8 个月，1970 年底，再摄胸片，肺门肿块影消失，每次查找痰癌细胞，均为阴性。随访 5 年均好，但仍有气急。

［张代钊，余桂清，段凤舞．中西医结合治疗癌症有效病例选 [M]. 北京：北京医科大学协和医科大学联合出版社，1994.］

【评析】　本案患者证属肺热阴伤，痰瘀互结，治疗从补益肺脾、清热化痰、养阴止血立法，药证合拍，收效显著。

3. 叶怡庭治肺癌案

沈某，女，59 岁。1973 年 11 月 4 日初诊。

病史：咳嗽治疗一个月未愈，经 X 线胸片查见右肺有鸡子大肿块，下叶肺压缩，分层片显示为恶性肿瘤。曾被诊断为癌症已扩散，病属晚期，殆不可治。刻下症见：患者极度消瘦，生活需人照料。咳嗽少痰，纳呆。脉弦细，舌质稍红，舌苔薄腻。

治法：扶正抗邪，培土生金。

处方：没药 10 克，瓜蒌 12 克，天花粉 15 克，薜荔果 12 克，黄芪 20 克，黄芩 12 克，地骨皮 12 克，生晒参 6 克，百部 10 克，甘草 6 克，北沙参 12 克，怀山药 12 克，茯苓 12 克，麦冬 10 克，炒白术 12 克。

上药服 7 剂后，咳嗽止，纳增。舌质稍红，口干，苔腻减，脉力有所加强，病情已有起色。再服原方 20 剂。

1973 年 12 月 1 日来诊，咳停，纳增，余症均有好转。原方再服 30 剂。

患者治疗 2 个月，共服药 60 剂，纳谷有味，体重见增，面色逐渐红润。脉弦滑。患者未知自己患的是肿瘤，今症状已基本消除，不肯继续服药而止治疗。

［凌耀星．中医治癌秘诀 [M]. 上海：文汇出版社，1996.］

【评析】　本例肺癌患者从扶正抗邪、培土生金立法，所用药物除薜荔果均是一些寻常药物，经服药 60 剂，纳谷有味，体重见增，面色逐渐红润，患者带病延年存活二十余年，值得研究。薜荔果，味甘、涩，性平，具有补肾固精、通乳、解毒活血消肿、抗癌的功效，现代药理学研究本品对多种实体型肿瘤、腹水瘤均有明显的抑制作用。

4. 陈延昌治肺癌案

邰某，男，46 岁。1974 年 11 月 9 日初诊。

病史：患者因咳嗽、痰中带血9月，于1974年9月13日入院，X线胸片示右上肺2.5 cm×3.2 cm块影，肺门有浓密结节影，剖胸探查，见右胸膜肿物，膈肌转移。11月7日出院，诊断为右上肺腺癌伴胸膜广泛转移及癌性胸腔积液。刻下症见：咳嗽、血痰、口干、纳差，右胸痛，不能平卧，胸闷，自汗，舌质黯苔黄少，脉细。

辨证：气阴两虚，兼血瘀。

治法：益气健脾，养阴生津，解毒散瘀。

处方：沙参15克，麦冬6克，五味子6克，生黄芪20克，白英30克，龙葵60克，白花蛇舌草10克，半枝莲30克，莪术15克，浙贝母12克，全瓜蒌30克，葶苈子（包煎）15克，冬虫夏草10克，蛇六谷（先煎1小时）30克。每日1剂。另以薏苡仁60克煮稀饭，每晚1次。同服犀黄丸3克，每晚1次。

1974年11月16日二诊：服药后咳嗽减轻，血痰止，胸痛减，食纳增，可稍下床活动，续服原方。

1975年1月22日三诊：患者复查胸片示胸水吸收，肿块略缩小，体重增加2千克，于原方改冬虫夏草间断服用，犀黄丸3克，每晚1次。

1975年3月12日四诊：咳嗽，食纳正常，二便调，可外出散步，胸片复查稳定。原方中去五味子、葶苈子，加女贞子15克，重楼15克，犀黄丸间断服用。

患者坚持服中药2年多，病灶稳定，活动如常人而自行停药，停药4个月后即1977年9月，病情急剧恶化，于1978年1月死亡，患者中药治疗后带瘤生存大约2年9个月。

［张代钊，余桂清，段凤舞.中西医结合治疗癌症有效病例选 [M].北京：北京医科大学协和医科大学联合出版社，1994.］

【评析】 肺癌在临床上大体分为非小细胞肺癌和小细胞肺癌。非小细胞肺癌包括了鳞癌、腺癌以及大细胞癌，占全部肺癌发病率的75%左右。化疗对非小细胞肺癌的效果并不显著，手术可以治愈其中的一部分患者。非小细胞肺癌的患者5年生存率大约为15%，近几十年来，这一数字没有明显的改善。主要原因是初诊时，大多数病例已发生了远处转移。本案中药治疗后带瘤生存2年9个月已属不易。

5. 郁仁存治肺癌案

高某，男，58岁。1976年9月6日初诊。

主诉：胸痛、咳嗽、汗出，肺癌开胸探查术后一周。病史：患者于1976年7月19日因咳嗽，"上感"不适，行胸部透视发现右肺阴影，1976年7月25日X线胸片证实为右肺中叶不张。7月26日行纤维支气管镜检查发现右肺中叶开口有肉芽组织，活检病理检查证实为"腺癌"，乃于1976年8月31日在某医院做右胸开胸探查术，术中发现右肺中叶与心包部分粘连，右肺上叶尖段陈旧性结核病灶，右肺中叶及下叶肺门有转移的淋巴结，质地坚硬。术中将右肺上叶动脉及肺上静脉游离，发现在右支气管后方及总气管隆嵴下有坚硬的转移淋巴结，该淋巴结与气管后壁呈致密阴影，且伸延至左侧纵隔难以确定其界限。由于肺门纵隔有广泛淋巴结转移，即使行全肺切除亦难以彻底，故于淋巴结表面放置不锈钢的标志，以备日后行放疗，因而关胸。既往史：20年来胃部经常不适，腹胀、便稀；曾有低血压、贫血、营养不良；经常感冒，易患肺炎。吸烟史20年，1963年停止吸烟。1973年起有完全性右束支传导阻滞。舌淡有齿痕，苔薄白。脉细滑稍数。

西医诊断：右肺中叶支气管腺癌，右肺门及纵隔淋巴转移，右肺中叶肺不张。

中医诊断：肺积，咳嗽。

辨证：术后脾虚气亏，痰毒内结。

治法：益气固表，化痰散结。

处方：生黄芪30克，炒白术10克，防风10克，浮小麦30克，煅龙骨（先煎）、煅牡蛎（先煎）各30克，炙前胡12克，马兜铃10克，枇杷叶10克，重楼30克，夏枯草15克，川贝母10克，北沙参15克，五味子10克。6剂。

1976年9月13日二诊：药后咳痰见少，汗出亦减，食欲尚好，舌脉同前，仍守前法，上方去枇杷叶，加紫菀12克，半枝莲30克，白花蛇舌草30克。

1976年9月20日三诊：药后病情平稳，守方继服7剂。

1976年9月27日四诊：已开始放疗7次，每次200 rad，食欲稍差，咳嗽不多。舌淡红，有齿痕，苔薄白，脉细滑。为配合放疗，改用健脾补肾、化痰散结法。处方：

生黄芪 30 克，党参 15 克，白术 10 克，云茯苓 12 克，六神曲 10 克，天冬 15 克，女贞子 15 克，菟丝子 10 克，鸡血藤 30 克，贝母 10 克，前胡 12 克，夏枯草 15 克，石韦 30 克，半枝莲 30 克。

1976 年 10 月 18 日五诊： 放疗中手心热，夜尿多，大便正常，舌淡红，有齿痕，脉细滑数。上方去天冬、六神曲、前胡、夏枯草、石韦，加沙参 15 克，生熟地黄各 10 克，丹参 15 克，芡实 12 克，首乌藤 30 克，益智仁 12 克。

1976 年 11 月 15 日六诊： 放疗已结束，用 ^{60}Co 及加速器共 7000 rad，无明显反应，睡眠差，手心热。舌淡红，有齿痕、苔薄白，脉左沉细滑，右弦滑，因放疗伤阴耗气，改以益气养阴，解毒抗癌，扶正抗癌相结合。处方：沙参 30 克，生地黄 10 克，生黄芪 30 克，鸡血藤 30 克，女贞子 30 克，枸杞子 12 克，瓜蒌 30 克，贝母 10 克，前胡 12 克，桃仁 10 克，山豆根 15 克，重楼 30 克，龙葵 30 克，半枝莲 30 克，炒酸枣仁 15 克。

1976 年 12 月 20 日至 1977 年 4 月： 患者曾感冒发热 1 次，合并有放射性肺炎，经抗生素及中药治疗缓解。后用 5- 氟尿嘧啶核苷做化疗，每隔日 1 次，20 次总量共 20 克，口服 CCNU 1 次，量 80 mg，化疗同时继服中药，不良反应不大。化疗过程顺利。

1977 年 4 月 11 日复诊： 一般情况好，食纳、精神均好，舌淡红，有齿痕，脉细滑稍数，为巩固疗效，用健脾益气、解毒散结为法。处方：生黄芪 20 克，党参 15 克，白术 10 克，生山药 18 克，半夏 12 克，砂仁（后下）6 克，夏枯草 15 克，贝母 10 克，海藻 10 克，焦三仙各 10 克，沙参 18 克，半枝莲 3 克，白花蛇舌草 30 克，龙葵 30 克，前胡 10 克，紫菀 10 克。

患者从 1977 年 5 月起学习导引疗法，坚持每日练功 4～5 小时，自觉精神、体力、食欲均不断改善，同时坚持服扶正祛邪方药每日 2 剂，每年胸片复查及全面检查均未见复发或转移，并于 1979 年初步恢复工作，1979 年 10 月 11 日查心电图，原有的完全性右束支传导阻滞消失。

1980 年至 1983 年 4 月： 病情稳定，中药守方加减。处方：生黄芪 30 克，党参 15 克，白术 10 克，茯苓 10 克，焦三仙各 10 克，山药 10 克，炮姜 6 克，白石英（先煎）30 克，龙葵 30 克，女贞子 10 克，首乌藤 30 克，重楼 15 克，藤梨根 30 克，石见穿 30 克。

1983 年 4 月至 1984 年 7 月：偶有心率快及大便偏稀，舌淡红，有齿痕，薄白苔，脉细滑，方用健脾益气，解毒抗癌法加减。生晒参（另煎服）5 克，沙参 30 克，太子参 20 克，生黄芪 20 克，白术 10 克，云茯苓 10 克，山药 10 克，焦三仙各 10 克，五味子 10 克，麦冬 15 克，川贝母 10 克，夏枯草 15 克，白花蛇舌草 15 克，野菊花 10 克，马尾连 10 克。

1985 年 1 月住院做全面检查，结果：红细胞沉降率，肝、肾功能正常，血糖 132 mg/dL，做 C 肽胰岛素释放试验水平高于正常，诊为非胰岛素依赖性糖尿病。胸片两肺纹理增重，右侧胸壁有胸膜肥厚；痰癌细胞阴性；免疫球蛋白偏低；E-玫瑰花结活性 24%（正常值 46.4 ± 7.6%），E-玫瑰花结形成率测定总数 29%（正常值 59.9 ± 6.9%），均偏低。B 超检查腹部无异常发现，血、尿、便常规检查正常；24 小时心电监测有室上性期前收缩 42 次 /24 h，给予心脏病药物可控制。服中药及练习导引。

1985 年 5 月至 1986 年 3 月：反复感冒，咳嗽，两次肺部炎性感染，右中肺不张，经抗感染治疗后炎症吸收，查免疫功能结果：IgG 125 U/mL、IgA 123 U/mL、IgM 72.25 U/mL，IgM 偏低。C3 测定为 99 mg%（正常值 114 ± 54 mg%），总补体测定为 33.5 U/mL（正常值 25 ～ 50 U/mL），E-玫瑰花结形成率测定总数 36%（正常值 59.9 ± 6.9%），E-玫瑰花结活性 12%，淋巴母细胞转化率 50%（正常值 51% ～ 70%）。中药改投健脾补肾，化痰止咳。免疫功能复查达免疫功能的低值，为巩固疗效，用下方善后。处方：生黄芪 30 克，太子参 30 克，沙参 30 克，云茯苓 10 克，党参 15 克，白术 10 克，淫羊藿 10 克，女贞子 15 克，枸杞子 10 克，麦冬 15 克，紫菀 10 克，桔梗 10 克，焦三仙各 10 克，陈皮 10 克。每日 1 剂，常服。

末次门诊为 1986 年 10 月 25 日：即探查术后 10 年 2 个月。病情稳定，心脏情况亦稳定，食欲、大小便均如常，舌淡红，苔薄白，脉细滑，各项检查无明显异常。故嘱暂停服中药汤剂。随访：患者每数月来诊 1 次，情况良好，面色红润，精神食纳均佳，每日坚持练功。近几年来，由于本例治疗的成就，接受大量患者的咨询和访问，多次介绍治病经验，对患者的影响很大。

［陈可冀 . 中医药学临床验案范例 [M]. 北京：新世界出版社，1994.］

【评析】　郁仁存是现代中医治癌的先驱之一，著有《中医肿瘤学》等专著。本案叙述详细，历时长，效果好，是一份中西医结合成功治疗肺部肿瘤的案例，值得研究。

6.孙桂枝治肺癌案

【案一】

左某，男，51岁。1984年7月22日初诊。

主诉：胸痛、胸闷、咳嗽3个月。病史：自1984年春节后，患者无明显诱因出现胸内刺痛，时发时止，尤在夜间加重，服止痛药片可缓解，曾按冠心病治疗无效，日渐消瘦，2个月内体重减轻5千克，疲乏无力，胸痛，咳嗽，痰中带血。当地医院摄X线胸片，发现右肺中外部有阴影，周围毛刺状，并有肺门淋巴结肿大。转来北京某肿瘤医院行支气管镜检查，活检病理诊断为右肺小细胞未分化癌，建议其住院治疗。患者恐惧化疗，自动出院，要求中医药治疗。既往有与有毒化学物质长期接触史。刻下症见：胸痛，胸闷，咳嗽无痰，消瘦，乏力，心悸失眠，舌质红，苔黄腻，脉象细稍数。

西医诊断：肺癌。

中医诊断：肺痈。

辨证：痰热互结，邪气凌心。

治法：清热涤痰，宣肺宁心。

处方：瓜蒌15克，清半夏10克，黄连5克，杏仁10克，橘红10克，桔梗10克，浙贝母10克，款冬花10克，夏枯草15克，鱼腥草15克，郁金10克，重楼15克，莲子心3克，甘草10克，远志10克，炒酸枣仁30克。每日1剂，煎浓缩，分2次服，连服15剂。

8月16日二诊：患者服药后胸痛好转，胸闷减轻，眠可，食欲增加，精神改善。收住院行中药治疗加化疗。8月19日开始化疗，第一个疗程长春新碱+环磷酰胺+泼尼松方案，长春新碱1 mg，静脉滴注，壶中冲入；环磷酰胺800 mg，静脉滴注，均为每周1次；泼尼松30 mg，每日2次，每周递减10 mg，共用6周。配合中药，X线胸片检查，肿瘤明显缩小，CT提示肿块缩小10%。又进行放疗5周，因白细胞3.1×10^9/L，血小板6.8×10^9/L，丙氨酸转氨酶增高，伴恶心，食欲不振，口干，咽燥加重，咳黄痰，遂停止放疗，完全服用中药。处方：沙参15克，麦冬15克，金银花15克，连翘10克，板蓝根15克，生黄芪

30 克，生薏苡仁 30 克，生地黄 12 克，枸杞子 15 克，清半夏 10 克，竹茹 10 克，甘草 10 克。每日 1 剂，水煎分 2 次服。

三诊：7 周后复查，X 线显示患者肿物基本消失，两肺纹理增重。为巩固治疗，给予千金苇茎汤合百合固金汤加味。处方：芦根 30 克，桃仁 10 克，杏仁 10 克，冬瓜子 10 克，生薏苡仁 15 克，百合 10 克，生地黄 12 克，沙参 15 克，百部 15 克，川贝母 12 克，鱼腥草 15 克，桔梗 12 克，生黄芪 30 克，紫菀 10 克，败酱草 12 克，重楼 15 克。水煎服，每日 1 剂。加味西黄胶囊每次 2 粒，每日 3 次。先后化疗 3 个疗程，治疗 2 年后，患者坚持边治疗，边工作，治疗 5 年后，于 1990 年移居国外，身体情况良好，如常人生活，患病至今已 19 年。

［高荣林，姜在旸．中国中医研究院广安门医院专家医案精选 [M]．北京：金盾出版社，2005．］

【评析】 该例患者是采用中西医结合治疗，其病理诊断为右肺小细胞未分化癌，对化疗敏感，疗效好。中医病机属于痰热互结，邪气凌心，故用黄连、款冬花、夏枯草、鱼腥草、重楼、败酱草、莲子心苦寒泻心清热；瓜蒌、清半夏、橘红、桔梗、紫苏梗、浙贝母清热化痰，宽胸开结。在化疗、放疗期间，配合气阴兼顾、清热化痰的中药。坚持中西医结合，长期治疗，取得良好疗效。

【案二】

沙某，男，43 岁。1983 年 8 月 15 日初诊。

主诉：反复感冒、咳嗽、发热 6 月余。病史：1983 年 3 月，患者反复感冒、咳嗽、发热，经抗感染治疗症状缓解，但时常反复，咳痰中偶有血丝。1983 年 4 月，在当地医院检查，X 线胸片发现右肺门处阴影，边缘不整，肺纹理增重。给予抗结核治疗 1 个月，再行 X 线胸片检查，肿物未见缩小，症状无缓解，乏力，纳差，消瘦，咳嗽，胸骨后闷痛，疑为肺癌。1983 年 7 月，行支气管镜活检，证实为肺腺癌，为中心型，无法切除，在北京某医院行化疗，为丝裂霉素 + 氟尿嘧啶 + 长春新碱，症状有所缓解，咳嗽减轻，痰中血丝消失，X 线片提示肺门阴影有缩小，断层测量缩小不足 25%，稳定出院。1983 年 8 月，发现患者右锁骨上有肿物，胸闷，气短，咳嗽加重，吐白黏痰，转来我院诊治。就诊时除以上症状外，尚见纳差，便溏。刻下症见：患者诊断为肺癌 1 个月，胸闷，气短，咳嗽加重，吐白黏痰，纳差，便溏，舌质淡红，苔白腻，脉象沉细数。面色苍白无华，右锁骨上肿块明显，约 4 cm×3 cm，多个淋巴结融合在一起。听诊右肺呼吸音低，无干湿啰音。

西医诊断：肺癌。

中医诊断：肺痈。

辨证：肺脾气虚，痰湿凝聚。

治法：健脾益气，清肺化痰，散结消积。

处方：党参 12 克，白术 10 克，茯苓 15 克，陈皮 10 克，清半夏 10 克，生薏苡仁 15 克，浙贝母 10 克，桔梗 12 克，夏枯草 15 克，重楼 15 克，败酱草 12 克，白花蛇舌草 15 克，甘草 10 克。每日 1 剂，水煎分 2 次服，连服 7 剂。

二诊：患者食欲增加，咳痰比前好转，二便正常，仍有咳嗽，胸闷，眠差梦多，舌质淡红，有齿痕，苔白，脉象细数。原汤药方加杏仁 10 克，僵蚕 10 克，远志 10 克，继续服 14 剂，服法同上。另给予加味西黄胶囊，每次 2 粒，每日 3 次。

三诊：患者 11 月收住我院肿瘤科行中药治疗加化疗。方案为氟尿嘧啶＋阿霉素＋丝裂霉素。化疗同时，配合中药以补肺健脾，益气生血。处方：生黄芪 30 克，当归 10 克，生地黄 10 克，党参 15 克，白术 10 克，土茯苓 15 克，清半夏 10 克，桔梗 10 克，杏仁 10 克，冬虫夏草 6 克，甘草 10 克。每日 1 剂，浓煎分 2 次服，化疗反应不明显。

治疗后 X 线复查，肺部阴影无明显改变，右锁骨上淋巴结稍有缩小，咳嗽等症状减轻。化疗结束后，患者要求带药回当地治疗。处方：芦根 30 克，桃仁 10 克，杏仁 10 克，冬瓜子 10 克，生薏苡仁 15 克，鱼腥草 30 克，僵蚕 10 克，百部 15 克，桔梗 12 克，浙贝母 12 克，太子参 15 克，仙鹤草 15 克，重楼 15 克，白花蛇舌草 15 克。30 剂，水煎分 2 次服，每日 1 剂。人工牛黄散 1 料，每次 2 粒，每日 3 次。

随访患者精神好转，食量增加，右锁骨上淋巴结明显缩小，大者 1.5 cm×1 cm，小者 1 cm×0.5 cm，质硬，不痛，不影响颈部活动，并能坚持轻体力工作。此后坚持服中药或中成药，带瘤存活 4 年 2 个月。1987 年 10 月，死于肺炎。

［高荣林，姜在旸．中国中医研究院广安门医院专家医案精选 [M]．北京：金盾出版社，2005．]

【评析】 本例患者肺脾气虚，痰湿阻肺，是肺癌常见的临床证型。肺合皮毛，司呼吸，且为娇脏，不耐寒热，故感受外邪，首先犯肺。因肺为贮痰之器，故不管肺之寒热虚实，阴阳表里，凡病之必多痰聚，壅闭肺络，而见咳嗽，胸闷气短，咯血；脾为生痰之源，脾虚不能散精，肺因之更虚，故以党参、白术、茯苓甘润之品健脾，使肺清肃之令得行；更用陈皮、清半夏、浙贝母、桔梗、甘草化痰止咳；又结合现代药理学研究结果，采用夏枯草、重楼、败酱草、白花蛇舌草抑制肿瘤细胞的生长，促进机体的抗病能力。在该患者的治疗中，坚持攻补兼施，调动机体的抗病能力，发挥祛邪之功。

7. 徐振晔治肺癌案

傅某，男，58 岁。1980 年 4 月初诊。

病史：患者有慢性支气管炎、肺气肿病史 10 年。自 1980 年起气急气喘加重，痰中带血。江西省某医院行 X 线胸片发现左上肺阴影，痰涂片找到鳞癌细胞。后经上海某医院确诊为原发性左上肺前段支气管肺癌，左肺肺门、左上纵隔淋巴结转移。1980 年 4 月来我院中医科治疗。气急气短，咳嗽吐泡沫痰，纳呆，肝区剧烈疼痛，脉弦滑，苔薄白、舌质淡紫黯。先拟益气健脾、清热消肿中药治疗后，症状改善。治疗数月后，症见口干，烘热，气短，动则喘甚，腰脊酸冷，夜尿频数，脉弦略数，苔剥裂，舌质淡红胖，有齿痕。

辨证：肺阴亏耗，肺气不足，肾阳虚衰，下不纳气。

治法：养阴清肺，益气温肾。

处方：南北沙参各 30 克，天麦冬各 12 克，山茱萸 10 克，玄参 30 克，前胡 12 克，山海螺 30 克，夏枯草 15 克，生牡蛎（先煎）30 克，八月札 15 克，石见穿 30 克，白花蛇舌草 30 克，山豆根 12 克，地龙 15 克，淫羊藿 15 克，补骨脂 12 克，生山楂 12 克。

用上方治疗 2 年后，患者能坚持上半天班，面色红润，食欲旺盛，基本如正常人。治疗 2 年后，经上海某医院给予 X 线摄片、纤维支气管镜检查、CT 检查、痰涂片检查，肿瘤消失，获临床治愈。后因自动停药 1 年余后肿瘤转移至髋关节等处而死亡，存活 7 年以上。

［董建华. 中国现代名中医医案精华二 [M]. 北京：北京出版社，1991.］

【评析】　先益气健脾、清热消肿，症状改善。数月后，症情变化，肺阴亏耗，肺气不足，肾阳虚衰，下不纳气。因而法随证转，养阴清肺、益气温肾，终获临床治愈。

8.姚树锦治肺癌案

杨某，男，58 岁。1980 年 3 月 4 日初诊。

病史： 近日以咳嗽、胸痛、吐痰带血来诊。视其精神衰疲，面色晦黯，体胖而动作迟缓。舌胖质淡，苔满厚腻。闻其呼吸略喘，语言续断。咳声连连，呼吸口味臭秽。问诊得知，咳痰量大，近日痰中带血，自感其味腥臭，胸中闷郁，疼痛渐重，不思饮食，午后发热，黎明恶寒，且汗出较多，头目眩晕，周身困楚乏力，小便深黄，大便不爽。脉虚、浮数无力。经反复检查，确诊为右肺上门新生物、肺鳞状癌。

处方： 西洋参 3 克，白术 10 克，茯苓 15 克，甘草 10 克，黄芪 15 克，生薏苡仁 30 克，龟甲（先煎）10 克，鳖甲（先煎）10 克，生杭白芍 10 克，桔梗 10 克，浙贝母 12 克，瓜蒌子 10 克，鸡内金 10 克，三七粉（冲服）1.5 克，阿胶（烊化）10 克。

经服上方二十余剂中药，病情显著减轻，食欲增加，胸痛已缓，咳痰减少，寒热停，出汗止，足证药已中病，气阴渐复，舌苔略化，脉转弦滑。再方以扶正固本为主，兼以祛邪抗癌，方以益气养阴，健脾清热，解毒散结。处方：红参 6 克，白术 10 克，茯苓 15 克，甘草 10 克，生黄芪 15 克，生杭白芍 15 克，阿胶（烊化）10 克，三七 2 克，白茅根 30 克，白花蛇舌草 15 克，重楼 10 克，浙贝母 15 克，鸡内金 10 克，沉香（后下）3 克。

5 月 2 日西医内科复查： 右肺上部呼吸音减弱，心（－）。胸透：和前胸片报告对比右上肺阴影大部分吸收。痰中偶有血丝，痰已变白。

先后以上方加减变化共服百剂中药，患者自感一切康复，复查右肺门上方密影，今已完全吸收。1993 年随访，虽年逾七旬仍继在，生活自理。

［陕西省中医药学会，陕西省中医药研究院.陕西省名老中医经验荟萃第四辑 [M].西安：陕西科学技术出版社，1993.］

【评析】 姚树锦虽然不是以肿瘤专家而著名，但他深厚的中医功底却在本案中发挥得淋漓尽致。首先，病案书写颇具中医特色，详细、全面，毫无因西医诊断就简单了事之意；其次，用药剂量准确，主次适宜，注重扶正固本，做到扶正勿留邪，祛邪勿伤正。值得专科肿瘤医师借鉴。

9 刘嘉湘治肺癌案

李某，男，47 岁。1983 年 10 月 25 日初诊。

病史： 1982 年 12 月，患者偶然扪及右胸壁有一蚕豆大小硬块，经河南某医院行肿块活检，病理证实为转移性腺癌。1983 年 1 月 11 日胸片，发现右下肺块影约 3.5 cm × 3.5 cm 大小，右下胸膜肥厚粘连。诊断为：右肺腺癌Ⅳ期（$T_3N_xM_1$），用 MFV 方案化疗 1 个疗程。1983 年 7 月胸片复查，右肺块影未见缩小。1983 年 10 月 25 日来院就诊收入病房。入院时咳嗽少痰，神疲乏力，舌红有齿痕，脉细弱。

体检： 右锁骨上有 0.5 cm × 0.5 cm 淋巴结 3 颗，质硬，右胸大肌旁见手术瘢痕。1983 年 10 月 29 日胸部 X 片示右下肺有 4.0 cm × 4.0 cm 块影，肿块下缘与右侧横膈见三角阴影，右侧横膈抬高，为肿块与局部胸膜增厚、粘连牵拉表现。

西医诊断： 右下肺腺癌、胸膜转移、右胸壁淋巴结转移，右锁骨上淋巴结转移。

辨证： 气阴两虚，痰湿内结。

治法： 益气养阴，佐以化痰软坚散结。

处方： 黄芪 30 克，天冬 15 克，玄参 15 克，杏仁 9 克，瓜蒌皮 15 克，石上柏 30 克，白花蛇舌草 30 克，生天南星 30 克，夏枯草 15 克，海藻 15 克，生牡蛎（先煎）30 克，每日 1 剂，水煎服。

服药后自觉症状逐渐消失，3 个月后胸片（1984 年 2 月 20 日）复查，右肺块影较前稍有缩小，左锁骨上淋巴结消失，以后每隔 3 个月胸片复查，右肺病灶均无明显变化，纳寐均佳，无不适感，活动如正常人，体重增加 2.5 千克，生活状态评分（Kamofsky 标准）75 ～ 80 分。细胞免疫功能在治疗后有显著提高，巨噬细胞吞噬率由治疗前 12%，上升至 73%，E- 玫瑰花结形成率由 56% 上升至 58%，cAMP 由 29.7 上升至 40.4，血清唾液酸从治疗前 32.7 下降至 0.2252，补体 C3 治疗后为 0.53，cGMP 由治疗前 9.8 下降至 2.1。出院后继续来院随访，一直按原方案治疗，至今已存活 1075 天，全身情况佳，活动如健康人，恢复正常全天工作已 2 年。

［刘嘉湘，徐振晔，施志明，等. 扶正法治疗 122 例晚期原发性非小细胞肺癌的前瞻性研究 [J]. 中国医药学报，1987（1）：11-16.］

【评析】 本案患者证属气阴两虚，痰湿内结，治疗从益气养阴、化痰软坚散结立法,方中重用生天南星30克以燥湿祛痰、消肿散结,值得借鉴学习(天南星,苦、辛、温,有毒,生用内服易中毒,内服剂量一般为3～6克,大剂量可用之15克,刘嘉湘治疗肺癌时生天南星用至30克,且长期坚持服用,可算有胆有识)。

10. 贾堃治肺转移癌案

范某,女,58岁。1983年1月26日初诊。

主诉:咳嗽,胸闷,气喘3个多月。病史:1982年一直咳嗽,胸闷,气喘,吐黏痰,纳呆,腹胀,乏力,畏寒。夜尿频,大便稀糊状,每日2次。X线检查:两肺布满大小不等圆形团块状,密度增高阴影,边缘不甚清,肺门纹理显示不清。痰内查到癌细胞。诊断:肺转移癌。既往史:有结肠炎病史。舌质紫绛,舌苔白。脉细数。

辨证:痰湿结聚,脾肾亏虚。

治法:化痰散结,健脾益肾。

处方:①平消片,每次服8片,每日3次。②大蒜20瓣,生艾叶20克,百部12克,木瓜12克,陈皮10克,蜂房10克,全蝎10克,山豆根10克,瓦楞子(先煎)30克,白术15克,补骨脂30克,生姜10克,生甘草3克,料姜石(先煎)60克。一剂药煎2遍,合在一起,分2次服。

患者从1983年1月至1987年1月,共来诊132次,服平消片300瓶,汤剂826剂,而症状虽有反复出现,但服药均可缓解。历时4年之久,多次摄胸片复查,肺部病灶无明显变化,病情稳定。

[贾堃. 中医癌瘤学 [M]. 西安:陕西科学技术出版社,1996.]

【评析】　本病属于中医肺痿范畴。肺痿者,痿而不振之象,痿属气虚而津少,如草卉之萎,烈火熏蒸而痿,寒凛凝结亦能痿。然证之临床,热毒壅盛者十之八九,阳虚寒凝者十之一二,本案历时4年,百余次来诊,效不更方,足见大医风范。

11. 孙秉严治肺癌案

韩某,男,57岁。

病史:患者于1987年4月出现咳嗽、胸痛,经大连某医院X线胸片检查发现大量胸腔积液，诊为胸膜炎。经抗结核治疗无效。1987 年 6 月经 CT 检查，诊为晚期肺癌（腺癌可能性大）。抽吸胸腔积液 7 次，经化疗无效，胸痛咳嗽加剧。经大连市某医院病理科化验为腺癌。经日本专家检查伴有左心室下端室壁瘤、肺癌、肺与胸膜粘连、大面积陈旧性心肌梗死。患者于 1987 年 7 月 30 日来诊。来诊时面色苍白，中度贫血。舌、腮有齿痕，耳结节（+），甲印融合，胃脐压痛（+），脉象沉弦涩。

辨证： 寒热瘀滞毒结。

治法： 温中祛寒化瘀，驱毒利水。

处方： ①白花蛇舌草 20 克，白茅根 15 克，百部 20 克，薏苡仁 10 克，天葵子 15 克，核桃青皮 10 克，藤梨根 15 克，蜈蚣 3 条，全蝎 6 克，僵蚕 10 克，乌梢蛇 10 克，斑蝥 3 个，穿山甲 10 克，大戟 10 克，芫花 10 克，甘遂 10 克，干姜 20 克，肉桂（后下）20 克，附子（先煎）20 克，葶苈子（包煎）30 克，赤小豆 30 克，猪苓 30 克，茯苓 30 克，黄芪 30 克，党参 15 克，熟地黄 30 克，竹茹 10 克，代赭石（先煎）30 克，陈皮 10 克，大枣 30 克，牵牛子 30 克，每日 1 剂，水煎 2 次，早晚服。②成药：1211 液 20 mL，每日 3 支；青龙衣糖浆 20 mL，每日 3 支；化毒片 0.5 克，每日 5 片；新丹 9 克，每日 1 丸；化斑丸，每日 1 丸；呋塞米 20 mg，每日 2 片。

经服用以上中西药 67 天后，不适症状基本消失，于 1987 年 10 月经医院专家各项检查，肺与胸膜粘连消失；肺癌病灶消失，体重增加。1991 年 3 月复查一切良好。

［孙秉严．孙秉严治疗肿瘤临床经验 [M]．北京：科学出版社，1993．］

【评析】 "寒热瘀滞毒结"是癌症一个共同性的病机，也是癌症难辨证、难治疗的关键所在。即使临床表现有时并不明显，甚至无症可辨，也要见微知著，胸怀大局。

12. 凌耀星治肺癌案

汪某，女，89 岁。1988 年 4 月 5 日初诊。

病史： 1987 年 5 月因高热、咳嗽、气喘住院，诊断为左肺肺炎。出院后仍经常咳嗽，有时痰中带血，动则气急，长期服用西药治疗。1987 年 12 月，咳嗽增剧，痰血量多，X线胸片见右肺有阴影，诊断为肺结核，肺癌待排除。服利福平及盐酸乙胺丁醇片，症状未见好转。1988年3月25日X线胸片见右肺阴影较前片明显增大，边缘呈分叶状，诊断为肺癌。因年龄太大，不宜手术。加服替加氟，要求中药治疗。患者有心脏病史。刻下症见：患者卧床不起，面色苍白，语音低微，呼吸急促，咳嗽连声，痰黏难出，痰中有血，晨起为多，有时鲜红，有时色黯，胃中不适，食欲不振，大便不爽。脉弦细数，有结代，舌质红剥有白苔。白细胞计数 $4.35 \times 10^9/L$。

辨证： 气阴俱亏，癌毒阻肺，痰热迫血。

治法： 益气养阴，清热宁血，化痰止咳。

处方： ①益气养阴：太子参30克或党参12～15克，炙黄芪15～20克，南北沙参各12克，麦冬15克。②清热止血：仙鹤草30克，黛蛤散（包煎）15～30克，玄参15克，生地黄15克或鲜生地黄30克。③清肺化痰：鱼腥草30克，半枝莲30克，天竺黄9克。咳甚加白毛夏枯草30克，炙马兜铃6～9克，炙款冬花9克，杏仁9克，天竺子9克；咳血多加白及末（吞服）6～9克，十灰丸（吞服）6～9克，并选加藕节12克，棕榈炭9克；感染发热加黄芩9克，炙麻黄9克，杏仁9克，生石膏（先煎）30克，生甘草9克，重楼30克；面赤加大补阴丸（包煎）20克；大便干艰加瓜蒌子15克，火麻仁15克，制大黄6克，并以开塞露灌肠。

通过上述药物辨证选用，病情基本稳定，痰血减少，偶能起床行动，进饭食，但因体弱年高，不便去医院，未做X线胸片复查。1989年5月15日复诊后，失去联系。经随访，患者因肺部感染，高热，最终心力衰竭而去世，终年91岁。

［凌耀星.中医治癌秘诀[M].上海：文汇出版社，1996.］

【评析】 患者年高病重，犹如枯木之遇烈炎，颇难措手。以益气养阴与清热化痰并举，调治一年半，可谓用药稳健，疗效堪称。

13. 林鹤和治肺癌案

徐某，男，62岁。1989年3月14日初诊。

病史： 曾于1988年12月初，发生胸痛咳嗽，咳痰带血，夜间尤甚，伴胃脘闷痛，口干，口中有皮蛋样气味，食欲不振，形体日渐消瘦，精神倦怠，四肢乏力，舌苔黄白而薄，舌质红，小便微黄，大便稀溏，脉沉细弱。胸片排除肺结核，

1989年1月10日，在南昌某医院做CT及胸片断层检查提示：在第6～7肋处发现一鸭蛋大阴影，并经病理科检查确诊为右肺未分化癌。中医诊断为"肺积""肺癖"。辨证为肺脾两虚，肺虚痰阻，脾虚气滞，湿热积滞，湿热积聚，血郁气阻，致成肺积（肺肿瘤）。在当地治疗罔效，专程前来诊治。治以扶正祛邪，清热化湿，攻坚破瘀，理气豁痰。

处方： 南沙参15克，北沙参15克，山药15克，半边莲30克，白花蛇舌草30克，鱼腥草30克，茯苓10克，枳壳9克，薤白10克，全瓜蒌30克，薏苡仁15克，石上柏10克，白英30克，龙葵30克，桃仁10克，石见穿15克，半夏9克，生天南星15克，侧柏叶炭15克，日服2剂。

复诊： 上方服8剂后，咳嗽减轻，痰血亦少；上方去桃仁，加冬瓜子30克，杏仁9克。

又服8剂，胸闷痛减轻，加丹参15克，至1989年5月共服150剂，胸片复查提示：右胸第6～7肋处，肿瘤明显缩小，仅见鹌鹑蛋大，咳嗽胸痛、咯血诸症消失，睡眠及食欲均佳，精神亦振，舌苔薄白，舌质淡，脉沉细弱。上方去南北沙参，加党参、黄芪各15克，每日1剂，服4个月复查。

1989年9月30日，再做胸片复查，右胸第6～7肋处，圆形阴影消失，诸症平息。

［史宇广. 当代名医临证精华·肿瘤专辑 [M]. 北京：中医古籍出版社，1992.］

【评析】　本案的特点是用药量大，这也是单纯用中药、孤军奋战的最常见的选择。具体用量，还要结合患者病情和医生的经验来定。

14. 刘志明治肺癌案

徐某，女，69岁。1989年3月初诊。

主诉： 咳嗽、胸痛、消瘦1年。病史：患者于1989年因咳嗽、咯血，经某医院做痰脱落细胞和胸部X线检查，确诊为慢性支气管炎、肺气肿、右上肺肺癌，行右上肺肺癌切除手术，术后病理诊断为肺泡癌。因患者年高体弱及大手术创伤，不能耐受化疗、放疗，经住院治疗病情无明显好转，于1989年3月接受中医诊治。刻下症见：形体消瘦，精神萎靡，面部晦黯，语声低微，咳嗽，咳痰，胸痛，食欲减退，睡眠不佳，卧床不起，舌质淡，舌苔白而微黄，脉沉细无力。

西医诊断：肺癌。

中医诊断：咳嗽。

辨证：气阴两虚，虚实夹杂，肺失肃降。

治法：益气养阴，清肺化痰。

处方：生黄芪18克，当归9克，太子参12克，北沙参21克，白芍9克，芦根24克，半夏9克，枳壳9克，黄芩9克，柴胡9克，全瓜蒌15克，白花蛇舌草21克，云茯苓12克，川贝母6克，甘草6克。水煎服，每日1剂。另制乳香末30克，没药末30克，每日2克，分2次服用。

复诊：患者服药30剂后，咳嗽、咳痰、胸痛明显好转，食欲转佳，精神好转，能下地行走。连续服药90剂，咳嗽、咳痰、胸痛等症状完全消失，生活能自理，能自己来门诊看病，声音洪亮，精神、食欲正常，体重增加。1989年7月复查胸部X线片及CT等，无转移病灶，追踪观察4年，健康状况良好。

［高荣林，姜在旸.中国中医研究院广安门医院专家医案精选[M].北京：金盾出版社，2005.]

【评析】　肺癌主要是因为正气虚损，阴阳失调，六淫之邪气乘虚袭肺，导致肺气郁闭，宣降失司，气机不利，聚津为痰，痰凝气滞，日久形成肺部积块。辨证治疗本病应从气阴两虚、痰瘀互结着眼，以黄芩、半夏、芦根、川贝母、白芍、北沙参，宣肺祛痰，滋阴止咳；瓜蒌、白花蛇舌草软坚活络，清肺止咳；柴胡、白芍、枳壳、云茯苓透邪解郁，疏肝理脾；太子参、生黄芪、当归、甘草补气活血，扶正祛邪；乳香、没药活血止痛，去腐生肌。全方相合，有清热解毒，止咳祛痰，软坚散瘀，活血止痛，补虚扶正之效。

15.谢海洲治肺癌案

董某，男，60岁。1981年8月25日初诊。

病史：因肺癌于1980年8月8日行右上肺叶切除术，术后一个月始做纵隔放疗，放疗后曾4次出现发热，常于一两天内退热。1981年8月16日又现发热，呈持续高热状态，绵延未平，伴胸痛，咳嗽，口干而苦，脉弦缓，舌质干红，苔有裂纹。以气阴两虚之体，加之手术、放疗，反复发热，耗伤津液。真阴亏损则不能制火，火炎刑金，清肃之令失常，水津不得四布，以致咳嗽胸痛，口干而苦。法拟清虚热，养阴利肺。方拟泻白散以清金，百合固金汤以保肺，更入冬虫夏草补肾益肺，协而收功。

处方： 桑白皮 12 克，百合 12 克，青蒿（后下）15 克，白芍 12 克，地骨皮 12 克，生地黄 12 克，白薇 9 克，藕节 15 克，白茅根 15 克，知母 9 克，石斛 12 克，茜草 12 克，冬虫夏草 3 克，水煎服，7 剂。利肺片，2 瓶，每次服 5 片，每日 2 次。清开灵，10 支，每次 1 支，每日 1 次肌内注射。

二诊： 药后热势稍缓，转为午后发热。仍宗前法，略增补土生金之品，前方加生黄芪 15 克，白术 20 克，阿胶（烊化）9 克，水煎服，再进 7 剂。

三诊： 热已平息。咳嗽尚剧，胸痛口干，纳少肢肿，大便微溏，脉滑，舌红苔少有裂纹，仍以前方加减，巩固疗效。处方：桑白皮 12 克，百合 9 克，杏仁 9 克，白茅根 12 克，地骨皮 12 克，白薇 9 克，茜草 9 克，藕节 15 克，补骨脂 9 克，升麻炭 6 克，冬虫夏草 6 克，琥珀末（冲服）3 克，水煎服 5～10 剂。

四诊： 诸症减轻，拟养阴润肺，止咳化痰法，以月华丸加减。处方：北沙参 15 克，瓜蒌 15 克，川贝母 9 克，天麦冬各 9 克，茯苓 9 克，冬虫夏草 6 克，枇杷叶 12 克，阿胶（烊化）9 克，石斛 12 克，莲子 9 克，山药 12 克，水煎服 5～10 剂。

五诊： 治疗期间，患者又因肠痈而手术，术后又现低热，恶心纳呆，舌红少津，脉弦滑。术后气血再伤，津耗待复，急以益气生津，兼清余邪，竹叶石膏汤加减。处方：沙参 15 克，石斛 12 克，鲜芦根 15 克，天麦冬各 9 克，天花粉 12 克，清半夏 12 克，生熟地黄各 9 克，竹叶 9 克，淡鲜竹沥水（冲服）30 克，水煎服，5～10 剂。

六诊： 4 个月来，共服药五十余剂，近期已 1 月余未现发热。胸痛、咳嗽亦除，纳食日增，睡眠正常。拟养阴润肺法收功，仍宗月华丸方加减。处方：天麦冬各 9 克，沙参 15 克，茯苓 9 克，生熟地黄各 9 克，浙贝母 9 克，百部 12 克，阿胶（烊化）9 克，三七粉（冲服）3 克，山药 12 克，石斛 12 克，冬虫夏草 6 克，十大功劳叶 15 克，淡鲜竹沥水（冲服）30 mL，蛇胆陈皮末（冲服）1 支，水煎服，5～10 剂。另服养阴清肺膏 4 瓶每服 1 食匙，每日服两次。

［谢海洲．谢海洲论医集 [M]．北京：中国医药科技出版社，1993.］

【评析】 本例肺癌患者术后气血戕伤，正气虚损，术后又施放疗，反复发热，气阴亏耗，再遭"肠痈"之苦，诸多因素皆致津液重亡，虚热内生。于是养阴清热乃其治疗关键。治疗时初探以泻白散、百合固金汤之意，又转以泻白散、竹叶石膏汤之旨，清肺中伏火及肺胃余热；待其炎上之势趋平，则终以月华丸养阴益肺而收功。月华丸乃明·葛可久《十药神书》方，后为清·程国彭《医学心悟》所转引。该方具有滋阴降火，消痰祛瘀，止咳定喘，保肺平肝之功。临床体会，对肺癌属气阴两虚者，用之效果较好。

第二节　纵隔肿瘤

常见的原发性纵隔肿瘤有胸腺瘤、畸胎瘤及神经源性肿瘤，其次为囊肿、胸内甲状腺肿等，大多数为良性，但可恶变。少数为恶性，如淋巴瘤等。由于肿瘤生长部位不同，可压迫邻近器官、血管、神经，产生各种临床症状。常见的纵隔肿瘤及其好发部位如下：上纵隔胸腺瘤、胸内甲状腺肿、支气管囊肿；前纵隔皮样囊肿、畸胎瘤；中纵隔淋巴肉瘤、恶性淋巴瘤、心包囊肿、支气管囊肿；后纵隔神经源性肿瘤（神经纤维瘤、神经节细胞瘤、神经鞘瘤等）、食管囊肿、脂肪瘤。临床常见症状和体征：①多数起病缓慢，早期全无症状，肿瘤长大才出现压迫症状，多见于青壮年；②刺激性咳嗽、咯血及局限性哮鸣音，如囊肿破入气管可咳出含毛发、皮脂的胶性液体；③由于肿瘤压迫可引起胸痛、胸骨后痛、肩痛、背痛。④肿瘤压迫或侵蚀邻近的血管神经，可引起声音嘶哑，膈肌麻痹，上腔静脉综合征及上肢麻木等；⑤囊肿并发感染时有发热、咳嗽、咳痰；⑥ 25% ～ 75% 的胸腺瘤患者有重症肌无力症状；⑦前纵隔肿瘤查体时，有时可见胸骨前隆起，或有搏动。

现代医学治疗：①恶性淋巴瘤，根据病变的局限性或广泛性，采取放疗或化疗；②其他纵隔肿瘤主要为手术切除治疗。中医治疗主要是辨证治疗与辨病治疗相结合。

钱伯文治纵隔肿瘤案

王某，男，5 岁。

病史：患者于体检时发现左肺上叶块状阴影。诊断为肺结核，但无发热、盗汗等症状，卡介苗试验（－），试用异烟肼、链霉素等治疗较长时间亦未见好转。后至某医院摄片诊断为左侧纵隔肿瘤，并有恶变可能。患儿一般情况良好，颈淋巴结无明显肿大，仅见活动后，稍有咳嗽多等现象，苔薄腻微黄，脉细代数。

辨证：痰壅肺络，瘀血凝滞。

治法：消肿软坚为主，佐以活血祛瘀。

处方：夏枯草 15 克，昆布 9 克，煅牡蛎（先煎）18 克，浙贝母 3 克，桔梗 3 克，橘叶 4.5 克，陈皮 3 克，丹参 6 克，生薏苡仁 15 克，金银花 9 克，连翘 9 克，海藻 9 克，荆芥 2.4 克，4 剂。

二诊：服上药后，纵隔肿瘤未见改变，咳嗽痰多气短现象依然如前，苔薄腻而微黄。治法仍以软坚化痰，佐以消肿。处方：夏枯草 15 克，昆布 9 克，海藻 12 克，浙贝母 4.5 克，煅牡蛎（先煎）18 克，海蛤壳（先煎）12 克，煅瓦楞子（先煎）9 克，连翘 9 克，牡丹皮 3 克，赤芍 3 克，桃仁 3 克，冬瓜子 12 克，芦根 1 支，蜈蚣 1.2 克，7 剂。

三诊：脉症如前，治法仍宗上意。原方煅牡蛎改为 30 克，煅瓦楞子改为 15 克，夏枯草改为 24 克。7 剂。

四诊：上方连服 20 剂左右，至某医院摄 X 线胸片，纵隔肿瘤似有所缩小，唯活动后，仍有咳嗽、气短等情况。前方既效，仍宗上意治之。处方：夏枯草 30 克，煅牡蛎（先煎）60 克，海蛤壳（先煎）15 克，煅瓦楞子（先煎）18 克，昆布 12 克，海藻 12 克，丹参 6 克，牡丹皮 2.4 克，赤芍 3 克，桃仁 3 克，连翘 9 克，冬瓜子 9 克，蒲公英 9 克，浙贝母粉（吞服）5 克，生地黄 9 克，蜈蚣 1.5 克，10 剂。

五诊：药后一般情况良好，咳嗽亦止，苔薄脉细。治法仍照原意加减。处方：夏枯草 30 克，煅牡蛎（先煎）60 克，煅瓦楞子（先煎）18 克，海蛤壳（先煎）15 克，昆布 12 克，海藻 15 克，连翘 9 克，蒲公英 12 克，浙贝母粉（吞服）3 克，瓜蒌 9 克，牡丹皮 3 克，赤芍 3 克，桃仁 3 克，蜈蚣 1.2 克，7 剂。

六诊：药后胃纳未减，一般情况仍然较好，前方既已见效。仍宗上意加减。处方：原方煅瓦楞子改为 30 克，牡丹皮改为 4.5 克，赤芍改为 4.5 克，另加茯苓 6 克，红花 2.4 克，7 剂。

连续服药 1 个多月之后，至医院摄 X 线胸片复查，纵隔肿瘤稍有缩小，于是在前方基础上根据病情，稍作加减变化。发热加蒲公英 12 克，黄芩 6 克，金银花 6 克；咳嗽痰多加鱼腥草 12 克，前胡 4.5 克，生甘草 3 克，甘草 12 克，瓜蒌 6 克；纳差加焦山楂 9 克，焦六神曲 9 克，谷芽 12 克；大便溏薄加炒白术 6 克，炒白扁豆 9 克，怀山药 12 克等。继续进行治疗 1 个多月，摄 X 线胸片复查，纵隔肿瘤续见缩小。连服 5 个多月之后，摄 X 线胸片复查，纵隔肿瘤完全消失。以后随访，患者非常健康。

［上海市卫生局．上海老中医经验选编 [M]．上海：上海科学技术出版社，1980．］

【评析】 药量小至 1.2 克，大至 60 克，相差甚大，虽经验使然，亦寓医理于其中，值得仔细揣摩，以资省悟。"药后胃纳未减，一般情况仍然较好，前方既已见效。仍宗上意加减"一语，似乎道出了钱伯文教授临证用药的一个着眼点。

第三节 乳腺癌

乳腺癌是指发生于乳腺的小叶和导管上皮的恶性肿瘤。以女性为多，男性仅占 1%。乳腺癌的主要症状为乳房肿块，肿块部位以乳房外上方较常见，质地坚韧，边界不清，形状不规则，呈圆形或椭圆形包块，绝大多数为单发。如侵及皮肤，则乳房外形改变，皮肤变粗、增厚，表现为橘皮样改变，乳头呈现内缩、固定，或乳头血性渗液、癌性湿疹等改变。晚期皮肤溃破可呈翻花状。早期无疼痛，晚期疼痛较剧。腋下及锁骨上下淋巴结因转移而肿大，全身症状有消瘦、贫血、恶病质等。血行播散可发生肺、胸膜、肝、脑、肾、骨骼转移而引起死亡。

现代医学认为本病的病因尚未完全清楚，可能与遗传、内分泌失调、慢性刺激等因素有关。此外，可能还和高脂肪饮食摄入增加、甲状腺功能减退、哺乳少、婚后未育等因素有关。

本病的诊断主要依据病史、症状及体征表现。乳腺 X 线摄片，乳腺癌表现为分叶状不规则块影，边缘不整齐，多有毛刺，肿块有细沙粒状钙化物为其特征之一。组织细胞学检查，乳头溢液涂片及针吸涂片可找到癌细胞。活体组织切片做病理检查可确诊。

现代医学对本病的治疗主要采用手术切除、化疗、放疗及内分泌、免疫治疗。

本病在中医临床中，多属于"乳岩""乳石痈""妒乳"等范畴。中医学认为乳腺癌是由情志失调，肝气郁结或因冲任失调，气血运行不畅，气滞血凝，经络阻塞，结滞于乳中所致。

1. 谷铭三治乳腺癌术后复发案

李某，女，50 岁。1965 年 2 月 10 日初诊。

病史：患者 1964 年秋因左乳头外溢粉红色分泌物而确诊为乳腺导管癌，并行根治术。术后接受深部 X 线照射 2 个疗程。半年后于刀口部位复发，经检查认为无法再次手术，转中医治疗。患者营养状态良好，无明显乏力感。查刀口部位可触及花生米大至杏核大的结节数个，沿刀口走向排列，质地硬，与基底粘连，触压有轻痛。左侧腋下可触及花生米大的结节，质硬，活动度尚好。舌淡红，苔白，脉弦缓。治宜疏肝解郁，化痰软坚。

处方：漏芦 15 克，青皮 15 克，牛蒡子 10 克，夏枯草 15 克，浙贝母 10 克，瓜蒌 25 克，昆布 15 克，蒲公英 25 克，金银花 15 克。水煎服，每日 1 剂。

中西医综合治疗月余，患者刀口部位的数个结节及腋下肿大的淋巴结竟然消失。由于不听劝阻，自行停药数周后，刀口部位再度出现增大的结节。同样伴有情志忧郁、胸中烦闷等症状。仍依前法，将 2 月 10 日方中的青皮、瓜蒌改为 50 克，以增强疏肝解郁之功，同时外敷银珠膏。又坚持服药 42 剂，结节完全消失。为巩固疗效，将瓜蒌、青皮、浙贝母、牛蒡子等药按一定比例配伍做成糖浆，每日口服 2 次，每次 30 mL。配伍马钱子丸。持续治疗半年余，病情稳定。

[谷言芳，张天文，牛煜，等 . 谷铭三治疗肿瘤经验集 [M]. 上海：上海科学技术出版社，2002.]

【评析】　乳腺癌类似中医"乳岩"，系由肝气郁结，脾气虚弱，湿痰随横逆之气涩滞肝之经络，聚而成毒核。因此治疗强调疏肝解郁，化痰散结。此例系术后毒核泛溢，临床以邪实见症为主。故方中重用瓜蒌、青皮以疏肝解郁，夏枯草、浙贝母、昆布化痰软坚散结，酌加蒲公英、金银花以防郁久化热，加速毒核的转移。同时外敷银珠膏以攻毒排毒，内外同治。

2. 谷铭三治疗乳腺癌术后骨、脑转移案

宋某，女，71岁。

病史：患者于 1950 年 1 月因出现阴道异常流血，经大连某医院妇科病理切片诊断为子宫颈鳞状上皮癌。本人拒绝手术治疗，于 2 月接受镭放疗而临床痊愈。但遗留有贫血、耳聋等后遗症，视力亦明显减退。阴道长年分泌恶臭样血带，终年以健脾利湿、祛瘀散结、止血类药物治疗。1968 年 12 月因其丈夫遭受隔离审查终日忧虑。后发现左乳房包块，经大连市某医院病理证实为乳腺增生性癌变，随即行左乳腺癌根治术。术后由于体质虚弱，在间断输血的同时，接受深部 X 线照射和丝裂霉素治疗各 1 个疗程。之后一直坚持服用十全大补丸、六君子汤、当归补血汤加味方，以期纠正全身的衰弱状态。另外持续服用疏肝祛瘀散结类药物，以防乳腺癌的复发。

治疗至 1975 年 3 月，患者自觉乏力逐渐加重，消瘦明显，食欲不振，时有恶心，但不吐。经胃肠道钡餐透视见食管及胃肠未发现异常现象。查体发现左乳房手术刀口内外侧可触及黄豆大的结节数个。左腋下亦发现黄豆大的结节数枚，质地硬，具轻压痛，疑似乳腺癌术后转移。但因患者体弱并且血象一直偏低，无法再度接受放、化疗，故在继续服用十全大补丸的基础上，加服自制的加味犀黄丸（牛黄、麝香、乳香、没药、熊胆粉或羊胆粉、三七粉、干蟾粉等），同时据证服用当归补血汤或小柴胡汤加半枝莲、白花蛇舌草、天冬等药制成的煎剂，病情发展缓慢。

至 1977 年 6 月，患者在上床时发生右侧股骨颈病理性骨折。经大连某医院放射科会诊确定为股骨颈癌变，3 个月后右侧股骨下 1/3 处再次出现病理性骨折，患者被迫卧床，疼痛剧烈，尤以夜间为重。由于患者心脏功能不好，注射哌替啶止痛不能耐受，故改服布桂嗪、吲哚美辛、马钱子丸以止痛。继续服用十全大补丸，加大加味犀黄丸的口服剂量。汤药以当归补血汤加味为主。

处方：黄芪 50 克，当归 15 克，川芎 15 克，赤芍 15 克，桃仁 10 克，威灵仙 20 ～ 100 克，僵蚕 10 克，半枝莲 20 克，重楼 10 克，全蝎 10 克，胆南星 5 克，五加皮 15 克。每日服 3 次，并加强护理，防止压疮的发生。经过上述综合治疗近百日，疼痛明显减轻，经中西医会诊认为病情较为稳定，仍按上述方案治疗至 1981 年 6 月。

由于病程较久，患者体质进一步衰竭。1981年6月起病情进一步恶化。数月之内相继在右额部和枕部出现骨性肿块，逐渐长至卵黄大，触之坚硬如石，疼痛不明显。但有持续性头痛，时有呕吐，摄片提示已出现颅骨转移。为防止颅内压升高，定时给予高渗葡萄糖，重时静脉滴注甘露醇等。马钱子丸的口服量加大。汤剂在上方的基础上加大威灵仙的用量，可达100克。加川乌10克、杜仲25克、核桃仁25克、细辛5克、莪术25克、红花10克。按上法处理后，头痛有所缓解，呕吐消失，但未完全控制病情。1983年3月20日病故于乳腺癌骨脑转移、心肺衰竭。临终前4日出现昏迷，享年79岁。

[谷言芳，张天文，牛煜，等．谷铭三治疗肿瘤经验集[M]．上海：上海科学技术出版社，2002.]

【评析】　本患者自1950年起三十余年间数度患癌症。1969年以前曾先后接受镭疗、深部X线照射、手术及化疗。因此，导致体质极度衰弱。之后一直靠中药及食疗调理。从1975年疑似乳腺癌转移到1977年2次病理性骨折，1981年颅脑转移，患者再未接受其他疗法。完全靠中医药维持生存8年之久。患者坚持服用十全大补丸、六君子汤、当归补血汤加味方。出现骨脑转移后又加服温肾补气的青娥丸。这对恢复患者的正气、补益气血、提高机体自身的抗癌能力，无疑起了很大的作用，应该说这是延长生存期的先决条件。本患者因心衰无法使用哌替啶，治疗中采用了布桂嗪加吲哚美辛加马钱子丸的方案止痛，实践证明此法疗效较为可靠，且不良反应不大。马钱子丸一般每日1次，每次10粒，晚饭后服，此药性味苦寒，有毒，具有较强的通络散结、消肿止痛作用。近30年的临床实践观察，此药对癌性疼痛效果良好，亦可用于胃癌、肝癌、恶性淋巴瘤等患者。犀黄丸是肿瘤治疗中的常用药之一，但临床观察疗效并不十分理想，可能与口服剂量不足有关。为此，谷铭三多年来一直自制加味犀黄丸，加大服用剂量，疗效较好。

3. 钱伯文治乳腺癌案

史某，女，61岁。

病史：患者于1964年左乳房外上方发现一个肿块约3 cm×3.5 cm，质硬，不痛，表面不光滑，周围不规则。在某医院检查诊断为乳腺癌，须进行手术。由于患者有高血压和冠心病病史，要求用中药治疗。诊治时左臂胀痛，有时稍感麻木，面色萎黄，精神倦怠，舌苔薄腻，脉弦。

辨证：肝气郁结，脾失健运，气虚血衰，气滞血凝。

治法：疏肝解郁，益气健脾，消肿软坚。

处方：柴胡、陈皮、橘叶、党参、黄芪、当归、白芍、香附、浙贝母、夏枯草、茯苓、生熟薏苡仁、生地黄、八月札、女贞子、佛手、枸橘、蜈蚣。加减药物：蒲公英、瓜蒌皮、合欢皮、川楝子、炙鳖甲（先煎）、生牡蛎（先煎）、玫瑰花、菟丝子、露蜂房、山慈菇、丹参、赤芍等。酌情加用成药逍遥丸、小金片、归脾丸、牛黄醒消丸等。

患者连服 1 年余，乳房肿块缩小，病情稳定，至 1978 年 10 月随访，肿块没有增大，身体比较健康。

［史宇广.当代名医临证精华·肿瘤专辑[M].北京：中医古籍出版社，1992.］

【评析】　本案患者证属肝气郁结，脾失健运，气虚血衰，气滞血凝，治疗从疏肝解郁、益气健脾、消肿软坚立法，本案治疗的成功，除辨证用药无误外，持之以恒，坚持用药，连服 1 年余，也是一个重要因素。假如三心二意，或不以为是，岂能至此。

4. 孙桂枝治乳腺癌案

肖某，女，38 岁。1982 年 4 月 8 日初诊。

主诉：乳腺癌术后 5 年复发，心烦急躁，纳食少，胸胁胀痛。病史：1977 年 6 月，患者发现左乳腺肿物，1977 年 8 月行左乳腺癌改良根治术，病理报告为腺癌，术后未进行其他治疗。1982 年 3 月，患者发现手术部位皮下有多个肿块隆起，边不清，中等硬，小者 0.5 cm×0.5 cm，大者 1.0 cm×1.5 cm，取活检病理诊断为转移性腺癌。因恐惧化疗，遂转中医治疗。刻下症见：心烦急躁，纳食少，胸胁胀痛，舌苔薄黄，脉象弦细。

西医诊断：乳腺癌术后复发。

中医诊断：乳岩。

辨证：肝郁气滞。

治法：疏肝理气，软坚散结。

处方：炒柴胡 7 克，当归 10 克，杭白芍 12 克，香附 7 克，郁金 10 克，青皮 9 克，陈皮 9 克，重楼 15 克，夏枯草 15 克，白花蛇舌草 15 克，山慈菇 10 克，生牡蛎（先煎）15 克。加味西黄胶囊，2 粒，每日 2 次。服药半年，肿物未见长大，症状缓解，自行停止治疗。

1983 年 2 月 5 日二诊：自 1983 年 1 月患者开始咳嗽，胸痛，腰痛，活动后加重，心烦，面红，阵发潮热，小便短赤，舌质黯，有瘀斑，脉象弦数。胸片正侧位提示双肺转移癌。证属瘀毒壅肺，遂以活血化瘀，清热解毒法。处方：桃红四物汤合银花甘草汤加减。桃仁 7 克，红花 10 克，赤芍 12 克，延胡索 10 克，郁金 10 克，金银花 30 克，甘草 3 克，浙贝母 10 克，鼠妇 6 克，蒲公英 15 克，重楼 15 克，半枝莲 15 克。水煎服，每日 1 次。

3 月 5 日三诊：服药 24 剂后患者疼痛减轻，但仍有咳嗽，痰稀色白，气促，水肿，腹胀，便溏，四肢无力，舌质黯红，苔厚，脉濡。证属肺脾两虚。治以益肺健脾，解毒去邪。处方：党参 30 克，白术 12 克，茯苓 15 克，清半夏 12 克，桑白皮 10 克，桔梗 6 克，生薏苡仁 15 克，芦根 15 克，冬虫夏草 3 克，重楼 12 克，浙贝母 12 克，焦神曲、山楂各 15 克。加味西黄胶囊，2 粒，每日 3 次。服药半年病情稳定，拒绝化疗。

1985 年 2 月 3 日四诊：停药 12 个月后于 1984 年 12 月开始患者头痛，恶心，呕吐。脑 CT 检查颅内占位性病变，脑转移，行全脑放疗，放疗中口干，头晕，纳呆，便干，苔黄，脉数。辅用扶正解毒冲剂，养阴清热，凉补气血，减轻了放疗反应，使放疗顺利完成。放疗后肿瘤缩小，症状缓解，但仍有头晕，目眩，心悸气短，神疲乏力，纳少腹胀，舌质淡，脉象沉细无力。辨证气血双亏，予以补气养血，佐以抗癌。处方：益气养荣汤合当归补血汤加减。党参 15 克，炒白术 12 克，茯苓 15 克，炙甘草 3 克，陈皮 9 克，当归 10 克，地黄 12 克，杭白芍 10 克，香附 6 克，川贝母 128，黄芪 30 克，全蝎 5 克，蜈蚣 2 条，山慈菇 10 克，白花蛇舌草 15 克。加味西黄胶囊，每次 2 粒，每日 3 次。

连续服药 2 年，患者带瘤生存 5 年，于 1987 年 1 月 12 日出现左胸壁溃烂、双肺转移、脑转移、骨转移等恶病质，全身衰竭死亡。

［高荣林，姜在旸. 中国中医研究院广安门医院专家医案精选 [M]. 北京：金盾出版社，2005.］

【评析】 此例患者乳腺癌术后 5 年复发转移，开始接受中医治疗，在双肺转移后接受中医治疗生存 4 年，脑转移后生存 2 年 1 个月。说明乳腺癌即使早期做根治术，术后也应定期检查。很多学者认为，癌症局部复发和远处转移都说明癌症患者虽经各种治疗后仍难避免体内残存的癌细胞，为防止万一，术后应接受其他治疗。临床常见许多中晚期患者，经中医治疗后，带瘤生存多年，有的在姑息术后亦生存多年未见复发或转移，但有的患者在术后或放、化疗后不久即出现复发或转移。除与手术的彻底性、肿瘤的病理类型和生物学特性有关外，更重要的是与患者自身的防御功能及整体功能的下降和失调有关。所以，为有效地防止复发和转移，除了做彻底的根治术外，更重要的是提高机体的抗病能力和抗癌效应，保持内环境的稳定和平衡，此时采用中医辨证施治，中药治疗可取得较理想的效果。

5. 段凤舞治疗乳腺癌案

张某，女，66 岁。1968 年 5 月 4 日初诊。

病史： 患者发现左乳房上方肿块 2 年余，1967 年北京某医院病理诊断：左乳腺癌。1968 年 4 月 4 日北京某医院检查示：在左乳外上方可扪及大小约 6 cm×6 cm 的肿块，中央部突出一块约 2 cm×2 cm 大小，质硬，表面如栗色，与皮肤粘连，边缘不整，压痛不著，在腋下可扪及肿大淋巴结为 1.5 cm×1.5 cm 大小。患者拒绝手术，一直未予积极治疗，肿块逐渐增大。刻下症见：患者近 1 月余，左乳针刺样疼痛，牵及左臂，纳谷不香，舌苔薄，脉弦细。

辨证： 肝郁脾虚，气郁凝结。

治法： 疏肝健脾，软坚散结，解毒清热。

处方： 醋柴胡 6 克，生甘草 6 克，当归 9 克，白芍 9 克，生牡蛎（先煎）9 克，玄参 9 克，青皮 9 克，茯苓 9 克，土贝母 9 克，炮山甲 9 克，金银花 15 克，重楼 15 克，蒲公英 15 克，夏枯草 15 克。

6 月 8 日二诊： 服上药后全身症状已渐好转，左乳肿块无显著变化，病情稳定，宜进丸药，缓慢图之。处方：醋柴胡 30 克，木香 30 克，陈皮 30 克，当归 45 克，白芍 45 克，生牡蛎（先煎）45 克，玄参 45 克，青皮 45 克，土贝母 45 克，橘核 45 克，橘叶 45 克，蒲公英 90 克，夏枯草 90 克，瓜蒌 90 克，重楼 60 克，黄药子 60 克。诸药共研细末，水泛为丸，早晚各服 6 克。

1969 年 2 月 5 日三诊：左乳肿块中央部增大至 3 cm×3 cm，质硬，色如栗子，局部疼痛，劳累后加重，纳谷尚可，苔薄脉弦细。上方加忍冬藤 90 克，仍制水泛丸服用。

1971 年 3 月 4 日四诊：左乳上方肿块溃破，溃疡面约 9 cm×6 cm 大小，局部色红、恶臭、疼痛。正气已虚，热毒为患，拟内外兼治，攻补并用。密陀僧 30 克，炉甘石 30 克研末外用。人参归脾丸早服 1 丸。消瘤丸晚服 1 丸。

9 月 6 日五诊：左乳局部变化不明显，溃疡面仍未完全愈合，亦未恶化。醒消丸早晚各服 3 克。鳖甲煎丸早晚各服 1 丸。外用五味去湿丸。

病情一度减轻，但终未控制，患者故于 1972 年 5 月 16 日，存活 5 年余。

［谢文纬．中医成功治疗肿瘤 100 例 [M]．北京：科学普及出版社，2002.］

【评析】　本例乳腺癌患者为晚期癌症，患者拒绝手术，依靠中医治疗存活 5 年余。在中医治疗中，肿瘤始终没有明显缩小，中药只是控制了癌的发展，患者属带瘤长期存活。段凤舞以柴胡、青皮疏肝；生牡蛎、玄参、夏枯草、土贝母、炮山甲软坚散结；金银花、蒲公英、重楼、黄药子清热解毒抗癌。段凤舞所用外用药密陀僧，为粗制的氧化铅块状物，咸、辛、平、有毒，具有燥湿、敛疮、镇惊的功效，可治疥疮、湿疹、溃疡久不收、脓臭。炉甘石化学成分为碳酸锌，甘、平，有退翳、止泪之效，为眼科外用要药，又有解毒、止痒和吸湿敛疮之效，可用于湿疹、疮疡多脓，久不收口等症。醒消丸为中国古代治疗癌瘤的传统成药，与犀黄丸为姐妹丸，二药仅有一味之差。醒消丸载于《外科证治全生集》卷四方，组成为乳香、没药各 1 两，雄黄 5 钱，麝香 1 钱半。每服 3 钱，陈酒送下。功能消肿止痛，传统用来治痰湿阻滞而致的痈疽肿毒，坚硬疼痛，未成脓者。

6.吴圣农治乳腺癌案

胡某，女，41 岁。1982 年 4 月 7 日初诊。

病史：患者于 1979 年 5 月 11 日因右乳腺癌做广泛根治术，标本病理检查示：在原肿块未见癌灶残留，在乳腺组织中见一癌灶，为导管内癌。1981 年初自觉左侧髋关节疼痛，行走不便，尤在上楼抬腿时更觉困难。近 3 个月来，胃纳明显减退，经常呕吐白色黏稠液体或胃内容物，且右下肢足趾常间歇性发作抽搐，两下肢外展及下蹲极难。查体右胸有一手术瘢痕，胸骨右缘第 2 肋软骨处可见一枚 3 cm×4 cm×2 cm 肿块，压痛明显，左腋下扪及 1.5 cm 淋巴结一枚，质硬，有触痛。1982 年 4 月 12 日上海某医院胸部后前位 X 线片示：右第 2 前肋下一片致密阴影内有肺纹理，同侧肋膈角消失，心影推向健侧。意见：右胸腔大量积液，考虑为转移性病变可能。骨盆 X 线片示：左侧髋关节各骨及右侧骶髂部、右耻骨、坐骨均有化冰样骨质破坏病变。意见：骨盆转移性骨瘤。最后诊断为右乳腺癌手术后，胸膜、骨盆转移。患者近一个半月来，两下肢蹰曲，不敢伸缩，稍一伸展，右下肢足趾即发生拘挛引及阴股，甚则抽搐。左下肢自足趾至阴股亦有挛急之感，两腿不能分开，妨碍大小便。形体消瘦，面色萎黄，饮食减少，时有泛恶。舌质淡，白腻苔满布，脉象弦滑。

辨证：久病伤正，脾胃升降不利，寒湿郁滞，邪毒内结，气血痹阻，筋脉失养。

治疗：益气和血，温经通络，活血化瘀，软坚消结。

处方：桂枝 6 克，陈皮 6 克，炙黄芪 15 克，当归 12 克，赤芍 12 克，酒地龙 9 克，鸡血藤 30 克，制川草乌（先煎）各 4.5 克，水煎服，每日 1 剂。另服蝎蜈片 10 片，2 次分吞。外用方：当归 12 克，赤芍 12 克，红花 4.5 克，生香附 15 克，制乳香 6 克，川芎 6 克，白芥子 9 克。共研细末，加蜂蜜及适量面粉，调成糊状，敷左髋部，用纱布固定，一昼夜换药 1 次。

患者经内服外敷药治疗半个月以后，恶心呕吐已止，左侧髋骨疼痛明显缓解，两腿能分开，转动已自如，唯右胸骨连及肩背微微作痛，稍有咳嗽，痰白，舌质淡，苔薄白，脉弦滑。处方：去制川草乌（先煎）、陈皮、蝎蜈片，加桃仁、杏仁各 12 克，白花蛇舌草 30 克，每日 1 剂。外敷药物同前。

继续治疗 1 月余，不仅髋骨疼痛明显好转，而且能下床在室内缓缓行走，足趾及小腿亦未再发生抽搐现象。5 月 29 日出院后继续在门诊随治，髋骨及小腿病情稳定，唯胸骨右侧肿块未消，报告本病例时，患者已存活 2 年余，病情稳定。

［谢文纬．中医成功治疗肿瘤 100 例 [M]．北京：科学普及出版社，2002.］

【评析】 本例患者为乳腺癌术后出现骨盆、胸膜广泛转移，这样的病例在现代医学中已很难医治。但患者在吴圣农的治疗下，通过内治外治结合，竟使病情得到控制。内治用黄芪桂枝五物汤合乌头汤去麻黄，加当归、鸡血藤、地龙等药益气和血，温经通络，蠲痹止痛；陈皮、半夏健脾和胃；白花蛇舌草、全蝎、蜈蚣解毒抗癌。本例治疗颇有特点的是应用了外敷药，所用药物并无毒性，而是较为平和的活血化瘀、理气散结之药，不仅具有良好的止痛作用，而且使骨盆转移病灶缩小。由于患者出现下肢拘挛、抽搐的症状，故选用了具有息风解痉、通络止痛，同时又有解毒散结抗癌作用的蝎蜈片。在中医中，全蝎、蜈蚣同为平肝息风要药，均有较强的解痉作用。全蝎息风力强，对于抽搐频作、手足颤抖、舌强语謇、头摇不止等症疗效较好。蜈蚣搜风力胜，对于四肢痉挛、颈项强直、角弓反张等症疗效较好。二者相须配对，同入肝经，可起协同作用，增强息风止痉之药力，是临床常用的息风止痉药对。

7.朱曾柏治乳腺癌广泛转移案

徐某，女，42岁。1986年3月11日初诊。

病史： 1985年深秋，患者发现两乳房中有硬块，1985年11月24日经活检诊断为乳腺癌，由某医学院附属医院手术。然术后3月，即出现广泛转移。患者锁骨下、颈部、腋窝处均出现转移的淋巴结，大如鸽卵，小如蚕豆，旋即进行化疗和放疗。终因患者体质不支，白细胞、血小板急剧下降，低热，口咽干涩，头晕，饮食难进，尿液灼痛而停止化疗。转移淋巴结不断增大，家人不忍其坐以待毙，1986年3月11日延余诊治。诊其脉，沉数而急疾，舌质嫩红而无苔，精神恐惧，情绪抑郁，形体疲惫至极。因其恐癌之心甚，故不愿应答。同来者告知，患者素性沉闷、内向，不喜活动、交往。余症同上。

辨证： 证起于气滞痰凝化毒成癌，复因手术、化疗、放疗，造成阴虚燥痰险恶之疾。

治法： 养阴润燥，化痰解毒。

处方： 北沙参20克，白茅根50克，芦根30克，白花蛇舌草60克，半枝莲30克，蒲公英30克，夏枯草30克，川贝母10，浙贝母15克，天冬20克，山豆根15克，猪苓40克，甘草10克。3剂。每剂加水一次煎好，随意频服。另用白种参10克（一日量），蜂蜜200克煎水，服前药后再服1～2口。每天上午服小金丹2次，每次3克，下午服犀黄丸2次，每次1克。

6天后二诊： 各种病情均有不同程度的减轻，转移淋巴结未见增大，自述有

2 个肿大淋巴结似有缩小之势，为了使患者提高治疗信心，余盲从其言，谓曰："小点，小点……"患者恐惧、沉闷情绪好转，并增进饮食。舌质嫩红如镜之色已有转机，气机活泼、阴津来复之佳兆也。上方白花蛇舌草加至 80 克，蒲公英、夏枯草减至 20 克，再加鳖甲（先煎）50 克、生牡蛎（先煎）30 克。白种参、小金丹、犀黄丸照服。

半个月后三诊： 低热、口咽干涩等症基本痊愈。能照常进食。多处肿大淋巴结已渐见缩小，体力转佳，能移步缓行。舌质虽仍为嫩红，但舌上覆有少许白腻苔，此乃正复邪祛之佳兆。上方白花蛇舌草加至 100 克，再加鸡内金 20 克。白种参、小金丹、犀黄丸减量。

半个月后四诊： 体力、饮食渐佳，肿大淋巴结进一步缩小，舌质亦接近正常。此后化痰解毒大法不变，药物剂量随当时患者之症情酌情增减。睡眠不好时，加首乌藤、柏子仁，情绪抑郁特甚时，加郁金、合欢皮；食欲不好时，加重鸡内金，再加炒麦芽和炒谷芽。嘱其常以香菇、银耳煎汤佐食，以增强机体抵抗力。1986 年底逐渐停药，或间隔三五天服一剂，或间隔三五天服小金丹、犀黄丸一次。1987 年开始操持家务，并无不适。1989 年来寒舍致谢，言其一切正常。1989 年 12 月 24 日又续来致谢。

[朱曾柏. 朱曾柏疑难杂症经验集 [M]. 武汉：湖北科学技术出版社，1991.]

【评析】 犀黄丸出自《外科全生集·卷四》，由犀黄、乳香、没药、麝香组成，黄米饭为丸。具有清热解毒、活血止痛之功，主治乳癌、横痃、瘰疬、痰核、流注、肺痈、小肠痈。本案效果之佳，与服用白种参、小金丹、犀黄丸关系颇大。

8. 唐汉钧治乳腺癌案

任某，女，40 岁。1989 年 8 月 4 日初诊。

病史： 1989 年 1 月 25 日，在某医院门诊做手术，病理为黏液性腺癌。1 月 31 日在某医院做左乳腺癌扩大手术，病理为黏液性腺癌，雌激素受体阳性，孕激素受体阴性，左腋下淋巴结 0/4。服三苯氧胺 1 年，出现月经紊乱，以及神疲乏力、胃脘不适、容易感冒、左肩臂肿胀不适等症，自 1989 年 8 月起服用中药，至今未见复发，并参加正常工作。左乳腺癌手术后服三苯氧胺半年余。月经先后不调，精神疲软，面色萎黄，夜寐不宁，脘腹闷胀不适。舌苔薄腻，舌边齿痕，脉细。

辨证：大手术后气血两亏，肝肾不荣，冲任失调，诸症丛生。

治法：益气养荣，调摄冲任。

处方：黄芪 18 克，党参 18 克，白术 12 克，茯苓 12 克，当归 15 克，白芍 12 克，川芎 9 克，熟地黄 12 克，肉苁蓉 12 克，仙茅 9 克，淫羊藿 9 克，露蜂房 12 克，重楼 30 克。左肩臂肿胀酸痛加桑枝 15 克，伸筋草 12 克，丝瓜络 12 克；胃脘不适加紫苏梗 12 克，陈皮 9 克，香附 9 克，砂仁（后下）3 克，仙半夏 9 克；胸闷心悸加郁金 12 克，瓜蒌 18 克，天冬 12 克，丹参 18 克，炙甘草 9 克，远志 9 克，五味子 9 克，莲蕊 9 克；自汗加龙骨（先煎）15 克，牡蛎（先煎）15 克，糯稻根 12 克，碧桃干 12 克；烘热升火加知母 9 克，黄柏 9 克，女贞子 9 克，墨旱莲 12 克，益母草 12 克，银柴胡 9 克。

服用上药 3 年，体力恢复，面色转华，食纳转佳，二便均调，胸闷心悸、虚汗自汗、脘腹胀闷等症均消。已参加正常工作。近期经事又乱，可能与服用三苯氧胺过久有关。

1992 年 11 月 7 日复诊：患者经行不畅，少腹胀痛，经水瘀紫，夹杂有小血块，或月余或两月方临，而体态日丰，并伴乳腹作胀。苔薄质胖，脉滑，症属痰湿瘀血阻滞，冲任络脉失调。拟治调摄冲任，疏通脉络，调达气机，祛瘀化痰，使痰瘀化而经血调。处方：当归 12 克，赤芍 9 克，丹参 15 克，川芎 9 克，郁金 9 克，茺蔚子 9 克，肉苁蓉 12 克，鹿角片 9 克，淫羊藿 9 克，仙茅 9 克，乌药 9 克，香附 9 克，延胡索 9 克，小茴香 9 克，制半夏 9 克，天南星 9 克，红花 9 克，甘草 3 克。

以上方为基础，调治半年余，月经渐正，经量由少渐增，色泽由黯转鲜，经期由一两日增到五六日净，月经周期亦由一两个月转为月内一次，经临腹痛减轻。

1994 年 3 月 12 日复诊：1994 年冬春寒湿之季，病毒性感冒流行，患者亦受染，并伴发病毒性心肌炎，期前收缩频发，动则加甚，胸闷不适，阵发性心前区疼痛，劳累、受凉后加重。苔薄尖红，脉细带涩。证属胸阳不振，痰瘀交阻。拟治益气养心，开胸豁痰。处方：生黄芪 30 克，太子参 30 克，白术 12 克，天麦冬各 12 克，郁金 12 克，丹参 30 克，瓜蒌 15 克，薤白 9 克，远志 9 克，半夏 9 克，香附 9 克，紫苏梗 9 克，桃仁 9 克，莲子 9 克，炙甘草 12 克。

经上方调治 2 个月，胸闷心悸诸症渐消。

[凌耀星. 中医治癌秘诀 [M]. 上海：文汇出版社，1996.]

【评析】 预防癌症复发不容易，坚持服用中药逾 5 年更属难得。关键在于医生用药稳健，可信程度高，患者正确认识病情，不见异思迁、浅尝辄止。

9. 梁珑治乳腺癌案

吴某，女，77 岁。1990 年 6 月 20 日初诊。

病史： 1990 年 4 月，擦身时发现右乳房有肿块，不痛不痒。经上海市某医院检查：右乳房右上方扪及核桃大小的肿块，质硬，高低不平，推之不动，拟为右乳腺癌。因患者年事已高，原有糖尿病病史、房颤史及脑血管意外后左侧肢体不用，不能进行手术治疗。刻下症见：右乳房有肿块，如核桃大小，质硬，推之不动。头晕耳鸣，腰酸，胸闷，心悸怔忡，纳食不馨，大便不畅，左侧肢体活动不利，夜寐不酣。舌红，苔白腻，舌脉紫黯，脉细结代。

辨证： 脾虚湿盛，气滞血瘀，痰瘀交阻。

治法： 健脾化湿，理气活血，化痰软坚。

处方： 经病案整理，自初诊至 1993 年 12 月，以下列药物轮换服用。①健脾化湿：党参 15～30 克，太子参 30 克，黄芪 15～30 克，茯苓 10 克，焦白术 9 克，莲子 10 克，炒白扁豆 10 克，生熟薏苡仁各 12～24 克，石菖蒲 10 克，广郁金 10 克，川厚朴 9 克，鸡苏散（包煎）10 克。②理气活血：柴胡 9 克，当归 10 克，大腹皮 10～15 克，枳壳 9 克，香附 9 克，旋覆花（包煎）9～10 克，代赭石（先煎）15～24 克，丹参 10～15 克，青皮 9 克，炮山甲 15 克。③化痰软坚：浙贝母 9 克，橘叶、橘核各 9 克，夏枯草 9 克，僵蚕 9 克，生牡蛎（先煎）24 克，白芥子 9 克，制鳖甲（先煎）15 克。同时兼服小金丹（吞服）10 粒，或七味醒消丸（吞服）6 克。④抑癌清热解毒：白花蛇舌草 30 克，蛇六谷（先煎 2 小时）30 克，蛇莓 30 克，菝葜 9 克，薜荔果 9 克，半边莲 15 克，重楼 15 克，金钱草 15 克，冰球子 9～15 克，石见穿 9～10 克。口干咽燥加玄参 9 克，天麦冬各 10 克，生地黄 15 克，黄精 9～10 克，玉竹 10 克，川石斛 9～12 克，消渴丸（吞服）5 粒；心悸怔忡，脉结代加炙甘草 6～9 克，太子参 30 克（或党参 30 克），檀香（后下）9 克，降香（后下）6克，全瓜蒌（切）24克，半夏9克，薤白9克，阿胶（烊化冲服）10克，茶树根15克；胁痛加炒白芍15～30克，炙甘草1.5～6克，延胡索9～15克，川楝子9～10克；便秘加柏子仁12克，火麻仁12克，肉苁蓉12克，生何首乌12克；寐差加灯心草3扎，酸枣仁9克，炙远志6克；目眩加枸杞子12克，滁菊花9～12克，女贞子9克，墨旱莲9～12克，明天麻10～12克；反复感冒加玉屏风冲剂每日2次，每次1包冲饮。

针刺治疗：左侧肢体不用，选穴取手足阳明经为主穴进行加减，常用肩三针、曲池、手三里、外关、合谷、环跳、阳陵泉、足三里、悬钟等穴交替施针，一周2次，采用平补平泻手法，留针10～15分钟。针后配合推拿治疗。

经上药治疗配合针灸、推拿、功能锻炼，1993年12月因余赴珠海探亲，停药至今。患者已能步行，操持简单家务劳动，病情尚属稳定。

［凌耀星. 中医治癌秘诀 [M]. 上海：文汇出版社，1996.］

【评析】　治疗乳腺癌，清代及其以前的医家长于辨证，而短于辨病——抗癌治疗。现今治疗大多加用白花蛇舌草、蛇六谷、蛇莓、菝葜、薜荔果、半边莲、重楼、金钱草、冰球子、石见穿等抗癌药物，疗效明显。

10. 陆德铭治乳腺癌骨转移案

鲁某，女，45岁。1994年6月8日初诊。

病史： 1993年患者行右乳腺癌根治术后，1994年7月肋骨锁骨肿大，经同位素扫描诊断为骨转移，不耐放、化疗。检查见右锁骨肿大和压痛明显，锁骨上窝未触及肿大淋巴结。刻下症见：食欲一般，面色萎黄，脉濡细，苔薄舌红边有瘀紫。

辨证： 术后气阴两亏，余毒旁窜入骨。

治法： 益气养阴，清热解毒，佐以补肾壮骨。

处方： 生黄芪30克，女贞子15克，南沙参15克，枸杞子12克，淫羊藿30克，肉苁蓉12克，山茱萸9克，莪术30克，山慈菇15克，海藻30克，白花蛇舌草30克，蛇莓30克，蛇六谷（先煎）30克，石见穿30克，露蜂房12克，龙葵30克，石上柏30克，半枝莲30克。

上方加减治疗月余后，再次同位素扫描复查：原放射异常浓聚灶的放射分布基本同于对侧；右锁骨肿胀、压痛亦基本消失。服药半年来，病情稳定。

［张丰强，郑英．首批国家级名老中医效验秘方精选续集 [M]．北京：国际文化出版公司，1999.］

【评析】　陆德铭教授是国内著名的中医外科专家。所拟乳癌散结汤（生黄芪 30 克，党参 12 克，白术 9 克，淫羊藿 30 克，肉苁蓉 12 克，山茱萸 9 克，天冬 12 克，天花粉 15 克，枸杞子 12 克，女贞子 15 克，南沙参 15 克，白花蛇舌草 30 克，蛇莓 30 克，蛇六谷 30 克，石上柏 30 克，龙葵 30 克，半枝莲 30 克，山慈菇 15 克，莪术 30 克，露蜂房 12 克，海藻 30 克），具有扶正祛邪、消痈散结之功，用于晚期转移性乳腺癌。方用黄芪、党参、炒白术、茯苓等以健脾益气，顾护后天；淫羊藿、肉苁蓉、山茱萸等温肾壮阳，固摄先天；又以天冬、天花粉、南沙参、枸杞子、女贞子等滋阴润燥；气阴双补，脾肾兼顾，扶正固本；以白花蛇舌草、蛇六谷、蛇莓、龙葵、石上柏、半枝莲等清热解毒抗癌消瘕。莪术、山慈菇、海藻、蜂房等药以达活血化瘀、化痰散结的目的。本案就是实例之一。

第四章　消化系统肿瘤

第一节　食管癌

食管癌是指发生于食管黏膜的恶性肿瘤，为消化道的常见恶性肿瘤之一。本病最常见的症状为吞咽困难，早期症状多不明显，有时仅感吞咽食物时不适，食物停滞感或有噎塞感，随病情发展而发生进行性吞咽困难。常吐泡沫状黏液，呕吐量一般较多。前胸后背持续性疼痛，胸骨后有烧灼感。晚期癌肿溃烂可引起出血，侵犯喉返神经可致声音嘶哑。食管癌可伴发纵隔炎、肺炎。消瘦明显，体重下降，大便干结，可有远处转移而出现相应体征。

现代医学认为，本病病因尚未完全阐明，主要与饮食、营养、生活环境及遗传等有关，尤其是亚硝胺类化合物、霉菌诱发食管癌的研究已部分得到证实。

食管癌诊断主要依靠临床表现、X线钡剂造影检查、食管拉网细胞学检查及食管镜活检组织病理检查。本病X线钡剂造影可见黏膜皱襞破坏，充盈缺损，钡剂通过障碍。

现代医学对本病的治疗手段主要有外科手术、放疗和化疗。外科手术切除对早期食管癌疗效较好，据报道，早期食管癌患者手术切除后5年生存率达90.3%。晚期的中上段食管癌及病灶位于主动脉弓处的中段食管癌则不宜手术而常采取放疗。放疗的效果与病灶范围有一定关系，范围小者疗效好，尤其为远期疗效较好，反之疗效就差。从病灶形态而言，蕈伞型食管癌放疗敏感性最强，其次为髓质型，而缩窄型疗效最差。从病理而言，分化差者敏感性强，分化好者敏感性低。

本病中医多属于"噎膈"范畴，《素问·至真要大论》有"饮食不下，膈噎不通，食则呕"的记载。七情所伤、饮食不节与本病有关。情志抑郁，肝失疏泻，侮脾犯胃，脾失健运，津液失布，聚而生痰，痰气交阻，阻于谷道；悲怒伤肝，肝气郁结，气滞血瘀，阻于谷道。在饮食因素中，与饮酒过多和长进辛香燥热之品有关。燥伤津液，咽管干涩，日久瘀热停留，阻于食管而成噎膈之症。由此可见，食管癌的病理不外乎气、痰、瘀、热之变。

1. 施今墨治食管癌案

常某，男，38岁。

病史：患者经北京某医院检查，诊断为食癌已半年余。近来每日只能食流食，喉间堵闷，胃部胀满，泛酸嗳气，口中痰涎多，背痛，精神倦怠，医院拟手术治疗，患者不愿，故延中医治疗。舌苔厚腻，脉细软。

辨证：痰气交结，气血运行受阻，久则气血痰结，阻滞食管胸膈，遂成噎膈之证。

治法：化痰解郁，调理气血。

处方：桃杏仁各6克，牛蒡子6克，法半夏6克，怀牛膝10克，紫厚朴5克，桔梗5克，薤白10克，莱菔子6克，代赭石（旋覆花6克同布包）12克，全瓜蒌20克，莱菔缨6克，茜草10克，丹参（米炒）15克，陈皮炭6克。

二诊：服8剂，噎阻减轻，泛酸、嗳气及背痛均稍好，已能食馒头及挂面等物，但食后不易消化。处方：薤白10克，全瓜蒌25克，桃杏仁各6克，紫厚朴5克，法半夏6克，代赭石（旋覆花6克同布包）12克，茜草10克，丹参（米炒）15克，怀牛膝6克，牛蒡子6克，山慈菇10克，绿萼梅6克。

三诊：月余患者由山西家乡带信来云：二诊方又服10剂，现在每顿饭可吃一个馒头一碗面条，咽下慢，饮食在入胃时感到滞涩，不易消化，有时吐白沫，背仍常痛，精神觉比前强些。复信嘱其将二诊方加3倍量，研极细末分成200小包，每日早、午、晚，各服1包，白开水送服。

［祝谌予.施今墨临床经验集[M].北京：人民卫生出版社，1982.］

【评析】 牛蒡子，缪希雍《本草经疏》称："为散风除热解毒之要药。辛能散结，苦能泄热，热结散则脏器清明"，王逊《药性纂要》谓："大力子，味辛苦气寒，有通达内外之功。外而疏壅滞去皮肤中风湿，细者斑疹，大者痈毒，服久能消。内而上利咽膈清风热，下利腰膝凝滞之气。"今人用二氯甲烷和乙醇，由牛蒡根中分离得抑制肿瘤生长的物质，可见此药在食管癌的治疗中有一定理论与实践基础。绿萼梅，即白梅花之异名，具有疏肝和胃化痰之功，可治疗梅核气，肝胃气痛，食欲不振，瘰疬等。

2. 李修五治疗食管癌案

贺某，女，72岁。

病史： 1979年5月发现咽食稽迟，沿食管部位有烧灼感，吐痰，消瘦。至1980年2月17日因诸症加重，消瘦明显，吃面条亦感困难，始赴某县医院检查。经X线食管照片，诊为食管中下段恶性变，建议拉网检查。1980年2月28日至省某医院X线片检查示：食管中段约长6 cm处钡剂通过受阻，舒张欠佳，边缘不整，黏膜破坏。诊为食管中下段癌。因照片明显，该医院不予再做拉网病理检查。同时求治于余。当时消瘦十分明显，神疲乏力，胸部仍有烧灼感，有时朝食暮吐，呕吐食物及血水，胸闷痰多。舌质红、苔白，脉弦细。

辨证： 痰气交阻，阴虚血瘀。

治法： 理气化痰，破瘀软坚。

处方： 方用虎七散，配合汤药应用。虎七散：壁虎（焙干）60条、三七粉60克共研末，分90包，为一个月的量。每日3次，每次1包，黄酒冲服。全瓜蒌20克，半夏9克，陈皮10克，急性子30克，茯苓30克，莪术12克，三棱12克，昆布、海藻各15克，半枝莲、丹参、山楂、白花蛇舌草各30克，水煎服。

服一个月精神好转，并能吃馍，每餐3两，消瘦较前减轻。第二个月因壁虎一时短缺，诸症加重。第三个月继服上药，症状又复好转。第四个月症状更轻。服五个月，一切症状消失，硬食亦能吃，精力充沛，身体复原。后停服汤药，唯虎七散继续服用。至1981年12月3日检查，患者营养中等，无贫血貌，呼吸、脉搏、血压均正常，每日能吃9两，吃馍、饺子亦无阻噎感。X线片和原片（1980年2月28日）相比较：①中下段食管狭窄明显改善（最狭径由6 mm扩张为13 mm）；②狭窄段食管边缘较前完整光滑；③食管狭窄段上部钡剂残留减少。1981年12月中旬随访，患者已康复若常，无任何不适。

[河南省卫生厅.河南省名老中医经验集锦[M].郑州：河南科学技术出版社，1985.]

【评析】 食管癌，属中医学噎膈范围。病理方面，中后期似属恶疮。壁虎具解毒散结疗恶疮之功，入血分能攻散气血凝结，所以为主药始终服用。本例治疗初期恶病质已明显，症情错杂，随时都有逆转的可能，故对三棱、莪术、全瓜蒌、半枝莲、黄药子、昆布、海藻、贝母、山豆根、白花蛇舌草等抗癌中药不能不问其药性之寒热温凉一味堆砌，应根据辨证论治的原则，酌情选用，方能更好地发挥抗癌中药的抗癌作用。从本例整个治疗过程来看，壁虎为主要药物，减之则效差，增之则效著，这是一个苗头，有待进一步研究。

3. 谢远明治食管癌案

丛某，男，48 岁。1970 年 8 月 4 日初诊。

病史：患者以吞咽不利，进食有噎感 2 个月为主诉而求诊。日进食 150～200 克，且只能进流食，伴有进行性消瘦，胸背疼痛，固定不移，偶有锥刺样痛感，反胃、恶心，时有呕吐（为胃内容物），胸脘痞闷。脉细弦涩，舌质红有瘀斑、苔薄，经某医院 X 线钡剂摄片，诊断为食管癌。

辨证：瘀血内阻，气机不利。

治法：活血化瘀，疏肝理气。

处方：丹参 10 克，白术 10 克，土贝母 10 克，白花蛇舌草 12 克，广木香 12 克，蜈蚣 4 条，土鳖虫 10 克，全蝎 10 克。每日 1 剂，连服 45 剂。

9 月 16 日复诊：服前方 1 月半，自觉哽噎感减轻，精神好转，饮食增加，每日进食 300～350 克，10 月 23 日摄片复查，见其原癌变局部管壁较前光滑，钡剂通过良好。继用前方加减治疗服药年余。

1972 年 2 月 1 日复诊：诸症消失，饮食增加，日进食 500 克左右，无噎塞及其他不适。摄片复查，局部光滑无缺损，黏膜完全恢复正常，钡剂通过无阻。继守前法化裁，制成粉剂，以巩固疗效。处方：白花蛇 30 克，蜈蚣 30 克，广木香 30 克，乌梢蛇 30 克，土鳖虫 30 克，三七 15 克，鸡内金 60 克，上药共为细末，日服 2 次，每次 3 克，药完即配，嘱无间断。

随访 8 年。1973 年复查，自觉无任何不适。X 线片示原病灶局部管壁僵硬，但充盈及钡剂通过良好，未见狭窄及充盈缺损，上段也不扩张。守前方粉剂，巩固疗效。1974 年 6 月 16 日及 11 月 20 日两次摄片复查，均未见异常。1981 年随访，已上班 8 年，无任何不适。

［史宇广. 当代名医临证精华·肿瘤专辑 [M]. 北京：中医古籍出版社，1992.］

【评析】 用药精练，长于用虫类搜剔散瘀，未用通降而梗噎自顺，亦有验之方，有得之见也。非多年积累，难以及此。

4. 贾堃治食管癌案

徐某，男，48 岁。1974 年 2 月 10 日初诊。

主诉： 咽下困难近 1 年。病史：于 1973 年 3 月份，感到咽下食物有噎阻，进行性加剧。6 月 28 日，住进某医院外科，做了系列检查。确诊为食管中下段癌。X 线片：食管中后段约 4 cm 不规则狭窄，黏膜破坏，扩张差，钡剂通过受阻，上段扩张。因拒绝手术，要求出院。患者曾服中药，病情未见缓解。刻下症见：咽下食物噎阻加剧，呕吐黏液多，体重下降，胸背痛。可进流质食物，精神可。大便干，小便正常。舌质红，有瘀斑，舌苔白。脉象弦细。

辨证： 瘀痰结聚，胃失和降。

治法： 行气豁痰，化痰散结。

处方： ①旋覆花（包煎）12 克，代赭石（先煎）30 克，法半夏 15 克，蜂房 10 克，蜈蚣 2 条，瓦楞子（先煎）30 克，山豆根 10 克，制天南星 10 克，山慈菇 30 克，郁金 15 克，三七 6 克，生甘草 3 克。一剂药煎两遍，合在一起，分 2 次服。②平消片：每次服 8 片，每日 3 次，开水送下。

患者经过 2 年治疗，症状有所缓解。于 1981 年 9 月 19 日来诊：症状再度加重，咽下困难，呃逆，吃半流质食物亦感噎阻。大便干秘。X 线片：食管中下段狭窄，黏膜破坏。舌质绛，舌下有瘀斑。脉细缓。辨证属瘀痰结聚，脾胃不和。治宜健脾和胃，化痰散结。处方：旋覆花（包煎）12 克，代赭石（先煎）30 克，瓦楞子（先煎）30 克，清半夏（先煎）15 克，蜂房 10 克，蜈蚣 2 条，黄芪 60 克，三七 6 克，山豆根 10 克，料姜石（先煎）60 克，生甘草 3 克。一剂药煎两遍，合在一起，分 2 次服。

患者又经 5 年治疗，复诊 130 次，以上方为主，随症加减用药。气滞痰结者加香附 15 克，枳实 6 克，土贝母 15 克。脾胃阴亏者加玉竹 15 克，郁李仁 30 克。

气虚者加党参 30 克，白术 15 克。肾气虚者加补骨脂 30 克。

经过 8 年之久的治疗，服平消片四百余瓶，汤剂八百余剂，症状逐渐消失。1985 年 4 月 30 日，经胃镜复查：食管中下段 23 cm 处，食管后壁约见 1 cm 长溃烂面，表面稍隆起，上附白黏液，不易冲掉，组织较脆弱，触之已出血，其他均正常。在病灶处取活检，病理报告：见到少量坏死组织，见到个别核异质细胞。现体力恢复。退休后，可做一般家务劳动。

［贾堃 . 中医癌瘤学 [M]. 西安：陕西科学技术出版社，1996.］

【评析】 贾堃老先生以其在中医肿瘤学方面的杰出成就而成为 20 世纪中国百年百名中医临床家之一，他治癌时间长，经验丰富，理论自成体系。其代表作是由陕西科学技术出版社 1996 年出版的《中医癌瘤学》，代表方是 1958 年创制的平消片（初名平消丹），由枳壳 30 克，火硝 18 克，五灵脂 15 克，郁金 18 克，白矾 18 克，仙鹤草 18 克，干漆（炒）6 克，制马钱子 12 克组成。将上药共研为细粉，水泛为丸。每次服 1.5～6 克，每日 3 次，开水送下。取五灵脂、干漆，散瘀活血，攻坚破积，止痛消结；郁金、白矾，疏肝解郁，消炎解毒，利胆除烦；火硝消坚化瘀，推陈致新；制马钱子通络除湿，祛毒消肿，提神补脑，通血脉；仙鹤草、枳壳，强心滋补，利气宽肠，消痞疏滞，活血止血。共奏攻坚破积，去息肉，蚀腐肉，解毒强心，利气止痛，健胃养血，健脾理气之功。1983 年 11 月通过鉴定，认为对胃癌、肺癌、食管癌等有缓解症状，缩小瘤体，抑制癌瘤生长，提高机体免疫水平，延长患者生命等作用。1985 年，受到中国人民解放军后勤部嘉奖，并获国家科研成果二等奖，现已由西安国药厂制成成药。

5. 张梦侬治食管癌案

陈某，男，43 岁。1974 年 4 月 5 日初诊。

病史：患者咽中梗塞，伴进行性吞咽困难月余，自觉咽中有异物感，食后梗塞不畅。经某医院 3 次 X 线钡餐检查，摄片示：食管下段 1/3 处肿瘤，病灶宽约 0.8 cm，长约 9 cm。因不愿手术治疗而来就诊。形体消瘦，吞咽困难，只能进少量流食，大便干结如羊矢。舌苔薄黄、舌质红，脉弦数，两寸俱芤。

诊断：噎膈（食管癌）。

辨证：阴虚津亏，热毒蕴结，燥化太过。

治法： 生津润燥，滋阴益胃，佐以消肿败毒，软坚散结。

处方： 南沙参、玉竹各 15 克，麦冬、旋覆花（包煎）各 10 克，怀山药 24 克，白茅根 100 克，白花蛇舌草、蜂蜜各 200 克。上药加水 2500 mL，慢火熬至 750 mL，去渣后加蜂蜜熬和。每日 1 剂，水煎分 4 次服。白鹅血热服，7 天 1 次。若无白鹅，白鸭亦可。另将白鹅尾部毛捋下烧炭，研极细末分 3 次，调米汤饮服。鹅、鸭肉煨汤食。

禁忌： 各种鸡、牛、羊、狗肉、猪蹄、鲤鱼、鲇鱼、黄颡鱼、虾、蟹、辣椒、葱、蒜等一切发疮动火之物。禁酒及房事。

5 月 10 日二诊： 服上方 30 剂，进白鹅血 2 次、白鸭血 3 次，咽中梗塞感已消失大半，食欲增进，大便正常，余症均有改善。经食管钡餐复查，病灶已完全消失，唯咽中尚有不适感。守原方加竹茹 15 克。继服 1 月。

6 月 18 日三诊： 咽中仍有不适感，嗳气则宽，纳欠佳，多食则胃脘饱胀，寐差。脉弦缓，按之反涩。复查报告示：食管下段扩张良好，黏膜清晰。此属阴津恢复，癌肿虽消，中焦气滞。拟和胃降逆，利气消胀法。处方：醋柴胡、制香附、姜半夏、炙甘草各 6 克，姜竹茹、旋覆花（包煎）、广陈皮、厚朴花、茯苓、全紫苏、炒谷芽、炒麦芽各 10 克。30 剂，每日 1 剂，水煎分 4 次服。

7 月 20 日四诊： 纳食正常，无腹胀，眠可，大便时干，咽中干燥。舌色无异，脉弦缓。法宜甘平苦轻剂益胃润肺以善后。处方：南沙参 24 克，全当归、生甘草、麦冬、甜杏仁、淡竹茹、广陈皮各 10 克，玉竹 15 克，怀山药、白茅根各 24 克。10 剂，每日 1 剂，水煎服。

患者经过 3 个月的治疗，病告痊愈。随后走访 7 年，体健如昔。

［王清华.张梦侬治疗肿瘤经验举隅 [J]. 中医杂志，1997（10）：597-598.］

【评析】　常言说单方气煞名医，反过来说，名医若能正方、单方相结合如张梦侬老先生者，则又可以称为明医。鹅血疗噎膈在清代名医吴鞠通治疗噎膈医案中就有记载"精气结而成骨，横处幽门，宜鹅血以化之"。其实，元·朱震亨《丹溪心法》治疗噎膈有用驴尿者，也言效果不错，可以试验。

6. 孙桂枝治食管癌复发案

牛某，男，56 岁。

病史： 1978 年 2 月发现进食发噎，症状时隐时现，进普食有时需要饮水送服，但并未在意。2 个月以后，自觉进食发噎频繁，伴有胸骨后微痛，疑为食管癌，于 1978 年 5 月在当地医院进行食管钡餐造影，发现食管中上段充盈缺损，约 7 cm 左右，病变上端食管腔扩张，确诊为食管癌。转郑州某医院进一步检查，食管镜检查，距门齿 25 cm 处发现食管壁充血糜烂呈结节状凹凸不平，易出血，刷检找到鳞状癌细胞。于 1978 年 6 月来北京某医院行放疗。放射总量 600 rad，症状缓解，自认为痊愈，回家未进行其他治疗。1981 年 5 月再次出现胸骨后疼痛，口干苦，进食发噎明显，当地医院检查考虑为复发，日渐加重，胸背疼痛，再次来北京治疗，经多家医院检查，认为不能再进行放疗。患者体质差，不能承受化疗，又转门诊治疗。自诉进食哽咽，只能进半流食，呕吐黏液。胸背烧灼样疼痛，消瘦明显，痛苦表情，大便干，已 1 周未解大便，脉弦细，舌质红有裂纹，苔少剥脱。

辨证： 瘀毒内阻，津液亏虚。

治法： 活血化瘀，滋阴润燥，佐以抗癌。

处方： 桃红四物汤和二术玉灵丹加减。桃仁 10 克，生地黄 12 克，当归 10 克，莪术 10 克，郁金 10 克，丹参 10 克，蜂房 6 克，枸杞子 15 克，女贞子 15 克，石见穿 15 克，半枝莲 15 克，火麻仁 15 克。水煎浓缩，每日 1 剂，连服 7 剂。

二诊： 胸骨痛未见好转，呕吐黏液比前好转，大便已解，量少干黑，脉弦细，苔剥，舌红。原方加全瓜蒌 30 克，急性子 15 克，炙大黄 5 克。连服 14 剂，给予加味西黄散 3 克，加蜂蜜少许调匀，含服，每日 2 次。

1978 年 10 月 20 日复诊： 诉进食发噎好转，能进软食，胸背疼痛减轻，大便已通，精神好转，体力较前有所增加，脉弦细，苔黄，舌红，患者要求带药回当地治疗，拟方如下。处方：①人工牛黄散 1 料（人工牛黄 15 克，乳香 30 克，没药 30 克，三七 30 克，山慈菇 30 克，僵蚕 30 克，珍珠粉 15 克，生薏苡仁 30 克，苏木 15 克，共为细末）。②生黄芪、威灵仙、香橼、夏枯草、蒲公英、紫花地丁各 60 克，生何首乌、半枝莲、白花蛇舌草、太子参各 100 克，生半夏、露蜂房、枸杞子各 30 克，水煎浓缩成膏。将人工牛黄散加入药膏中，再加蜂蜜 500 克搅匀。每次两茶匙，每日 3 次。

服药 3 个月后症状大有好转。建议继续按原方服用。患者带癌生存 7 年，并能操持一般家务。

　　[孙桂芝.常见肿瘤诊治指南 [M].北京科学技术出版社，1991.]

　　【评析】　本案属复发，又呕吐黏液，正气已然虚衰，预后不佳，若再做放、化疗，重伤气阴，将适得其反。所幸适逢良医，施治得法，却能带癌生存 7 年，可喜可贺。医乃仁术，救死扶伤，信不谬也。

7.汤新民治食管癌隶

　　鲍某，男，70 岁。1982 年 1 月 28 日初诊。

　　病史： 1981 年 11 月起，吞咽困难，伴胸骨后痛。1982 年 1 月 23 日行胃镜检查示：食管下端浸润型癌（约 5 cm 范围），病理活检：见小团癌细胞。患者拒绝手术。自诉：3 个月来吞咽困难，仅进流食，胸骨后痛，乏力消瘦，并呕血三四次，色鲜或紫，量不多。诊其脉小弦，苔薄润。

　　辨证： 脾虚失运，气滞、血瘀、痰凝，结而成癥，留阻胸膈则噎食、胸痛；气火有余，克脾犯肺，血随气升则呕血频仍。

　　治法： 健脾和胃，理气散结，活血化瘀，柔肝润肺。

　　处方： ①健脾和胃：党参 15～30 克，黄芪 15～30 克，薏苡仁 15 克，青陈皮各 9 克，木香 12 克，炒山楂 15 克，炒六神曲 15 克，炒麦芽 15 克，甘草 6～12 克。②理气散结：竹茹 12 克，半夏 12 克，枳壳 12 克，煅瓦楞子（先煎）30 克，海藻 12～18 克，海带 12～18 克，徐长卿 30 克，蜀羊泉 30 克。③活血化瘀：桃仁 12 克，蒲黄（包煎）30 克，丹参 30 克。④柔肝润肺：煅牡蛎（先煎）30 克，夏枯草 15 克，川贝母 9 克，南北沙参各 15～30 克。呕恶、嗳气加旋覆花（包煎）12 克，代赭石（先煎）30 克，丁香 12 克，降香（后下）12 克；呕血、便血加贯众炭 30 克，藕节炭 30 克，侧柏炭 30 克，地榆炭 30 克，槐花炭 30 克，仙鹤草 30 克，白及 9 克。

　　服药 2 个月后，患者能食软饭，胸骨后疼痛减轻。又 2 个月后，能进食干饭，无梗阻感。继续服药后，1983 年 6 月、1984 年 1 月和 4 月，曾有两次呕血和一次黑便，均服用原方加凉血止血药后得以缓解。以后服药间断，每年随访 1～2 次，均无明显症状。1994 年元旦，患者已 83 岁高龄，然精神矍铄，饮食一切如常人，治疗迄今已 12 年又 3 个月。

［凌耀星．中医治癌秘诀 [M]．上海：文汇出版社，1996．］

【评析】 本案有两个药物值得一提。徐长卿，又名鬼督邮，具有祛风除湿，行气活血，止痛止痒，解毒消肿之功。现代药理学研究证实徐长卿有明显的镇痛镇静作用，在本案中发挥了理气止痛的作用。蜀羊泉正名白毛藤，为茄科植物白英的全草。功能清热利湿，解毒消肿，抗癌。现代药理学研究证实白毛藤具有抗肿瘤作用，多用于肺癌、宫颈癌、食管癌、肠癌等。

8. 凌耀星治食管癌案

吴某，男，61岁。1990年5月6日初诊。

病史： 患者于1990年2月6日进食大量脂肪性饮食后，突发急性出血性坏死性胰腺炎，急送当地医院进行抢救，行切除手术，清除坏死组织，蝶式开放引流。因发现胆囊炎、胆结石，故切除胆囊。1990年4月，发现进食困难，呃逆，泛恶，呕吐，于4月27日做胃镜检查，见食管中下段有一肿瘤，活检病理报告为食管鳞状细胞癌。当时因患者腹部手术切口尚未愈合，全身状况极差，不能再行手术，亦未做化疗、放疗，仅做支持处理。适余去江阴，患者前来要求中药治疗。患者形体消瘦，面色萎黄，神疲乏力。自诉仅能进食少量半流质饮食，现断续呃逆呕吐已四昼夜。诊其脉浮弦，舌苔白腻。

辨证： 痰聚阻塞谷道，而成噎膈，胃气上逆，化源将绝。

治法： 涤痰散结，抗癌消瘤，益脾和胃，降气止呕。

处方： ①急性子12克，制天南星12克，制半夏12克，壁虎2条，山豆根12克，炙黄芪30克，炒白术15克，茯苓15克，代赭石（先煎）30克，丁香6克，沉香（后下）6克，生姜4片。②仙鹤草30克，石见穿30克，鬼针草30克，白花蛇舌草30克，煎汤代水，煎上述①方。③硇砂1.5克研细末，分4次以米粥半匙和服，不饮水。

上药服用4剂后，患者自感食管中似有物突然脱落坠下，顿觉上下通畅，以后进食饮汤均无阻碍，亦无不适感，食量增加，呕吐黏液均明显减轻。前方续服。

11月21日来信云：7月初停药数天，进食又出现打嗝现象，并吐黏液，即将原方再服，情况即有好转。近来一次能进食稀饭两碗，无梗阻感。痰结已散，胃气未和。但元气耗损，非短期所能恢复。治疗应转以益气养阴、固本为主，兼以降气和胃，以保化源，再配以抗抑癌毒，防其复长。处方：生黄芪30克，党参 15 克，土炒白术 15 克，茯苓 15 克，麦冬 30 克，玉竹 15 克，天花粉 15 克，旋覆花 12 克，代赭石（先煎）15 克，陈皮 9 克，壁虎 2 条，山豆根 12 克，仙鹤草 30 克。

此方断续服用至 1991 年 1 月 18 日，钡餐透视摄片：钡剂通过顺利，食管黏膜规则，管壁扩张良好，未见肿块。患者进食已无困难，亦未见呕逆等情况。辨证胃气已和，癥积已除，元气犹虚。续治益气养阴，抑癌防癌，以资巩固。前方去旋覆花、代赭石，加白花蛇舌草 30 克。

1992 年 1 月 13 日来信，钡透及食管镜示已无病灶，局部活检未找到癌细胞。患者完全康复，停药。

1993 年 10 月 11 日钡透示：食管钡剂通过顺利，管壁光整，食管蠕动正常。

1994 年 12 月随访，一切良好。

［凌耀星．中医治癌秘诀 [M]．上海：文汇出版社，1996.］

【评析】　《黄帝内经》云："言不可治者，未得其术也。"此之谓乎？硇砂，主要成分为氯化铵，能化痰软坚消积，《唐本草》谓："去恶肉，生好肌。"《本草纲目》谓："治噎膈癥瘕……除痔瘰疣赘。"用于食管癌梗阻有很好的开通效果。本案"硇砂 1.5 克研细末，分 4 次以米粥半匙和服，不饮水"这一方法，颇具巧思，值得提倡。壁虎，有解毒散结之功，《万病回春》用单味浸酒治噎食。现代用于多种恶性肿瘤，尤其是食管癌，开关启膈，消癥散结，不可或缺。

9. 朱曾柏治食管贲门癌案

刘某，女，43 岁。1990 年 7 月 16 日初诊。

病史：1990 年 5 月上旬起，饮水过多时感到水停滞在胃中，胃脘中时有水荡漾感。继而快食、过硬食时胃脘中梗痛，进辣食亦无味，并有反感。由于食纳锐减，饮水甚少，因而形体进行性消瘦。1990 年 7 月上旬经医院胃镜及淋巴穿刺取样检查，确诊为食管贲门癌，淋巴转移。因手术费、住院费高昂，无力支付，于 1990 年 7 月 16 日来门诊就医。其时，患者颈下、腋下淋巴结肿大，外观可见。淋巴坚硬，推之不移。进食梗阻严重，胃中时有稀薄之白色泡沫溢出。咽喉中亦有异物感，如败絮。小便短少，大便干结。舌质紫黯、舌如镜面、嫩红无苔，脉细数。虽食少纳差，但精神尚好。

辨证：阴虚火旺，灼炼痰瘀，凝聚化毒致癌。

治法：滋阴解毒。

处方：①金银花30克，败酱草20克，板蓝根30克，威灵仙10克，炙旋覆花（包煎）10克，水蛭20克，生半夏15克，炮山甲30克，白花蛇舌草60克，银耳50克，天麦冬各20克，紫河车15克，半枝莲60克，大枣100克，壁虎6条，甘草10克，生姜（切成薄片浸泡在煎好的药液中）20克，3剂。②朱氏外敷散200克，藤黄40克，共碾细末，装一长形布袋中，干敷于咽喉至中脘处。不适时取下，如无不适可连续敷2小时以上。③6号抗癌粉20克，每次服药时吞服0.2克。

7天后二诊：言其梗阻症状略有减轻，其他症状无进展。上方生半夏再加10克，威灵仙20克，紫河车加20克。每剂药仍服2天；外敷药中加六神丸50支；6号抗癌药粉20克，每次随药服0.3克。

20天后三诊：进食梗阻、唾吐泡沫等症状均有好转，小便由短黄转为清长，每天能断断续续进食300克。观其苔，紫黯见退，舌面有少许津液，硬肿的淋巴结亦见软小。处方：①紫河车30克，银耳50克，败酱草20克，夏枯草30克，沙参30克，威灵仙10克，水蛭20克，生半夏20克，天麦冬各20克，半枝莲60克，白花蛇舌草60克，甘草10克，绿豆150克，生姜（切成薄片浸泡在煎好的药液中）20克，蜂蜜100克，与煎好的药液再煮约5分钟，每剂仍服2天。②外敷如前。③6号抗癌粉100克，加大蒜100克，六神丸20克，共研极细末，每次服药0.5～0.8克。

此后每隔1月或40天复诊1次。扶正解毒大法不变，药味药量稍事变通，6号抗癌粉，3年不辍。1993年2月18日复诊，舌脉正常，颈下、腋下的淋巴结已消失，上方生半夏减至15克，去壁虎，各药均减其制。每剂仍服2天，间隔3～5天服1剂。

［朱曾柏．癌症医案2则[J]．中医杂志，1993（12）：720-721．］

【评析】　既有小便短少，又有大便干结及舌光红如镜等症，系胃阴亏败，当滋阴润燥，似不宜再用燥烈耗阴之品。况紫河车、水蛭气味腥臭，用量如此之大，虚弱之胃能否接受？而朱曾柏乃一方名医，案例确凿，可见医理之玄妙和经验之重要也。

10. 孙桂枝治疗食管癌案

戴某，男，50岁。1979年10月9日初诊。

主诉：食管癌术后1个月，胸闷胁痛，进食不畅。病史：患者进食不畅年余，于1989年9月诊断为食管癌而行手术治疗，术中发现，癌组织与周围粘连，纵隔淋巴结肿大，即行手术剥离姑息切除。病理证实，食管鳞状细胞癌，纵隔及病变食管周围有淋巴结转移。刻下症见：食管癌姑息切除术后1个月，患者胸闷胁痛，进食不畅，纳谷不香，痞满泛酸，口干口苦，大便秘结，苔薄黄，脉象细弦。

西医诊断：食管癌。

中医诊断：噎膈。

辨证：肝胃不和，气滞上焦。

治法：疏肝和胃，行气化滞，佐以抗癌。

处方：逍遥散加减。柴胡10克，赤芍10克，杭白芍10克，郁金10克，茯苓10克，白术10克，莪术10克，威灵仙15克，天花粉15克，沉香（后下）6克，玫瑰花10克，绿萼梅10克，白花蛇舌草30克。每日1剂，水煎早、晚分服，连服7剂。

10月16日二诊：患者胸闷胁痛减轻，烧心反酸、口苦口干、大便干结均有所好转。处方：在原治法基础上加益气补肾药枸杞子15克，女贞子15克，太子参15克。每日1剂，水煎早、晚分服。梅花点舌丹3克，每日3次，饭后服，共服2周。

11月2日三诊：初诊时患者的症状基本消失，纳眠可，二便调，近日腰膝酸软。将原治法改为健脾益肾，消癖散积。处方：党参15克，白术10克，茯苓12克，枸杞子15克，女贞子15克，桑寄生15克，生黄芪30克，莪术15克，郁金10克，菟丝子10克，半枝莲15克，白花蛇舌草15克。每日1剂，水煎早、晚分服。梅花点舌丹3克，每日3次。人工牛黄散，每次2粒，每日3次。2种成药隔日交替使用，服用半年。

1990年5月16日四诊：患者自觉无明显不适。为巩固疗效，防止复发，根据张景岳噎膈反胃当以脾肾论治的理论，仍用健脾补肾，消癖化积法。处方：太子参 15 克，白术 12 克，土茯苓 15 克，枸杞子 15 克，女贞子 15 克，全瓜蒌 15 克，清半夏 10 克，莪术 15 克，威灵仙 15 克，半枝莲 15 克，白花蛇舌草 30 克。每剂煎 2 次，分 2 日早、晚服；加味牛黄散 3 克，每日 3 次。

患者能坚持服药，每年检查 1 次，对原方稍有加减，继续服用，服药 3 年后，坚持 8 小时工作，现已退休。自就诊至今已 23 年，仍能正常生活。

［高荣林，姜在旸. 中国中医研究院广安门医院专家医案精选 [M]. 北京：金盾出版社，2005.］

【评析】 该患者患食管癌，因情绪郁闷，而致肝气郁结，疏泄失常，影响脾胃，则纳谷不香，胸闷胁痛，久郁化热，口苦口干，为肝胃不和、气滞上焦之证，故初诊时以柴胡、郁金、玫瑰花、绿萼梅疏肝解郁；当归、白芍、赤芍养血活血调肝；茯苓、白术健脾益气；佐以莪术、威灵仙消癖散积以抗癌。

11. 谢海洲治疗食管癌案

赵某，男，59 岁。

病史：于 1976 年 1 月在北京某医院检查：食管上、中段大致正常，食管下段距门齿 35 cm 处可见食管右侧壁有一 0.2 cm 突出隆起物，其下外方食管前壁可见不规则的黏膜肿物，向管腔突出，表面水肿苍白，被以白色伪膜，碰触易出血。进入贲门后，见贲门部小弯侧黏膜肿物呈菜花状隆起，界限不清，有胃壁浸润，肿物表面糜烂充血，有黄色分泌物，触之易出血。病变长约 5.6 cm，约在距门齿 45 cm 处。胃底黏膜尚正常。诊断：贲门癌（侵及食管下段）；胃腺癌Ⅱ级。患者拒绝手术治疗，而就治于中医。刻下症见：吞咽困难，咽物滞涩而痛，伴有呕吐。能吃流食。疲倦消瘦，脘痛堵闷，食少腹胀，睡眠欠佳，面色无华，肩背及胸骨窜痛，不欲食，舌体胖嫩，苔水滑，脉沉弦。

辨证：湿热蕴结，结毒盘踞，幽膈滞碍，呈噎膈反胃之象。属正虚邪盛，颇虑难挽。

治法：清热解毒，活血通络，启膈通幽。

处方：重楼 30 克，生薏苡仁 30 克，赤芍 15 克，桃仁 12 克，冬瓜子 8 克，金银花 15 克，郁金 12 克，石菖蒲 9 克，龙葵 15 克，天葵子 15 克，土贝母 9 克，桔梗 15 克，枳实 9 克，红花 12 克，王不留行 9 克，铁树叶 30 克，石燕 15 克，急性子9克，石见穿15克，苏木6克，山慈菇9克，水煎服，每日1剂。同服：散结灵，每次4粒，每日3次。

守方治疗3个月，诸症稍减，吞咽稍利。仍法前法，适当加入扶正之品。如黄芪、党参、菟丝子、生熟地黄、当归、太子参、甘松、荜茇、娑罗子、紫金锭（分2次冲服）1.5克等。

又经治4个月，症状基本消除。原方继进，并加制硇砂（分冲）1.5克，每日2次；西黄丸1.5克，分服，每日2次。

又服药2个月，一般情况良好，食物吞咽较畅，食量已增，舌质淡嫩，苔薄白，脉弦缓。拟下方以巩固疗效。处方：北沙参12克，丹参15克，茯苓30克，土贝母9克，郁金12克，蟾皮3克，凌霄花9克，川贝母9克，重楼15克，八月札9克，忍冬藤30克，苏木6克，山慈菇9克，麝香0.9克，牛黄6克，乳香30克，没药30克，神曲30克，制糊丸每次服1.5克，每日2次。

药后复经某医院检查示病灶消失。又续拟解毒抗癌、益气扶正法善后。处方：①山慈菇9克，浙贝母9克，重楼15克，龙葵15克，连翘12克，白花蛇舌草15克，急性子9克，生薏苡仁20克，天麦冬各9克，生熟地黄各12克，北沙参12克，黄药子9克。水煎服，每日1剂。②紫硇砂9克，紫金锭30克，两药研细混匀，分为10包，每服1包，每日2次。药后精神转佳，饮食二便如常。眠安，面色华泽，舌苔正，脉缓滑，全部疗程1年余，共服药一百五十余剂。

3年后随访，患者病未复发。

［谢海洲．谢海洲论医集[M]．北京：中国医药科技出版社，1993．]

【评析】　本病最易耗伤气血，损及阴阳。癌症患者的恶病质即是耗竭的指征，应用扶正法，在于调动机体的抗病能力；祛邪法，能减弱抑制癌瘤的病理损害。案中选用的天葵、重楼、川贝母、铁树叶、龙葵、石燕、急性子、牛黄、麝香、石见穿、山慈菇、蟾皮、八月札、娑罗子、黄药子、硇砂、紫金锭、散结灵等，经近代药理学研究证实，都是有效的抗癌药物。

第二节　胃　癌

胃癌是常见的恶性肿瘤之一。胃癌的常见症状为上腹部不适或上腹部疼痛，进食后症状往往加剧，随着病情进展疼痛加剧，发作频繁，并向腰背部放射，同时常伴有食欲不振，疲倦乏力，恶心呕吐，嗳气泛酸，胃部灼热，面色萎黄，形体消瘦等症状。晚期可见恶病质，低热，左锁骨上淋巴结肿大，上腹部扪到肿块，出现腹水。症状和体征出现的时间与癌肿的部位和性质关系密切。位于贲门或幽门部的胃癌可较早地引起梗阻症状，息肉型胃癌易有出血，溃疡型胃癌多有溃疡痛。位于胃底部或性质为浸润型的胃癌症状较不明显，且出现较晚，甚至延至出现恶病质时才确诊。

现代医学认为本病病因尚不清楚，一般认为与胃部疾患（如萎缩性胃炎、胃溃疡、肠上皮化生、胃息肉等）、饮食习惯（如含有潜在致癌物质的熏制食品、含有亚硝酸盐的食物、霉变食物等）、遗传及其他环境因素有关。

本病诊断除根据临床症状外，主要依据 X 线和导光纤维胃镜活检确诊，特别是胃镜的广泛应用，可发现早期病例，阳性率达 80% ～ 90%。早期胃癌在胃镜直视下可看到局部黏膜的色泽深浅的改变，或黏膜面的粗糙不光滑。进展期胃癌可看到病灶浸润的面积比较大，形成巨大肿块或不规则息肉样或结节状增生，肿瘤表面容易坏死出血，形成糜烂或溃疡。胃癌的扩散以直接蔓延和淋巴转移为主，晚期还可血行转移至肝、肺、骨、肾、中枢神经等脏器。

现代医学对本病主要采取手术和化疗，但以手术为首选。早期胃癌做根除性手术切除后，5 年生存率可达 90% 以上。但多数就诊的胃癌患者属于中晚期，手术切除率仅为 50%，术后 5 年生存率仅有 20% ～ 30%。对非根除性手术，不能手术或术后复发转移者可用化疗，即使是晚期亦应争取姑息手术切除或做胃空肠吻合术，然后进行化疗和支持疗法。

中医认为本病多属于"反胃""胃脘痛""癥瘕积聚"的范畴。病机是饮食不节，忧思过度，脾胃损伤，运化失司，痰湿内生，气结痰凝，久则成积。

1. 谷铭三治晚期胃癌术后案

李某，男，54 岁。1982 年 1 月 4 日初诊。

病史：患者 1981 年 10 月起出现上腹部间歇灼痛，伴食欲减退，体重下降。曾在市内某疗养院钡透诊断为胃窦炎。后经胃镜检查见：胃窦小弯侧有 2.0 cm×3.0 cm 溃疡，黏膜隆起、僵硬。病理确诊为胃癌。因患者病体极度虚

弱，经给予支持疗法后，于 1981 年 12 月 15 日行胃大部分切除术。术中见胃窦
6.0 cm×5.0 cm 硬性肿块，凹凸不平，侵及浆膜面。肿瘤浸润至胰头部，幽门下
淋巴结肿大约 3.0 cm×2.0 cm。胰腺淋巴结肿大侵及胰十二指肠上动脉，胃小弯
淋巴结肿大 1 枚。属胃窦部癌Ⅲ期并淋巴结周围转移。术中胃切除 4/5，清除肿
大淋巴结 4 枚。术后病理：胃壁组织、黏膜坏死消失。全层见有大片的癌组织生长。
病理诊断：胃溃疡型腺癌。已侵及浆膜层，胰腺部及幽门下淋巴结有癌转移。术
后患者发热、咳嗽，咳吐大量黏痰。经输血及给予抗生素而好转。于 1982 年 1
月 3 日出院，出院时医生交代，因患者属胃癌晚期且有转移，故预后不好，由于
体质过度虚弱，又无法接受化疗，建议中医治疗。刻下症见：精神萎靡，面色苍
白，消瘦（体重比术前减少 10 千克），厌食，稍进食则腹胀并有阻塞感。口干苦，
时有腹痛、肠鸣矢气，矢气时经常带出粪便。心慌，动则气短。舌质淡，苔白微
腻。脉细弱无力。

辨证：心脾两虚。

处方：归脾汤加味。

患者服药三十余剂后，心慌气短好转。改投异功散加味治疗。以此方出入
治疗至 1982 年 8 月。患者上述诸症明显好转，体力大增，体重由 50 千克上升
到 68 千克，腹痛消失。1983 年 4 月因感冒发热出现肝肿大、腋下淋巴结肿大。
后经中西医结合治疗，热退，肝回缩，肿大的腋下淋巴结消失。1990 年后患者
出现糖尿病、心房纤颤，身体进一步衰竭，但尚能自理。该患者 10 年来共就诊
四百余次，服汤药两千五百余剂。配服马钱子丸、儿茶、芦荟等药物一百余克。
维持治疗至 1993 年。

[谷言芳，张天文，牛煜，等. 谷铭三治疗肿瘤经验集 [M]. 上海：上海科学
技术出版社，2002.]

【评析】　此例属胃癌晚期并转移的术后患者。因病体虚弱，西医认为不
能接受化疗并估计术后只能存活半年左右。患者坚持中医治疗十余年，存活至
1993 年，生活尚能自理（期间恢复工作一段时间），说明中药对癌症的治疗
确有一定疗效。经初步统计，该患者 10 年间共就诊四百余次，服中药汤剂约
二千五百余剂。服用的方剂主要是异功散、五苓散、春泽汤、归脾汤、生脉散、
黄芪桂枝五物汤、十全大补汤、二陈汤等化裁方，其中以补益心脾的方剂为多见，

而尤以异功散的化裁方最多，占50%以上，其次是五苓散化裁方。这说明谷铭三在此患者的治疗中不仅充分运用了扶正的手段，而且尤其重视健脾利湿，恢复脾运功能，从而达到补后天，强运化，扶正气，祛病邪的目的。经统计，约50%的处方中加用了抗癌药，常用的抗癌药有白花蛇舌草、半枝莲、石见穿、马钱子、山慈菇、黄药子、莪术。一般每张处方只加用一味抗癌药，有少数方中加用了两味。1984年以前谷铭三常加用白花蛇舌草或半枝莲，而近年来则多加用石见穿。其他症状辨证用药情况如下：发热加白茅根、金银花、羚羊散；口舌生疮加肉桂、蚕沙或用吴茱萸研末醋调敷涌泉穴；腹胀加木香、厚朴；反酸加海螵蛸；食欲不振加砂仁、石菖蒲；关节疼痛加五加皮、威灵仙；口干苦加龙胆草、天花粉；心慌加生脉散；腹泻加猪苓、薏苡仁等药。总之，10年间谷铭三在治疗此患者的方剂中抗癌祛瘀、软坚散结及清热解毒药使用的并不多，基本上以使用补益药为主，但临床上却起到了抑制癌瘤发展、延长患者生存期的目的，说明扶正即是抗癌的观点是有一定道理的。

2. 谢远明治胃癌案

何某，53岁。

病史： 患者1965年2月曾在某医院住院诊治，经上消化道X线造影检查，确诊为胃窦部癌肿。因其惧怕手术，遂于1965年3月出院来我处要求中药治疗。主诉为上腹部胀痛一年余，饭后呕吐20天，伴进行性消瘦3个月。刻下症见：胃脘部胀痛不适，饭后尤甚，吐食则稍舒，口觉黏腻，纳食渐少，形体消瘦，面色萎黄，语声低微，便溏不爽，舌紫黯、苔薄黄，脉弦滑。检查上腹部可扪及鸡蛋大样硬性包块。

诊断： 反胃，积聚（胃癌）。

辨证： 气血瘀滞，脾虚湿热。

治法： 化瘀消积，健脾清热。

处方： 乌梢蛇10克，蜈蚣2条，土鳖虫、炒穿山甲、山慈菇、紫草、十大功劳叶、黄柏各10克，丹参、生薏苡仁、党参各30克，白术15克，青黛6克。水煎服。

上方连服5月后，诸症消失。复查见胃呈牛角形，位置正常，空腹滞留液少许，幽门痉挛（−），胃黏膜清晰规则完整，未见龛影及充盈缺损，胃窦及幽门前庭部亦充盈良好，蠕动波活泼，胃壁柔软，移动良好，排出功能正常，报告结果未见器质性病变。为巩固疗效，继用上方6个月，一年后恢复工作。20年来随访和复查十余次，均未发现异常变化，1987年4月随访，尚健在无恙。

[谢远明.胃癌治验两则 [J].陕西中医，1987（7）：34.]

【评析】 谢远明乃当代陕西中医界名宿，治癌早有医名，本例以湿、热、瘀、积，以脾虚气弱立论，攻补兼施，立法周全，用药精当，且多虫类搜剔攻积通瘀，而臻全功，不愧为名家手笔。

3. 张世雄治胃癌案

曹某，男，49岁。

病史： 1968年2月，患者自感胃脘部有鸡卵大的肿块，锁骨上淋巴结肿大，经某医院确诊为胃癌。据其体质及病情，采用收敛软坚、攻补兼施之治法。

处方： 灭癌汤。水蛭2克，硇砂0.5克，夏枯草15克，木香3克，紫贝齿（先煎）10克，槟榔10克，陈皮6克，硼砂3克，川大黄5克，代赭石（先煎）10克，玄参10克，白矾3克，党参15克。上药用水两碗，煎熬至半碗，凡2煎，再将2次之汤合煎至半碗稀糊状药液，每日1剂，数次分服。

100剂，病情逐渐好转。兼服人参养荣汤、六君子汤扶助正气。1974年经X线钡透检查，胃脘部正常，至今已16年未复发，胜任本职工作。

[陕西省中医药学会，陕西省中医药研究院.陕西省名老中医经验荟萃第三辑 [M].西安：陕西科学技术出版社，1991.]

【评析】 张世雄对恶性肿瘤的中医治疗颇有经验，创制了灭癌汤、灭癌散等方剂，治疗观察了760例癌症。其中灭癌汤用水蛭、硇砂专祛血中之瘀滞，攻腹中之积聚；硼砂解毒；夏枯草能散能清，软坚散结；陈皮、木香、槟榔调理气机，消积辟秽；代赭石降逆止呕，平肝凉血；丹参活血通经，凉血祛瘀；玄参凉血滋阴，解毒散结；大黄苦寒沉降；白矾性涩收敛，能抑制毒邪扩散；党参补中扶正，紫贝齿镇静安神，共奏收敛软坚、逐瘀通经、行气降气、凉血滋阴之功而用于胃癌、宫颈癌、甲状腺癌、直肠癌等，有一定疗效。

4. 张泽生治胃癌案

林某，男，45 岁。

病史： 患者于 1973 年 10 月起上腹疼痛，嗳气吞酸，经常发作，近因疼痛呕吐，食物不能通过而来院治疗。1975 年 6 月 16 日拟诊为十二指肠球部溃疡，伴幽门不完全性梗阻（胃癌不能排除），由外科收住院。于 6 月 27 日在中药麻醉下行剖腹探查术，术中发现幽门环上下有一肿块约 6 cm×5 cm×3 cm，质硬，与周围组织粘连，无法切除。故在肿块上取活检，施行胃空肠吻合术。病理报告：胃窦部黏液腺癌，内有散在恶性细胞。术后第七天化疗，口服 5– 氟尿嘧啶，每周 2 次。于 8 月 7 日转内科病房。共会诊 13 次，现摘其中 6 次诊治记录如下。

1975 年 8 月 9 日初次会诊： 由外科转来，经手术证实为胃窦部癌症。面色萎黄，食欲不振，脉沉细，苔薄黄。术后气血两伤，中虚气滞，痰郁交阻为患。

处方： 太子参 15 克，炒白术 9 克，炒当归 9 克，杭白芍 9 克，法半夏 9 克，广木香 5 克，炙甘草 3 克，石打穿 30 克。另：东风片（原名神农丸，成分：炙马钱子 500 克，甘草 60 克，糯米 30 克，研末为丸，如绿豆大，片剂每片含马钱子量 25 mg，每次服 1 片，每日 2～3 次，可与汤剂同用。不可超量，多服中毒）1 瓶，每服 1 片，每日 2 次。

9 月 6 日三诊： 胃癌手术后，经服中药治疗，食欲增加，舌苔黄厚，口干舌尖发麻，大便尚正常，原方出入。原方去木香、半夏，加天花粉 12 克。

10 月 11 日四诊： 自觉症状好转，症情稳定，体重增加 5 千克。舌苔黄腻，脉细弦。痰瘀中阻，郁而化热。处方：炒当归 9 克，杭白芍 9 克，炒白术 9 克，云茯苓 9 克，天花粉 12 克，川石斛 12 克，黄连 3 克，炙甘草 3 克，半枝莲 30 克，石打穿 30 克。

11 月 4 日五诊： 食欲增加，但食后胃脘作胀，辘辘有声，约 1 小时始安，口干仍甚。"三阳结，谓之膈"，津液受伤，不能上承。处方：潞党参 15 克，炒当归 9 克，杭白芍 9 克，麦冬 9 克，云茯苓 9 克，北沙参 12 克，川石斛 12 克，广陈皮 6 克，炙甘草 3 克，石打穿 30 克，半枝莲 30 克。

1976 年 1 月 10 日七诊： 自觉食后作胀作梗，脘痞不适，口干欲饮，舌红苔少。中气受伤，胃阴不足，养阴散结兼顾之。处方：潞党参 15 克，威灵仙 15 克，川石斛 12 克，天花粉 12 克，生半夏（先煎 1 小时）9 克，急性子 9 克，杭白芍 9 克，广陈皮 6 克，佛手片 5 克，石打穿 30 克。

5 月 4 日十三诊： 住院 9 月余，症情稳定，每餐能食二三两，形体不瘦，活动如常，唯食后脘部稍有饱胀感，加服"宁癌 154"，觉口干，再以调中和胃。处方：潞党参 15 克，威灵仙 15 克，生薏苡仁 15 克，炒当归 9 克，炒白术 9 克，法半夏 9 克，炒枳壳 9 克，天花粉 12 克，半枝莲 30 克，石打穿 30 克。

上方又服 1 个月，症情明显好转，要求外科会诊。外科同意手术根治。于 6 月 9 日在硬脊膜外麻醉下行剖腹探查术，术中发现原肿块明显缩小，为 3 cm×3.5 cm，但与胰腺及腹壁均有粘连，尚能分离，给予胃次全切除，空肠部分切除，大网膜切除，麝香埋藏，结肠前胃空肠吻合，空肠侧吻合。6 月 12 日病理报告：胃窦部腺癌 Ⅰ～Ⅱ级，胃系膜及网膜淋巴结反应性增生，未见转移性癌。

［史宇广．当代名医临证精华·肿瘤专辑 [M]．北京：中医古籍出版社，1992．］

【评析】 对于不能手术的癌症患者，先用化疗或中药，使瘤体缩小，然后实行手术，不失为一种明智的选择。张泽生在本案中，一方面，根据术后气血两伤、中虚气滞、痰郁交阻的实际，补脾胃，益气血，理气化痰；另一方面，加用石打穿、马钱子、半枝莲抗癌开通，药味不多，正是因为病在胃腑，唯恐更伤后天之本而已。石打穿，又名石见穿，为唇形科植物紫参的全草，是治疗噎膈反胃的效药。马钱子，有剧毒，善消痞块。制马钱子成人每日用量在 0.6 克以下较为安全。

5.谢远明治胃癌案

陈某，男，42 岁。1980 年 9 月 12 日初诊。

病史： 患者曾在某医院检查诊断为胃窦部癌广泛转移，经介绍来我院进行中药治疗，主诉为上腹部胀痛 1 年余，饭后呕吐 3 月余，伴进行性消瘦半年。刻下症见：心下刺痛，脘腹胀满，纳食甚少，且朝食暮吐，暮食朝吐，吐出宿谷不化，形体羸瘦，面色苍白，手足不温，神疲懒言，大便干而色黑。舌黯淡有瘀斑，苔白，脉弦细。检查锁骨淋巴结肿大，上腹部可扪及拳头大样硬性包块，肝脏亦肿大，且表面呈结节状。

诊断： 反胃，积聚（胃癌）。

辨证： 脾胃虚寒，气血瘀滞。

治法： 益气健脾，化瘀消积。

处方： 党参 60 克，生黄芪 60 克，白术 15 克，茯苓 30 克，陈皮 10 克，半夏 18 克，生薏苡仁 30 克，枳壳 10 克，厚朴 10 克，乌梢蛇 10 克，土鳖虫 10 克，全蝎 10 克，蜈蚣 2 条，甘草 6 克。水煎服。

11 月 4 日复诊： 服上方 45 剂，心下刺痛和脘腹胀满症状减轻，朝食暮吐、暮食朝吐基本消失，纳食渐进，体重增加 5 千克，精神转佳；大便色黄而畅，舌体瘀斑渐消，脉弦细。检查上腹部肿块及淋巴结均明显缩小。治疗继用上方加天南星 10 克，同时配合散剂内服：乌梢蛇 120 克，蜈蚣 40 克，土鳖虫 60 克，全蝎 60 克，白术 100 克，枳壳 100 克。共为细末，每次 6 克，每日 3 次，温开水送服。

患者治疗 1 年半时间，共服药四百余剂，随之诸症消失，触诊未扪及包块，X 线检查未发现器质性病变，2 年后恢复工作。1988 年 3 月随访，其身体健康，仍正常工作。

［陕西省中医药学会，陕西省中医药研究院 . 陕西省名老中医经验荟萃第三辑 [M]. 西安：陕西科学技术出版社，1991.］

【评析】 谢远明临证四十余年，注重辨证论治与专方专药相结合，擅用活血化瘀、健脾益气、疏肝解郁、补气滋肾、消肿散结等方法治疗疑难杂症及肿瘤，认证准确，用药力猛，善于守方，本案可见一斑。

6. 谢海洲治胃癌案

吴某，男，48 岁。

主诉： 食后即吐，腹痛消瘦 4 月余。病史：患者于 1982 年底因呕吐、腹痛而消瘦，先后在当地县医院及市医院行胃镜检查，发现胃小弯处有 3 cm×2 cm，胃大弯处有 2 cm×2 cm 肿物，病理报告找到癌细胞。患者拒绝手术，遂来京诊治。刻下症见：食入即吐，胃脘疼痛，甚则辗转不安，夜难成寐，时时汗出，口干口苦，自诉食饮后痛势可稍缓，腹胀体颤，耳鸣如蝉，形体日瘦，小便灼热，大便干结，七八日一行，舌体胖大，舌质黯红，苔微黄腻，脉弦数。上腹部可扪及包块，质地稍硬，有压痛。

治法：行气缓痛，活血化瘀，清热解毒。

处方：①罂粟壳9克，龙葵15克，白花蛇舌草15克，生牡蛎（先煎）20克，三棱6克，莪术6克，延胡索6克，川楝子12克，射干6克，十大功劳叶15克，鸡内金9克，水煎服，7剂。②番泻叶30克，分5次代茶饮。③犀黄丸10小瓶（每瓶3克），每服半瓶，每日服2次。

1983年3月31日二诊：腹痛减轻，大便通畅，稍能进食，唯汗较多，畏寒口苦，脉弦小滑，舌胖大而润。处方：石斛15克，天花粉12克，白蔹6克，浮小麦30克，五味子6克，三棱6克，莪术6克，虎杖9克，川芎6克，龙葵15克，连翘12克，白芷9克，生牡蛎（先煎）20克，射干6克，重楼12克，水煎服，7剂。犀黄丸继服，用量同前。

三诊、四诊：食欲增至每日七八两，口干喜冷饮，舌体胖。拟益气养阴，清热解毒，软坚化核法。处方：黄芪18克，川黄连3克，黄柏9克，黄药子6克，浙贝母9克，生熟地黄各9克，黄芩9克，当归12克，山慈菇9克，土贝母9克，升麻3克，五味子6克，薏苡仁30克，水煎服，7剂。犀黄丸继服，用量同前。

五诊、六诊：治同前法，稍事加减。

七诊：时觉胃脘隐痛，舌苔白腻，脉细缓。处方：枇杷叶12克，藿香12克，砂仁（后下）6克，藤梨根15克，赤芍10克，浙贝母10克，土茯苓15克，薏苡仁18克，墓头回15克，泽兰12克，藕节15克，龙葵15克，乌药9克，水煎服，7剂。同服犀黄丸每次1克，每日2次。

之后，病情稳定，酌情给予养阴增液，益气扶正之品。处方：玄参15克，白芍12克，黄芪18克，茯苓9克，桃仁12克，连翘12克，北沙参15克，西洋参5克，射干6克，青皮6克，水煎服，7剂。

患者自诉，服上方后体力增加，乃续服至49剂。犀黄丸服法坚持同上，每日2次，每次1克。

1983年10月4日复诊：精神好，食纳增，每日进食七八两，3个月来体重增加11千克。现胃脘有冷感，口干苦，舌质淡胖，边有齿痕，苔白腻，脉弦滑小数。予养阴增液，扶正固本调理善后。处方：石斛12克，天麦冬各9克，天花粉15克，玄参15克，山慈菇9克，土茯苓15克，土贝母10克，连翘12克，黄精15克，藤梨根 15 克，川贝母 9 克，铁树叶 15 克，白英 15 克。

带药 7 剂，返回故里，嘱其如无不适反应，可继续服用。

患者于 1983 年底至 1985 年 6 月先后 3 次复查上消化道造影，均未见占位性病变，以后一般情况好，即改作间断服用中药调理。

近期随访，患者精神体质良好，无明显不适。

［谢海洲．谢海洲论医集 [M].北京：中国医药科技出版社，1993.］

【评析】　本案患者发现脘腹部肿块已 4 个月，且胃脘部疼痛剧烈，暮时尤甚，此时邪毒伤及阴分，阴液耗损颇甚，以其腹痛须进饮食方待缓解，说明胃失濡养，须行水自救，口干、便秘、耳鸣、颤抖均为真阴不足之征。脾胃不足，肌肉失其濡养；且累及全身，以致消瘦颇甚。胃气既虚，升降失职而食后即吐。虽正虚为本，但初诊标证犹当急除，如热毒里滞，胃口闭塞不通，痛则难忍，食入即吐，腑行燥结不通，苔微黄腻，脉弦数，是以上不入，下不通，所以首先治标，次顾本为法，第一步以祛邪为主，即以金铃子散、罂粟壳行气止痛，龙葵、白英、白花蛇舌草、三棱、莪术以及犀黄丸等清热解毒活血，番泻叶泻热导滞。第二步扶正祛邪同时并进，扶正则先予养阴，继以益气、和胃养血等。

7. 余桂清治胃癌案

吴某，女，31 岁。1995 年 4 月 21 日初诊。

主诉：胃癌术后，化疗 2 个月，胃脘隐痛，伴乏力、纳差 1 个月。病史：患者因胃脘部疼痛反复发作，于 1994 年 10 月做胃镜检查示胃窦、小弯侧多发溃疡，边缘隆起，基底较硬。溃疡边缘取活检，病理为黏液腺癌，部分印戒细胞癌。10 月 15 日在北京某医院行根治性胃大部切除术。术中见胃小弯、胃窦处肿物 5 cm×4 cm。术后病理提示胃印戒细胞癌，肝转移，临床分期Ⅳ期。11 月 2 日采用氟尿嘧啶 + 阿霉素 + 丝裂霉素方案化疗 3 周期。现化疗结束来我院门诊治疗。刻下症见：患者胃脘隐痛，气短乏力，纳谷不香，大便溏泄，形体消瘦，面色萎黄，时自汗出，虚烦不眠，舌淡苔白，脉细弱。

西医诊断：胃癌。

中医诊断：胃脘痛。

辨证：脾肾阳虚。

治法：健脾益肾，兼以抗癌。

处方：党参9克，白术9克，云茯苓9克，黄芪12克，枸杞子12克，女贞子9克，菟丝子9克，补骨脂9克，生薏苡仁12克，鸡内金9克，藤梨根15克，徐长卿15克。14剂，水煎服，每日1剂。

患者服14剂后胃痛消失，食欲大增，乏力气短减轻，其后以此为基本方，随症加减，长期服用，无明显不适，随访2年，患者生活质量较高，未出现复发与转移。

［高荣林，姜在旸. 中国中医研究院广安门医院专家医案精选[M]. 北京：金盾出版社，2005.］

【评析】　胃癌属中医胃脘痛、反胃、癥积等病范畴。晚期胃癌多有中焦虚寒证候；手术、放、化疗后更使元气大伤，极易出现命门火衰，因此，当力补脾肾，温养命门。明代张景岳对治疗反胃也主张"健脾益温养，治肾益滋润，舍此二法，别无它法"。中医认为，肾主藏精，为先天之本，内寓真阴真阳；脾为后天之本，气血生化之源。治疗胃癌从脾肾入手，培补元气，充足脏腑，平衡阴阳，能够调动机体整体的抗癌能力。依据上述理论，拟成健脾益肾方，药选党参甘平，补中益气；白术苦甘而温，健脾运湿；枸杞子甘平，滋补肝肾；女贞子甘苦微寒，滋阴益精；菟丝子甘平，补肾益气；补骨脂辛温，温补命门。全方既补先天又补后天，补而不滞，温而不燥，突出健脾益肾大法。适用于术后、放化疗后胃癌患者，同时佐以适当抗癌中药，长期服用，可稳定病情，改善患者的生活质量，延长生存期。

8. 段凤舞治胃癌案

王某，男，55岁。1982年8月10日初诊。

病史：1981年10月包头市某医院诊断：胃底贲门癌。1981年11月9日北京某肿瘤医院上消化道X线钡剂造影示：胃体小弯侧可见约5 cm×5 cm不规则充盈缺损，局部黏膜皱襞破坏，贲门黏膜不整。诊断：胃体癌，胃底贲门受损。患者1980年秋开始上腹胀痛，时有呕恶，未加注意。至1981年10月上腹胀满疼痛加重，且逐渐进食发噎，在京确诊胃癌，不能手术，建议回当地治疗，遂来我院门诊。诉吞咽困难已9个月，目前进半流食，每日200～250克，胸闷腹胀，胃脘不适，时有疼痛，苔黄脉弦细。

辨证： 脾胃虚弱，中焦阻塞，枢机不利。

治法： 健脾和胃，祛痰开结。

处方： 瓜蒌、黄连、太子参、麦冬、代赭石（先煎）、天花粉、急性子各 15 克，清半夏、郁金、旋覆花（包煎）、莱菔子、焦三仙各 10 克，生黄芪、威灵仙各 30 克，檀香（后下）、陈皮各 7 克。水煎服，每日 1 剂。

8 月 24 日二诊：服上方后症情无特殊变化，大便稍干，胃虚化源不足，加生地黄、黑芝麻各 10 克，继服。

9 月 28 日三诊：偶感风寒，发热，咳嗽，咳白痰，脉细苔薄，急则治标，先祛风寒之邪。处方：杏仁、淡豆豉、清半夏、葛根各 10 克，紫苏叶、荆芥穗、薄荷（后下）各 7 克，芦根、瓜蒌各 15 克，葱白 3 寸，水煎服，每日 1 剂。感冒愈后再进前方。

1983 年 1 月 18 日四诊：进食发噎略有好转，胸闷气短。右肩胛处有一肿块约 7 cm × 6 cm，质中等硬度。苔黄脉细。前法加入软坚散结之品。遂拟方如下。处方：生黄芪、黄精、女贞子、威灵仙、鱼腥草各 30 克，麦冬、全瓜蒌、黄连、生牡蛎（先煎）各 15 克，陈皮 7 克，清半夏、郁金、玄参、土贝母、昆布、海藻各 10 克。水煎服，每日 1 剂。

12 月 20 日五诊：近 1 年来以上方酌情加减，病情稳定，右肩胛处包块亦明显缩小约 4 cm × 3 cm，中等硬度，继服上方，仍在治疗中。至 1984 年 10 月仍健在，已存活 2 年余。

［刘伟胜，徐凯 . 肿瘤科专病中医临床诊治 [M]. 北京：人民卫生出版社，2000.］

【评析】 急则治标，缓则治本。正虚甚则以扶正为主，邪实显就加祛邪之药，具体问题具体分析，体现了辨证论治的优势所在。

9. 汤新民治胃癌案

卢某，女，66 岁。1983 年 1 月 31 日初诊。

病史： 1982 年 12 月起，患者胃脘胀痛，伴纳呆、恶心。1983 年 1 月经两次胃镜检查，均示胃癌（胃体下部后壁小弯侧），细胞刷涂片可见癌细胞（腺癌）。

患者对全胃切除有顾虑而拒绝手术，要求中药治疗。刻下症见：胃脘胀痛 2 个月，纳呆，仅一餐一两，恶心，大便 z 褐，大便潜血试验阳性。脉小弦，舌苔薄。

辨证：脾虚不能摄血，食滞中阻，气郁血瘀。

治法：健脾固涩，和胃消食，活血软坚。

处方：①健脾固涩：党参 30 克，仙鹤草 30 克，白及 9 克，蒲黄炭（包煎）30 克。②和胃消食：木香 12 克，煅瓦楞子（先煎）30 克，炒山楂 18 克，炒六神曲 18 克，炒谷芽 18 克，炒麦芽 18 克，青陈皮各 12 克。③活血软坚：赤芍 12 克，白芍 12 克，丹参 15 克，当归 9 克，煅牡蛎（先煎）30 克，夏枯草 12 克，海藻 15 克，海带 15 克，白花蛇舌草 20～30 克，铁树叶 20～30 克。脘痛加延胡索 30 克，川楝子 12 克，炒枳壳 9 克，加重赤白芍的用量；纳呆加炙鸡内金 12 克，砂仁（后下）3 克，太子参 30 克；便血加地榆炭 30 克，槐花炭 30 克，藕节炭 30 克，贯众炭 30 克。

服药 7 剂后，脘痛减轻，大便转黄色。又半年后，仅有胃脘隐痛，胃纳增为一餐三两。1983 年 12 月 16 日胃镜复查示：胃体下部后壁黏膜轻微隆起，表面光滑，无充血现象。病理活检：胃体黏膜慢性炎，局灶腺上皮肠腺化生。说明癌灶明显好转。继续服药 2 年余，除偶有脘胀外，食欲正常，能正常操持家务，嗣后间断服药直至停药。1990 年 5 月随访，情况良好。1990 年 10 月，突感左肩臂及右下肢疼痛，活动不利。X 线片示：左肱骨转移性骨肿瘤，右股骨大粗隆骨质破坏。胸片示：右上肺块影（4.5 cm×4.5 cm）。胃肠摄片示：胃窦近小弯侧癌（4.0 cm×3.5 cm）。胃镜示：胃体后壁偏小弯肿块，示胃体癌。病理：胃体部腺癌。患者于 1991 年 3 月因全身衰竭而去世。治后生存 8 年 2 个月。

［凌耀星．中医治癌秘诀 [M]．上海：文汇出版社，1996.］

【评析】　取效一时易，彻底治愈难，预防复发更难。难在持之以恒，尤其是没有任何症状还要天天与汤药为伍的情况下；难在目前还没有公认的确切的预防癌症复发转移的成药。真可谓任重而道远。

10. 贾堃治胃底贲门癌案

赵某，女，40 岁。1983 年 12 月 4 日初诊。

主诉：胃痛半年，咽下困难 3 个月。病史：半年来，胃脘疼痛、胀满，近 3

个月咽下食物感到噎阻，呃逆；纳差，一日吃 3 两左右；头晕，乏力，身困。大便干，小便正常。曾在某医院行胃镜检查示胃底贲门癌。病理报告：腺癌。因拒绝手术，服替加氟 1 周，呕吐较甚而停药，遂来我院门诊治疗。既往史：1963 年患外阴白斑，行手术切除。刻下症见：形体消瘦，面色萎黄不华，情志忧郁。舌质淡，舌苔白。脉沉涩。血常规：红细胞 3.19×10^6/L，血红蛋白 9 g/L，白细胞 5.3×10^9/L，中性粒细胞 70%，淋巴细胞 30%。X 线片：胃底黏膜不齐，贲门狭窄，食管中下段扩张。

辨证：气痰结聚，肝胃不和，气血亏虚。

治法：理气和胃，软坚散结。

处方：①黄芪 60 克，白术 15 克，厚朴 10 克，陈皮 10 克，佛手 15 克，瓦楞子（先煎）30 克，娑罗子 15 克，郁金 15 克，白芍 15 克，蜂房 10 克，全蝎 10 克，料姜石（先煎）60 克。1 剂药煎 2 遍，合在一起，分 2 次服。②平消片：每次服 8 片，每日 3 次。

患者在我院历时 1 年半治疗，来诊 60 次，服平消片 120 瓶，汤剂 384 剂，病情渐趋稳定，但仍胃脘隐痛，多在生气后感到噎阻。

1984 年 7 月 29 日复诊：收入院治疗。改用补金丸，每次服 2 片，每日 3 次。汤剂仍以前方为主方，随症加减用药。经 3 个月的观察治疗，症状消失，带药出院。

1987 年 1 月 24 日复诊：无明显症状，体重增加，精神好转，可做家务劳动。

［贾堃.中医癌瘤学 [M].西安：陕西科学技术出版社，1996.］

【评析】 补金丸系贾堃所创制的治癌方之一，由料姜石 50 克，郁金 30 克，红硇砂 9 克，清半夏 30 克，制马钱子 30 克，重楼 15 克，仙鹤草 30 克，补骨脂 100 克，蟾酥 6 克组成，将上药共研为细粉，水泛为丸。每次服 1～3 克，每日 3 次，开水送下。方用红硇砂疏滞消痞，软坚散结，化瘀通络；重楼、蟾酥，散瘀活血，攻坚破积，理气止痛，强心利尿，消炎解毒；料姜石降逆镇冲，止血消炎，杀菌抗癌；制马钱子除湿解毒，消肿提神，通血脉；郁金疏肝解郁，行气开窍；仙鹤草、清半夏，燥湿祛痰，消滞散结，祛瘀生新，强心滋补；补骨脂壮腰补肾，共奏壮腰补肾，通经化瘀，软坚散结，理气止痛，健胃强脾，疏肝解郁，降逆镇冲，养血活血，培本强壮之功。本案在服平消片 120 瓶后改用补金丸，是在攻邪的基础上加强补肾扶正之意。

11. 李修伍治胃癌案

海某，男，54 岁。1984 年 11 月初诊。

病史： 患者胃脘隐痛，纳食呆滞，口泛清水，大便呈黑色有数年之久。伴下肢乏力，疲倦，迭进附子理中汤、黄芪建中汤和西药均无效。经省某医院胃镜检查，诊断为胃癌。因患者身体虚弱，不宜手术，嘱其调养月余，再作安排。据家属代诉，患者以往有胃溃疡史。来诊时，面色㿠白，时有呕吐，呻吟，苔白厚，脉细小。近来汤水不进，呃声频频，吐白黏条痰，便坚色黑。

辨证： 中气不足，胃失和降。

治法： 降逆和胃，佐以补气、解毒、化瘀。忌烟酒辛辣、油煎硬物。

处方： ①虎七粉每次 4 克，每日 2 次冲服。②党参 15 克，旋覆花（包煎）10 克，半夏 10 克，炙甘草 10 克，代赭石（先煎）30 克，黄芪 30 克，煅瓦楞子（先煎）30 克，丹参 30 克，焦山楂 30 克，白花蛇舌草 30 克，山慈菇 30 克，姜汁、韭菜汁各一匙。

二诊： 服上方 12 剂后，饮食已进，精神大振而呃声已除，面稍红，苔白厚已消退，脉起有力，患者不愿再行手术而要求续服中药。去半夏，加仙鹤草 30 克，50 剂。后按上方略加出入服药三百余剂，虎七粉 2 千克左右，去医院行第 2 次胃镜检查，病灶消失。

［史宇广. 当代名医临证精华·肿瘤专辑 [M]. 北京：中医古籍出版社，1992.］

【评析】 虎七粉，当是壁虎、三七。壁虎，具有散结解毒、祛风定惊之功，是治疗食管癌、胃癌的特效药。三七止血活血，善化瘀血，"为吐衄要药"（《医学衷中参西录》）。

12. 李岩治胃癌案

姚某，男，49 岁。

病史： 患者 1976 年秋天开始出现胃脘部胀痛，纳呆，嗳气，时有恶心。1978 年春病情加重，食入即吐，消瘦，于某医院经胃镜检查，确诊为胃窦腺癌。因患有心脏病，不宜手术，给予中药及布桂嗪治疗。病情日益加重，来我院求治。

刻下症见：胃脘胀痛，时轻时重，走窜不定，胸闷气短，舌质暗，苔薄白，脉沉弦。

辨证：气滞不通。

治法：行气导滞。

处方：理气丸（停用布桂嗪）。柴胡10克，郁金15克，川芎6克，白芍20克，当归15克，白石英（先煎）20克，蛇莓20克，竹茹10克，青陈皮各10克，穿山龙15克，甘草10克。

配合体针，并用：小茴香煎汤代茶饮，1剂药后疼痛明显缓解。继服2周，病情稳定，依上方加减继续治疗肿瘤。

[单书健，陈子华.古今名医临证金鉴·肿瘤卷[M].北京：中国中医药出版社，2011.]

【评析】　癌性疼痛是一个非常沉重的话题。70%的癌症患者最终会遭受中度至重度的疼痛而需要鸦片类止痛药的治疗。癌性疼痛给患者带来的折磨，甚至比死亡还要更令人难以忍受。目前，在癌症疼痛治疗中最常见的问题是医生只注意对癌瘤本身的治疗，而忽略了癌瘤造成的疼痛。虽然针对癌症的止痛方法有多种，但是，中医药治疗仍然是一个常用的方法。北京中日友好医院李岩主任医师，对癌症疼痛的辨证治法多有研究，曾观察249例住院肿瘤患者，其中有105例有明显疼痛症状，91例使用中药治疗，见到显著的止痛效果。91例中毒邪蕴结型31例，气滞不通型23例，血瘀经络型14例，风寒客邪型12例，脾虚寒凝型11例，但治疗效果以气滞不通型最佳。

13. 凌耀星治胃癌案

于某，女，66岁。1990年6月17日初诊。

病史：1989年2月9日，患者在安徽省某医院做胃切除术，病理报告：胃窦部低分化腺癌。淋巴清扫6个中有3个转移。1989年8月进行化疗，反应严重，腹痛、腹泻、呕吐，不能进食，不能站立，不得不停止化疗。患者患有冠心病，轻度混合性肺通气功能减退及左肩关节周围炎。胃窦癌手术后1年多来，长期失眠，服安眠药仅能睡1～2小时，经常彻夜不眠，夜尿频，小便短赤，每天清晨五时许腹痛肠鸣泄泻。近20天大便有时有血，腰酸痛，头面四肢水肿，整日心烦意乱，暴躁易怒，手足心热，口渴，胸闷气急。某军区总医院B超示：肝胆胰腹腔淋巴均无异常。肠镜活检有慢性结肠炎，未见癌细胞。肾功能、肝功能、酶谱等检查均在正常范围。红细胞沉降率 38 mm/h。诊其脉弦细而数，舌质红，舌苔薄白而干。

辨证：脾肾俱虚，气阴两亏，阴不潜阳，虚火上扰。

治法：滋阴潜阳，健脾益气，清热抗癌。

处方：①滋阴降火：大补阴丸每次 6～9 克，每日 2～3 次，吞服；交泰丸每次 6 克，每日 2 次，吞服。北沙参 12 克，天麦冬各 12 克，天花粉 15 克，生熟地黄各 15 克，枸杞子 12 克。②健脾益气：党参 15 克，黄芪 20～30 克，炒白术 15 克，猪茯苓各 12～15 克。③清热抗癌：仙鹤草 30 克，白花蛇舌草 30 克，龙葵 30 克，石见穿 30 克，首乌藤 30 克，煎汤代水。五更泄泻加四神丸每服 9 克，每日 2 次，空腹吞服；小便赤涩加滋肾丸每服 6～9 克，每日 3 次，吞服。

上药服用 1 个月，水肿消退，大便基本成形，偶有腹泻，其他症状亦均减轻。但感觉腰背似有一"大火球"灼人，有时移到胃脘部，一般持续 5 小时左右，有时连续达 24 小时之久，令人烦躁不安，舌脉如前。原方加醋柴胡 9 克，生白芍 15 克，代赭石（先煎）30 克。1 个月后来信说，服药 10 剂后"火球感"即消失。仍以基本方加减调治，前后服药 1 年，不服安眠药能睡 4 小时左右，情况良好，至今健在。

［凌耀星 . 中医治癌秘诀 [M]. 上海：文汇出版社，1996.］

【评析】　恶性肿瘤的产生和发展，究其实质，乃是体内阴阳气血紊乱，脏腑功能失调的结果。常常是寒热夹杂，虚实互见，辨证难分主次真伪，用药难免相互制约。医生此时犹如临阵之将，只有指挥若定，才能力挽狂澜。正如凌耀星教授所谓："临床症状不论如何繁杂，只须从根本着手，则温凉、补泻、升降随宜而施，拨乱反正，不治症状而症状自除，譬如根摧而叶落。《黄帝内经》云：治病必求于本，确是至理名言。"

14. 孙桂枝治胃癌案

【案一】

马某，男，56 岁。1981 年 7 月 12 日初诊。

主诉：进行性消瘦，伴心悸气短、纳差便溏 6 个月。病史：1981 年 1 月患者出现进行性消瘦，贫血，胃脘胀满，纳食后加重，嗳气陈腐，大便黑而溏，每日 1～2 次。1981 年 5 月于某医院诊治，大便潜血（++），胃镜检查发现胃窦小弯侧肿瘤，表面溃烂，易出血，病理活检为胃腺癌。收住院做开腹探查术，术中发现肿瘤部位与周围组织粘连，与胰腺粘连无法剥离，行胃空肠吻合术。刻下症见：患者心悸气短，纳差便溏，四肢无力，夜寐不宁，面色苍白无华，舌质淡胖，苔白，脉象沉细稍数。

西医诊断：胃癌。

中医诊断：反胃。

辨证：心脾两虚，正虚邪实。

治法：健脾益气，补血安神，消积解毒。

处方：人参归脾汤加味。生晒参 10 克，白术 10 克，黄芪 30 克，远志 10 克，茯苓 10 克，当归 10 克，炒酸枣仁 15 克，龙眼肉 10 克，仙鹤草 30 克，白芷 10 克，露蜂房 4 克，白花蛇舌草 15 克，木香 6 克，大枣 5 枚。每日 1 剂，水煎分 3 次服，连服 7 日。

7 月 21 日二诊：服药 7 剂后，患者睡眠好转，心悸减轻，大便次数减少，但仍不成形。原方加郁金 10 克，白屈莱 15 克，山药 10 克。30 剂，每日 1 剂，水煎服。并给予 501 注射液（本院自制）4 mL，肌内注射，每日 2 次，连续治疗 1 个月。体力增强，食欲增加，大便每日 1 行，胃脘部不适，偶尔有恶心。

10 月 15 日三诊：收住院治疗。住院检查，患者面色无华，消瘦，巩膜皮肤无黄染，上腹部可触及 10 cm×8 cm 包块，质硬，活动度差，无腹水。实验室检验结果：肝肾功能正常，血红蛋白 10 g/L，白细胞 $4.8×10^9$/L，血小板 $8.95×10^9$/L。给予氟尿嘧啶 250 mg，静脉滴注，隔日 1 次；501 注射液，每次 4 mL，每日 2 次，肌内注射；中药健脾益肾方。处方：太子参 15 克，白术 10 克，女贞子 15 克，枸杞子 15 克，茯苓 15 克，大枣 5 枚，竹茹 12 克，清半夏 10 克。每日 1 剂，水煎分次服。

四诊：患者连续用药 5 周，无不良反应，自觉胃脘不适好转，胃纳比以前好转，精神佳。化疗后 B 超复查，上腹部肿块缩小为 6 cm×4 cm 大小。带汤药和加味西黄胶囊出院治疗，在家期间自煎藤虎膏服用。处方：藤梨根 30 克，虎杖 15 克，生薏苡仁 30 克，白芷 15 克，蜂房 10 克，血余炭 10 克。10 剂，水煎 3 次，合并药液浓缩成膏状，加蜂蜜 500 克调均匀，每次 2 茶匙，每日 2 次。

　　患者病情稳定，体重增加，精神体力明显好转。于 1982 至 1983 年先后住院化疗 3 次。患者带瘤存活 3 年 1 个月，终因上消化道出血死亡。

　　[高荣林，姜在旸 . 中国中医研究院广安门医院专家医案精选 [M]. 北京：金盾出版社，2005.]

　　【评析】　此例患者已属胃癌Ⅳ期不能手术者，其体质较弱，大便潜血持续阳性，肿块侵及胰腺，心悸气短，纳差便溏，四肢无力，夜寐不宁，表现为心脾两虚，正虚邪实。故采用人参归脾汤中的参、苓、术、芪、枣补脾益气；远志、酸枣仁、龙眼肉、当归甘温酸苦，养血补心安神；木香理气醒脾，使补而不滞；藤梨根、虎杖、白花蛇舌草清热散瘀，消痈解毒。诸药合而用之，健脾益气，补血安神，消积解毒。该患者经中西医结合治疗后，带瘤存活 3 年 1 个月，说明中医药在治疗晚期肿瘤、改善症状、延长生存期方面发挥了积极作用。一般而论，已属晚期且不能手术者 1 ～ 2 年内会死亡。笔者采用此法治疗 80 多例Ⅳ期胃癌患者，均有不同程度的改善，延长了生存期。

　　【案二】

　　梁某，男，41 岁。1983 年 1 月 12 日初诊。

　　主诉：胃脘胀满、隐痛 2 个月。病史：2 个月前患者因上消化道出血而急诊入院，经外科开腹探查，发现胃体部巨大肿物，与胰腺、腹主动脉粘连，无法切除，而转中医诊治。刻下症见：患者胃脘胀满，隐痛不已，口泛清水，喜温怕冷，纳差便溏，腰膝酸软，面色苍白无华，舌红，有齿痕，苔黄，脉象细稍弦。锁骨上淋巴结未见肿大，腹部手术刀口愈合良好，肝脾触及不清，上腹轻度触痛。

　　西医诊断：胃癌。

　　中医诊断：胃脘痛。

　　辨证：脾肾阳虚，正虚邪盛。

　　治法：温补脾肾，散瘀消痞。

　　处方：桂附地黄丸加味。熟地黄 10 克，山药 10 克，山茱萸 12 克，泽泻 15 克，炮附片 6 克，肉桂（后下）6 克，茯苓 12 克，菟丝子 10 克，党参 15 克，白术 10 克，生薏苡仁 15 克，藤梨根 15 克，大枣 5 枚，半枝莲 15 克，焦山楂、焦六神曲各 15 克。每日 1 剂，水煎服，连服 2 周。

1月27日二诊：患者胃脘痛症状有所减轻，食欲增加，大便软不成形。原方加川续断15克。服法同上；加服加味西黄丸，每次2粒，每日3次，饭后服。

2月11日三诊：继续观察2周，患者体质逐渐恢复，精神、食欲均比前好转。左上腹部触及拳头大小肿物，质硬，不活动，边界不清，无腹水。生化检查基本正常，苔薄白，舌黯红，脉象沉细。给予中药加化疗治疗。氟尿嘧啶500 mg，静脉滴注，每周2次。501注射液4 mL，肌内注射，每日1次。乌头碱注射液2 mL，肌内注射，每日1次。2周后改为健脾补肾、散瘀除痞中药汤剂。处方：太子参15克，白术10克，枸杞子15克，女贞子15克，菟丝子10克，补骨脂10克，仙鹤草30克，白芷10克，蜂房6克，血余炭10克，清半夏10克，竹茹12克。每日1剂，浓煎，分次口服，连续治疗6周。

4月15日四诊：化疗后复查，患者自觉症状明显好转，面色红润，体重增加，左上腹肿块明显缩小，呈扁平状。1983年5月，患者带药回家继续治疗。处方：生黄芪60克，当归20克，太子参60克，生薏苡仁60克，枸杞子30克，女贞子40克，夏枯草60克，白花蛇舌草100克，半枝莲60克，藤梨根60克，白芷30克，蜂房30克，血余炭30克，清半夏30克，郁金10克，香附10克，大枣30枚。以上中药加水煎煮3次。回收药液，蒸发回流，浓缩成膏，每次1匙，每日3次。加味西黄胶囊，每次2粒，每日3次；征癌片，每次3片，每日3次。

9月6日五诊：服药后恢复良好，患者纳食佳，眠可，二便调，为巩固疗效，再次住院化疗：丝裂霉素6 mg，静脉滴注，莫菲壶中冲入，每周1次；氟尿嘧啶500 mg，静脉滴注，每周2次，长春新碱1 mg，静脉滴注，莫菲壶中冲入，每周1次。共6周为1个疗程。中药：扶正冲剂，每次1包，每日2次。加味西黄胶囊，2粒，每日3次。服药后患者病情大有好转，面色红润而有光泽，体重增加，食欲、食量比前明显好转。

1984年12月5日六诊：患者腹胀，嗳气，大便不成形，经复查病变稳定，患者不同意化疗，带药回家治疗。处方：熟地黄10克，山药10克，山茱萸12克，泽泻15克，炮附片6克，肉桂（后下）6克，茯苓12克，菟丝子10克，党参15克，白术10克，生薏苡仁15克，藤梨根15克，大枣5枚，半枝莲15克，焦山楂、焦六神曲各15克，白屈菜10克，生麦芽30克，鸡内金30克。水煎服，每日1剂。

加味西黄胶囊，2 粒，每日 3 次。患者经过长期服用中药或中成药，间断小量化疗，带瘤存活 3 年 6 个月。

［高荣林，姜在旸．中国中医研究院广安门医院专家医案精选 [M]．北京：金盾出版社，2005.］

【评析】 该患者因上消化道出血而急诊入院，经外科开腹探查，发现胃体部巨大肿物，与胰腺、腹主动脉粘连，无法切除，而转由中医保守治疗。就诊时胃脘胀满，隐痛不已，口泛清水，喜温怕冷，纳差便溏，腰膝酸软，脉象细稍弦，苔黄，舌红有齿痕。属脾肾阳虚，正虚邪盛，诸症皆由肾阳不足所致。肾阳为一身阳气的根本，肾阳虚损，则喜温怕冷，纳差便溏，腰膝酸软；肾阳有化气行水的作用；肾阳虚损，不能行水化气，则水液失调而壅滞为患，水湿停滞于内而见胃脘胀满，隐痛不已，口泛清水。故用六味地黄丸壮水之主，加桂附补水中之火，以鼓舞肾气，以党参、白术、大枣补脾胃之气，如此通过脾肾水火并补，则阴阳协调，邪去正复，肾气自健。更加藤梨根、半枝莲以清热解毒，散瘀消瘤，增强抗癌之功。在治疗过程中始终注意了健脾补肾，清热解毒，散瘀消瘤等抗癌的宗旨而取得较好疗效。

第三节　大肠癌

大肠癌为结肠癌和直肠癌的总称，是常见的消化道恶性肿瘤之一，其发病率仅次于胃癌和食管癌。起病较缓慢，早期症状主要是大便习惯改变，大便次数增多，腹泻或大便不畅，或腹泻便秘交替，粪便变细，大便中带有黏液和血液或便血。随病情发展，便时可伴有腹痛，直肠癌患者常有里急后重，肛门坠痛，同时消瘦、贫血等症状呈进行性加重，晚期因癌肿转移至不同部位而出现肝肿大、黄疸、腹块、腹水、肠梗阻、骶尾部持续性疼痛、排尿不畅或疼痛等症状。

现代医学认为本病的病因尚不明确，可能与大肠慢性炎症（主要是溃疡性结肠炎、日本血吸虫病）、大肠的息肉和腺瘤有关。近年资料表明，如长期摄食高脂肪、高蛋白、低纤维食物较易发生大肠癌。

本病诊断主要依据中年以上大便习惯改变，反复便中带血和黏液，以及不明原因的贫血和消瘦等症状。约 75% 的直肠癌通过直肠指检可以触及肠腔肿块或肠壁环形狭窄，指套上常染有血液和黏液。乙状结肠镜检查可窥见直肠及乙状结肠中段以下的癌肿，纤维结肠镜检查可直达回盲部观察全部结肠病变的大小、范围、出血、肿块等，同时钳取活体组织做病理检查有助于确诊。钡剂灌肠X线摄片，并于排钡后注气做钡与空气对比摄片，如见到肠黏膜破坏，肠壁僵直，肠腔狭窄，持久性充盈缺损，则有很大的诊断价值。癌胚抗原测定虽对早期诊断大肠癌无价值，但对术后监护有一定意义。

现代医学对本病主要采用外科手术切除、化疗和放疗等方法。除晚期病例外，应及早手术治疗，手术后的疗效则随病变范围、转移情况而定。晚期直肠癌做姑息性放疗，可减轻症状，延长生命。抗癌化疗适用于不能切除，术后辅助治疗或复发而无法再手术的患者。

本病在中医临床中属于"脏毒""肠蕈""锁肛痔""癥瘕""下痢"等范畴。中医学认为忧思抑郁，脾胃失和，湿浊内生，郁而化热；或饮食不节，误食不洁之品，损伤脾胃，酿生湿热，均可导致湿热下注，浸淫肠道，肠道气血运行不畅，日久蕴蒸化为热毒，血肉腐败故见腹痛腹泻，便中夹有黏液脓血或为便血，湿、毒、痰、瘀凝结成块，肿块日益增大，肠道狭窄，出现排便困难，病情迁延，脾胃虚弱，生化乏源，气血亏虚，或由脾及肾，还可出现脾肾阳虚，虚实夹杂，甚至阴阳离绝等变化。

1. 谷铭三治直肠癌术后复发案

战某，男，55岁。1989年1月18日初诊。

病史： 患者于1987年6月无明显诱因先后6次发现便后出血，血色鲜红，不凝固。当时按内痔治疗，时好时坏。1987年12月7日便后大出血，出血量约1000 mL，昏倒在厕所里。急诊以便血待查收入院。直肠指检：肛管直肠内壁光滑，未及肿物。检毕指套见陈旧性血迹。经结肠镜检查距肛门15 cm处有菜花状肿物。取样送病理诊断为乳头状腺癌。在全麻下行直肠、乙状结肠部分切除，端端吻合术。术后按FML方案，1年内化疗3个疗程。1988年12月结肠镜复查，于吻合口7～8点钟位置发现1.2 cm长肿物，凹凸不平，鱼肉状外观，有接触性出血，病理诊断为结肠腺癌。12月14日行直肠癌根治术，术中发现腹腔已有广泛转移，所及肝脏无明显结节，横结肠系膜根部有 8 cm×9 cm 肿物，质地硬；距腹膜返折上 20 cm 处结肠壁有 0.3 cm×0.4 cm 结节，此处系膜有大小不等结节，质地硬；盆腔及左下腹结肠周围广泛严重粘连，手术达 11 个小时。术后病理诊断为直肠腺癌侵及外膜层，医生向家属交代，患者系直肠癌术后复发且有腹腔转移，评估生存期有 6 个月，并建议继续进行化疗。患者本人及家属拒绝再次化疗，要求中医治疗。刻下症见：自述头晕气短，乏力喜卧，消瘦（体重 74 千克）。纳欠，口干口苦，时有恶心，腹胀，食后尤重，便溏，日二行。慢性病容，面色萎黄，口唇紫，舌淡紫胖大边有齿痕，舌下静脉怒张，苔白厚微腻，脉弦细无力。

辨证：脾肾双虚，气阴两亏，热瘀湿毒泛溢。

治法：补益脾肾，滋阴养血，解毒利湿散结。

处方：生地黄 25 克，黄芪 40 克，白参（另煎）7.5 克，当归 15 克，鸡血藤 20 克，穿山甲（先煎）10 克，枸杞子 15 克，生薏苡仁 30 克，槐角 25 克，乌梅 25 克，半枝莲 20 克，壁虎 2 条，蜈蚣 1 条，白花蛇舌草 40 克，夏枯草 25 克。水煎服，每日 1 剂，早晚分服。

患者依上方出入共服汤药一百七十余剂，经常口服薏苡仁粥、香菇水、银耳莲子粥，诸症明显好转，体重恢复较快，达 84 千克，接近发病前水平，于 1989 年 6 月恢复工作。

1989 年 7 月由于工作劳累，加之患热伤风，再度出现乏力、食欲下降等症状。此间定期复查，AFP 定量为 46μg/L，CEA 定量为 60μg/L，有进一步恶化的趋势。治疗以通腑利湿、解毒散结为主。改方如下：酒大黄 20 克，生甘草 10 克，独角莲 1 克，地龙 15 克，紫草 40 克，龙葵 15 克，西洋参 7.5 克，全蝎 10 克，僵蚕 10 克，蜈蚣 2 条，壁虎 1 条，茯苓 25 克，延胡索 15 克，黄芪 40 克，天冬 25 克，乌梅 25 克。水煎服，每日 1 剂，早晚分服。另将此汤剂做成浓缩剂，加冰片做穴位热熨。具体穴位是：肝俞、肝区、大肠俞、足三里。每日 1 次，每次 30 分钟，12 次为 1 个疗程。每日还加服十全大补丸 2 丸。

患者坚持服药四十余日，症状有所好转。复查 AFP、CEA，其值均恢复到正常范围，之后又曾出现过 AFP、CEA 上升的情况，按上述方法处理多迅速好转。目前已做药物穴位热熨 6 个疗程。

从 1990 年 3 月到 1993 年初，据症加减用中药水煎剂九百余剂，曾用过参苓白术散、当归补血汤、六君子汤、杞菊地黄丸、补中益气汤、春泽汤、十全大补汤等方剂。在温补脾肾、健脾益气扶正的基础上，为了抑制肠癌的再复发和转移，常加用的抗癌药有壁虎、生薏苡仁、白花蛇舌草、半枝莲、僵蚕、蜈蚣、紫草等。在处方中几乎每方必用龙葵、半边莲等利水渗湿药，以防腹水的产生。长年较大剂量应用乌梅等酸性药物，以涩肠蚀恶肉。患者以坚强的毅力、乐观的态度积极配合医生长年坚持治疗，病情一直稳定。定期做 CT、B 超复查，均未发现明显的异常表现。从 1991 年起已能参加游泳等体育活动。体重一直维持在 82.5～86 千克。血红蛋白、血浆蛋白、AFP、CEA 测定一直处于正常范围。

患者坚持中药汤剂治疗 5 年以后，改服丸剂。患者每 2 个月就诊 1 次，根据每次就诊所开的处方，抓药研成粉剂，由谷铭三做成蜜丸，再用两种中药煎水早晚送服丸药。至今该患者服用过的丸药有：鹅蛇散加减方共 19 个月左右（鹅蛇散由鹅血粉、小白花蛇、土鳖虫、黄芪、太子参、蜀羊泉、冬凌草等二十几种药组成），口服黄独散加减方做成的蜜丸 23 个月左右（黄独散由酒大黄、独角莲、地龙、壁虎等三十余种中药组成）。其他还服用过水蛭丸、十全大补丸、补中益气丸、杞菊地黄丸、犀黄丸、小金丹等，常用白花蛇舌草或败酱草、核桃枝、玉米叶、乌梅等煎水送服丸药。患者至今治疗已近 12 年，每 3 个月至半年西医全面检查 1 次，均未发现明显的恶化倾向，仍然带癌存活。

［谷言芳，张天文，牛煜，等. 谷铭三治疗肿瘤经验集 [M]. 上海：上海科学技术出版社，2002.］

【评析】 本患者自 1989 年初接受谷铭三治疗至今。该患者素有痔疾，加之嗜食肥甘酒酿，湿热内生，热瘀湿毒蕴结于肠，乃生恶毒内疮。发病之后反复出血，先后 2 次手术、3 次化疗，导致脾肾俱虚，气血双亏。由于正气严重受损，而出现热瘀湿毒泛溢，广泛转移。所以在十余年的治疗中，每方必用参芪之属，坚持定期配服十全大补丸、杞菊地黄丸、补中益气丸等，体现了补益脾肾、滋阴养血扶正的原则，增强了患者自身的解毒抗癌能力。在此基础上选用白花蛇舌草、半枝莲、生薏苡仁、紫草、乌梅等清热利湿、涩肠解毒散结药，较长时间服用鹅蛇散、黄独散、水蛭丸等。此患者的治疗过程说明，坚持扶正祛邪的治疗原则，在提高患者抗病能力的前提下，选用解毒利湿药，特别是酸性药物，对延长直肠癌患者的生存期是有益的。另外，临床上将汤剂做成浓缩剂，辨证选穴热熨，对改善患者不适症状，抑制 AFP 和 CEA 值的升高有一定作用。本患者 1 年之中先后 4 次测定 AFP 和 CEA 值，均采用此法使之恢复正常，说明此法有一定的实用性。此患者第二次手术至今已近 12 年，坚持服用了数千剂的汤药和丸药，配合食疗缓解了临床症状，延长了生存期。再次说明持之以恒，系统的中药治疗对癌症患者取得疗效的重要性。

2. 谷铭三治直肠癌术后复发转移案

王某，男，52 岁。1990 年 4 月 1 日初诊。

病史：患者 1988 年 5 月因大便时溏时结，伴有新鲜血液，有下坠感而到医院就诊，直肠指检指套上有血。后经直肠镜检发现在直肠上端有 3.0 cm × 3.0 cm 溃疡面，中间凹陷，覆盖有白色的苔状物，溃疡周边外凸，质地硬，病理诊断为直肠腺癌。5 月 28 日手术，之后两年间先后化疗 5 个疗程。1990 年初，患者出现消瘦，少腹疼痛，下肢水肿，以右下肢为重。外科复查诊断为直肠癌术后复发，腹部转移。因拒绝再次手术，寻求中医治疗。刻下症见：四肢肌肉瘦削，呈痛苦状，腹部凹陷，肝脾未及，右下腹可触及 8.0 cm × 9.0 cm 包块，质地硬，可稍微推移，压痛不甚明显，腹部移动性浊音（-），双腹股沟可触及花生米大的淋巴结数枚，右下肢肿胀不痛，按之如泥。舌质黯，边有紫斑，苔少，脉弦细。

辨证：湿热瘀毒泛溢，流注少腹及体表。

治法：清热利湿，解毒散结。

处方：夏枯草 25 克，槐角 20 克，金银花 25 克，败酱草 25 克，连翘 25 克，薏苡仁 50 克，木鳖子 15 克，三棱 25 克，莪术 25 克，乌梅 25 克，浙贝母 15 克，黄芪 20 克。水煎服，每日 1 剂，早晚分服。

1990 年 4 月 13 日，上方服用 10 剂后，少腹疼痛及右下肢水肿明显减轻。患者大喜，按医嘱继续服用上方化裁方八十余剂。外科复查右下腹肿块缩小为 6.0 cm × 7.0 cm，右下肢肿胀消失。之后继续服药，1991 年春节患者死于突发性脑出血。

[谷言芳，张天文，牛煜，等 . 谷铭三治疗肿瘤经验集 [M]. 上海：上海科学技术出版社，2002.]

【评析】 此案系直肠癌术后复发转移。中医认为此证与湿热内蕴、湿毒滞肠有关。由于病情发展，体质逐渐衰弱，导致湿热瘀毒泛溢，流注于腹腔则成积块，循经流注体表则浅表淋巴结肿大。治疗当以清利湿热、解毒散结为主。方中夏枯草、槐角、金银花、败酱草、连翘、薏苡仁清热解毒利湿，黄芪益气利水，木鳖子、三棱、莪术、浙贝母软坚散结。由于药味集中，药力较猛，顿挫病气，湿毒收敛，病情趋缓。

3. 张梦侬治直肠癌案

邹某，男，42 岁。1969 年 11 月 7 日初诊。

病史：患者于本年 9 月初觉大便不利，常用通便药物以缓解。后觉大便胀坠，再用中药及西药通便剂均不见效，须用灌肠剂大便始通。经直肠镜检查，发现直肠上段与乙状结肠交界处有一鸭蛋大小的肿块，诊断为直肠癌。用抗癌药物治疗效果不显，故前来就诊。脉沉弦而缓，至数如常，精神饮食尚可，舌苔白厚，形体消瘦，呈重病容。主要痛苦在大便坠胀难通。

辨证：肿块阻塞，湿热之邪与燥气相搏，郁遏于大肠。

治法：润燥通肠，败毒消肿，散坚破结。

处方：金银花、白茅根、紫花地丁、蒲公英、天花粉、生地榆各 30 克，紫菀、白花蛇舌草各 50 克，野菊花、桃仁泥、炒枳壳各 10 克，海藻、昆布、天葵子各 15 克。加水 3500 mL，熬至 1000 mL，去渣，再加蜜 60 克，熬令和。分两日 6 次服。

1970 年 3 月 7 日二诊：初诊至今 5 个月，症状无变化。后经某医院检查，确诊为直肠癌，须行切除术，患者不同意，因改服某中医药方，至今仍无变化。今来复诊。仍守前方。处方：金银花、紫菀、白茅根各 60 克，夏枯草、蒲公英、紫花地丁各 30 克，海藻、昆布、天葵子、旋覆花（包煎）各 15 克，桃仁、枳实、野菊花、赤芍各 10 克，白花蛇舌草 90 克。用法同前。嘱另用白鹅或白鸭热血灌服。

4 月 6 日三诊：1 个月来服上方兼人参丸（成药后详），大便能自动解出，知饥能食，唯便时带血，系肿块表面破溃所致。上方加仙鹤草、天花粉各 30 克。用法同前。

4 月 28 日四诊：大便出血已止，刻下症见：口渴，苔黄厚腻，有时口味发甜。此湿热夹秽浊之邪郁火，当于前药中加芳香化浊、消导清热之味。处方：南沙参、仙鹤草、白茅根、夏枯草、天花粉、紫菀各 30 克，枳壳、青皮、海藻、昆布、煨三棱、火麻仁、生地榆、天葵子各 15 克，白花蛇舌草 120 克。服法同上，另加佩兰 30 克，四消饮（即神曲、山楂、谷麦芽、莱菔子各 15 克）熬水代茶，以苔退口不干为度。

7 月 1 日五诊： 经服上药，另用野葡萄根每日 60 克煎水当茶服，前症已减。后又改用他医处方及自用补剂或泻药，现在出现舌绛、苔白干厚，不渴饮，晨间味苦，此湿热得补而滞，郁而化燥，法宜苦辛开泄，兼清热润燥。处方：南沙参、天花粉各 30 克，黄芩、麦冬、火麻仁、郁李仁、生地黄、玄参各 15 克，枳壳、桔梗、甘草、白芍各 10 克。每日 1 剂，分 3 次服。

9 月 12 日六诊： 服上方后口苦绛苔已消，大便有时不畅。又经某医院做钡剂灌肠检查，见乙状结肠下段约 3 cm 充盈缺损，意见为癌肿初期。考虑本病在 1969 年 9 月及 1970 年 3 月 2 次乙状结肠镜检，都见到乙状结肠下段有鸭蛋大小的肿瘤，现在只见充盈缺损，证明癌肿已好转，是病向愈之征。现在除形体消瘦、精神稍差外，饮食尚可，腹中不痛，坠胀减轻，脉迟濡缓，苔白欠润。此气血俱虚之象。处方：黄芪、当归、麦冬、白芍、天葵子、三棱、桃仁、枳壳、煅荔枝核各 60 克，地榆、五加皮、紫菀、郁李仁（去皮）、天花粉、生地黄、玉竹、天冬、南沙参各 120 克。共炒研极细末，再加玄明粉 120 克，蜜 1750 克，一同炼化，至滴水成珠时，和药末为丸。每丸重 10 克。每次服 1 丸，每日 3 次。饭前盐开水送下。忌一切发物。

1971 年 10 月 20 日七诊： 一年来，用 1970 年 9 月 12 日方及人参丸与单方野葡萄根交替断续服用，今秋大便虽通，而又胀坠难受，大便带黏液，要求或丸方或汤方继续治疗。处方：薤白、青皮、枳壳、桔梗、杏仁、桃仁、郁李仁（去皮）、柏子仁、火麻仁、海松子各 10 克，乌药、天花粉、当归各 15 克，生地榆、蒲公英各 30 克，生何首乌、白花蛇舌草各 60 克，用法同前，加蜜 60 克，去渣熬和服。亦可并 7 剂共炒研，蜜丸服。

11 月 28 日八诊： 本月中旬曾经在某医院行剖腹探查术见乙状结肠只有水肿和充血现象，已无肿瘤迹象。近唯大便仍不利，每次大便带白冻样黏液，此系余邪未净，拟宣畅气机为主。处方：杏仁、桔梗、枳壳、白芍、炒槐角、郁李仁、桃仁、柏子仁、火麻仁、当归尾各 10 克，紫花地丁 30 克。水煎，分 3 次热服。每次调入鸡子黄一枚，可连服 3 剂。如大便通利，黏液减少，可停药观察。如再复发，可按法续服 3 剂，不发则不必服药。

［张梦侬．临证会要 [M]．北京：人民卫生出版社，1981．］

【评析】 由于 50% 以上的结直肠癌都会有术后肿瘤复发，而且总的来说，到目前为止对结直肠癌的全身化疗结果还是令人失望的，所以对晚期结直肠癌的治疗，中医优势明显。张梦侬在本案中充分体现了寒热错杂，阴阳转化，湿浊与阴虚互见，正虚与邪实共存等癌症的复杂性和辨证入微、丝丝入扣的重要性，可以为法。再者，治疗大便坠胀难通用药不离行气通便与润肠通便，然大便之不通，缘于肿物梗阻，败毒消肿为治本之举。而堪称妙用者则白茅根、紫菀二味，取肺与大肠相表里之意也。

4. 钱伯文治结肠癌案

吴某，女，32 岁。1973 年 2 月初诊。

病史：患者 1971 年 10 月开始发现有黑便，潜血试验阳性。当初诊断为上消化道出血，用止血药，依然出血不止。1972 年 3 月于某医院摄片，诊断为结肠癌，于 5 月 19 日进行手术。术后切片报告为结肠癌已侵入肌层。9 月复查，脐后下腹又触及一个包块，约核桃大小。1973 年 2 月入本院诊治。刻下症见：右下腹肿块已发展到鸡蛋大小，质较硬，并伴有腹痛、腹泻、胃纳不佳、形体消瘦等症状。苔薄白，质淡，脉细无力。

辨证：脾肾阳虚，湿浊凝聚。

治法：温补脾肾，佐以健运。经过一段时间的治疗，体力稍有恢复，后改用理气活血、消肿为主，适当加一些益气补肾药物。

处方：①主要药物：党参、白术、当归、黄芪、茯苓、陈皮、木香、香附、枳壳、山药、白花蛇舌草、桂皮、茴香、淫羊藿、甘草、补骨脂、牛膝、八月札、肉苁蓉等。②加减药物：枸橘、山楂、丹参、赤芍、附子、苍术、薏苡仁、墨旱莲、生地黄、橘叶、香橼、熟地黄、瓜蒌皮、没药、乳香、玫瑰花、寻骨风、青皮、三棱、山茱萸、肉桂、锁阳、桑寄生、蜈蚣、夏枯草等。③酌情加用成药：人参鳖甲煎丸、归脾丸、六味地黄丸、蜈蚣丸（守宫研末为丸）。④巩固阶段方药：党参、合欢皮、熟地黄、白术、黄芪、白扁豆、甘草、茯苓、薏苡仁、陈皮、淫羊藿、山药、木香、墨旱莲、桑寄生、黄精、白芍、补骨脂等。

经过 3 个多月的治疗，肿块开始缩小而至逐渐消失，调理至 1974 年 8 月，即恢复全天工作。至今健康状况良好。

[董建华.中国现代名中医医案精华二 [M].北京：北京出版社，1991.]

【评析】　结肠癌属于热毒壅盛者多，脾肾阳虚、湿浊凝聚少。本案正是辨证论治之功，若拘泥一般，难免背道而驰。

5. 刘志明治结肠癌案

蔡某，女，43 岁。1981 年 6 月 29 日初诊。

病史：患者于 1975 年下半年出现左下腹隐痛，大便每日 2 ～ 4 次，便稀带黏液，多次大便常规提示白细胞满视野。1976 年做纤维结肠镜检，诊断为慢性结肠炎，经西医治疗效果不显。1981 年 1 月起，腹痛加重，并向骶尾部放射，大便仍稀，除黏液外，常有鲜血，1981 年 2 月经北京某医院乙状结肠镜检及钡剂灌肠示乙状结肠中段左侧壁有 1.9cm × 1.3cm 局部扁平隆起，病理确诊为乙状结肠癌。3 月初行乙状结肠部分切除，乙状结肠、直肠端吻合术，术后配合化疗症状明显改善。但 1 个月后，腹痛、便脓血又作，虽经化疗、支持疗法，不见好转，西医考虑为癌扩散，嘱其家属预后不良因患者体质每况愈下，不能再接受化疗，遂来我院求治于中医。刻下症见：形体消瘦，面色苍白，脐周及少腹阵阵作痛，痛甚则欲便，大便每日 3 ～ 4 次，质稀，可见黏液及血，排便不畅，里急后重，口中黏腻而苦，纳呆，每餐仅一两许，心悸乏力，睡眠不实。舌苔黄腻，脉细滑。大便常规示红细胞、白细胞均满视野。

辨证：湿热蕴蒸，腑气阻滞，气血凝涩，化为脓血，病延数载，正气大伤。

治法：清利湿热，调气行血，兼以扶正，标本同治。

处方：当归、白芍、防风、枳壳、黄芩、川厚朴、槟榔各 9 克，生黄芪 15 克，木香 4.5 克，生薏苡仁 18 克，甘草 6 克。水煎服，每日 1 剂。

7 月 27 日复诊：服用上方近 1 个月，腹痛减轻，里急后重基本缓解，大便中脓血亦少，黄腻苔已化，湿热之证显减，仍宗上方进退。上方去防风、枳壳、黄连、薏苡仁，加太子参 12 克，苍术、陈皮各 9 克，焦三仙各 18 克，水煎服，每日 1 剂。

继以上方加减，坚持服用 2 年余，患者体质明显增强，体重增加，饮食改善，腹痛缓解，大便每日一行，已成形，仅有少许黏液，大便镜检已无红细胞。临床症状基本消失，治后至 1983 年 11 月已存活 2 年余，并能从事轻家务劳动，恢复半日工作。

[李济仁. 名老中医肿瘤验案辑按 [M]. 上海：上海科学技术出版社，1990.]

【评析】　不用常规抗癌中药，而凭辨证，仅以十余味药物，平均每味 10 克左右，治疗结肠癌，也只有刘志明这样的国手能够如此举重若轻，平淡之中见神奇。

6. 吴圣农治结肠癌广泛转移案

田某，女，32 岁。

病史： 患者于 1981 年 12 月拟诊卵巢囊肿而进行手术，术中发现结肠癌广泛转移，无法割除而关闭腹腔。曾先后用过化疗、放疗，但均因白细胞迅速下降而无法继续坚持，改服中药，病情亦无明显好转。1982 年 4 月初起中上腹部疼痛，至 4 月 20 日疼痛突然加剧，并伴有恶心、呕吐，于 4 月 22 日入院。经抗生素消炎、阿托品解痉，始终未见好转，赖哌替啶短暂止痛。4 月 24 日会诊：脘腹疼痛已 5 天，痛甚即欲登厕，便行不畅，质稀而不成形。此肝失疏泄、脾失健运，湿浊内蕴而气机不畅；诊之脉来弦滑，弦乃肝脉，滑属痰湿；痛处固定不移，按之有形可及，属气滞血瘀，痰凝毒聚恶候。但形体消瘦，精神萎靡，面色少华，纳呆，舌淡而瘦瘪，气血虚衰已极，如投峻药非但不能忍受，且有残炉泼水之虞。

处方： ①炙黄芪 15 克，生白芍 15 克，党参 15 克，当归 12 克，延胡索 12 克，川楝子 9 克，半夏 9 克，陈皮 6 克，炙甘草 6 克，木香 6 克，降香 3 克。②马钱子片，每次 1 片，每日 3 次，吞服。③乳香 6 克，红花 6 克，赤芍 12 克，桃仁 12 克，生香附 12 克，乌药 12 克，阿魏 4.5 克。共研细末，以蜂蜜调成糊状外敷痛处，用纱布固定，1 昼夜换药 1 次。

3 天后，痛势日渐缓解，稍能进食稀粥，舌脉同前，原法治疗马钱子改为每次 2 片，每日 2 次。

又过 3 天，脘腹疼痛已止，胃纳、精神逐渐好转，但仍气怯无力，声音低微，脉象细濡，舌体瘦瘪。处方：①生晒参 9 克，煎汤代茶饮。②炙黄芪 15 克，党参 15 克，生白芍 15 克，当归 12 克，炒谷芽 12 克，山药 12 克，白术 9 克，炙甘草 9 克，大枣 3 克。③外敷药物同前。

疼痛虽止，中下腹部扪及坚硬如石的硬块，遂将外敷的部位由中上腹转移至中下腹。经过 3 个多月治疗，腹块质地明显变软，按之已不感疼痛。出院时面色红润，食量增加，随访至今，疼痛未再复发。

［单书健，陈子华．古今名医临证金鉴·肿瘤卷 [M]．北京：中国中医药出版社，2011．］

【评析】　审时度势，分析透彻，内服外用，效不更方，终获佳效。吴圣农认为晚期肿瘤病人，一般正气已虚，不能耐受攻伐，且脾胃吸收功能减弱，单靠内服药物效果较差。故在内服扶正药的同时，外敷活血、破气、软坚、化痰的药物，这种方法，增加了用药渠道，患者容易接受，是扶正以祛邪、祛邪而不伤正的巧妙选择，非常实用。

7. 刘志明治小肠肉瘤案

常某，男，49 岁。1991 年 8 月初诊。

主诉： 腹痛、腹泻、血便、消瘦半年。病史：患者 1991 年 2 月感觉低热、腹痛、腹泻。腹痛固定在右腹部，呈现阵发绞痛，腹痛时自觉右腹部有条索状肿物，腹泻每日十余次，为脓血便，有时为鲜血便。呈进行性食欲下降、消瘦和贫血，患者体重由 60 千克迅速减到 45 千克，全身极度衰弱。曾于 1991 年 3 月和 5 月 2 次进行纤维结肠镜检查，发现距离肛门 20 cm 处结肠局部狭窄；前列腺活检发现恶性病变。诊疗过程中肿瘤呈进行性增大，并出现严重肠梗阻，频发腹部绞痛。于 1991 年 7 月 11 日在北京某医院行剖腹探查，发现肿块 8 cm × 10 cm × 6 cm，肠的末端、回肠坠入盆腔，与周围膀胱、肠管均有粘连，无法做肿瘤切除手术，仅解除肠梗阻。经过放疗后行腹部 B 超复查，肿瘤缩小至 4 cm × 3.4 cm × 2.8 cm。放疗使白细胞下降至 2.0×10^9/L，血红蛋白降至 70 g/L，无法继续接受放疗，于 1991 年 8 月出院。转中医诊治。刻下症见：患者胸闷泛恶，腹痛腹胀，纳呆，时欲呕吐，盗汗，四肢乏力，精神疲乏，形体消瘦，体重 45 千克，头发稀少，面色萎黄无华，舌质淡红，苔薄黄，脉细弦濡。

西医诊断： 小肠肉瘤。

中医诊断：腹痛。

辨证：久病及放射刺激致中气受戕，脾失健运，气血亏虚。

治法：养血和肝，理脾化滞，佐以软坚散结。

处方：当归9克，白芍9克，苍术9克，厚朴9克，甘草6克，焦三仙各9克，槟榔9克，黄芩6克，川楝子6克，延胡索6克。10剂，水煎，每日1剂，分2次服用。

二诊：服上方10剂后，患者腹痛腹胀、胸闷泛恶好转，胃纳增加，精神好转，但盗汗、乏力无明显改善。随症改方，增加补气健脾之品。处方：太子参18克，当归9克，白芍9克，甘草6克，生黄芪18克，云茯苓9克，白术9克，厚朴9克，广陈皮6克。水煎服，每日1剂。另犀黄丸每日2克，分2次服用。

三诊：服用上方四十余剂，患者自觉症状消失，食欲精神、体力明显好转，大便恢复正常。于1992年5月行B超复查，腹部及盆腔未见明显肿物影；复查血常规，血红蛋白135 g/L，白细胞4.5×10^9/L。上方随症加减继续坚持服药，并另以制乳香60克，制没药60克，研成细末和匀，每日2克，分2次用汤药送服。

四诊：坚持服上方四百八十余剂，于1993年2月20日复诊，患者自述无任何不良感觉，饮食、起居正常，体重增加至65千克，二便正常，面色红润，精神、体力较前大为好转。在某医院做CT复查，结果为左侧髂总动脉旁软组织状影较前明显缩小，未见转移病灶。该患者带瘤存活3年后，健康状况仍良好。

[高荣林，姜在旸. 中国中医研究院广安门医院专家医案精选 [M]. 北京：金盾出版社，2005.]

【评析】 肿瘤的发生发展，关键在于人体正气亏虚，体内外各种致病因素乘虚而入，导致脏腑及其气血功能失常，使气滞、血瘀、痰凝、毒聚，最后形成结而不散的肿块。古人提出"治杂病宜以脾胃为主"的治疗观点，因而本病治疗以芪、术、苓、草、参、归等药物健脾胃；厚朴、陈皮香燥，健脾化痰；芍药、当归滋养胃液，润燥兼施，刚柔并用，使脾健胃安，营血有源。伍黄芩，取其清热解毒；槟榔、神曲、山楂、麦芽行滞消导；乳香、没药活血止痛，软坚散结，去腐生新。全方合用，健脾养胃化滞，软坚化瘀，清热解毒，活血止痛，补虚而不滞实，通泄而不伤正，病情好转，存活期延长，生活质量提高。

8. 乔保钧治直肠癌案

高某，女，30岁。1987年10月24日初诊。

病史：患者素体康健，两月来少腹坠胀疼痛，阵发性加剧，大便夹带血性黏液，里急后重，当地卫生院诊为痢疾。经用呋喃唑酮、庆大霉素等住院治疗10多天，少腹胀痛不减，血便日益严重，特转诊我科求治。刻下症见：大便下血，每日数次，血多粪少，夹带脓液，甚则纯血无便，血色鲜红，气味异常，伴少腹胀痛、里急后重，口干喜饮，饮食尚可。检查：形体消瘦，精神尚佳，面色晦黯；体温正常；小腹腹肌紧张，按压疼痛；肠镜检查怀疑直肠癌（浸润型），病灶组织经洛阳某医院病检，确诊为直肠癌。舌质红、苔黄腻，边不齐，脉弦滑数。

辨证：湿热毒邪结聚，下焦气机阻滞，灼伤肠道血络。

治法：清热燥湿，凉血解毒，行气导滞。

处方：白头翁汤化裁。白头翁15克，黄连9克，黄柏10克，苦参10克，广木香9克，槟榔13克，沉香（后下）3克，生大黄5克，焦山楂13克，枳壳7克，地榆10克，白芍30克，白花蛇舌草30克。10剂，水煎顿服。

11月10日二诊：上方显效，胀失痛消，下血明显减少，患者喜不自禁，唯后重不除。舌质红、苔黄略腻，脉弦滑数。病虽有减，病机未变，治仍宗上方加槟榔9克，白花蛇舌草30克，继进10剂。

2个月后患者登门相告：上药尽剂，血止痛失，精神大振，已恢复正常劳动。遂劝其趁正气不虚及时手术，以求根治。

［刘伟胜，徐凯. 肿瘤科专病中医临床诊治 [M]. 北京：人民卫生出版社，2000.］

【评析】　宠辱不惊，大将之风。患者喜不自禁，已恢复正常劳动，遂劝其趁正气不虚及时手术，以求根治，难得难得。

9. 刘志明治结肠腺癌案

易某，女，56岁。1989年5月3日初诊。

主诉：腹痛，脓血便，消瘦半年。病史：患者自1989年1月开始出现阵发性腹痛，便后不缓解，同时大便呈现脓血样，每日 6～10 次，无明显里急后重的感觉，食量明显减少，由正常每餐 150 克减少到每日 150 克，体重明显减轻，伴有体倦乏力，面色苍白。1989 年 2 月 10 日在某医院检查，血红蛋白 80 g/L，乙状结肠镜检查发现肿块，并做肿瘤病理活检，确诊为结肠腺癌（混合型，中分化）。于 1989 年 3 月 14 日行手术治疗，术中见直肠与乙状结肠交界处有 1 个 2.5 cm×2.5 cm 大小的肿块，成环状增大，肠腔变窄，出血溃烂，肠旁淋巴转移，因已经属于晚期，仅做了肿瘤姑息手术。术后合用化疗，用丝裂霉素、氟尿嘧啶静脉滴注 1 次后，出现严重头晕呕吐，耳鸣脱发，食量进一步减少，白细胞降低至 2.7×10^9/L，而被迫停止化疗，经过输血等支持疗法，病情略有好转出院。出院后仍感到腹部不适，大便时稀时干，且有黏液，腹痛隐隐，全身乏力，精神疲倦，食量极少而请中医诊治。刻下症见：精神疲倦，声音微弱，形体消瘦，面色萎黄，舌质淡，脉沉细。

西医诊断：结肠腺癌。

中医诊断：腹痛。

辨证：脾肾两虚，湿浊凝聚。

治法：补肾健脾利湿。

处方：太子参 24 克，当归 9 克，白芍 9 克，白术 12 克，生黄芪 21 克，焦三仙各 9 克，茯苓 12 克，甘草 6 克，广陈皮 9 克，厚朴 12 克，何首乌 9 克。水煎服，每日 1 剂。

二诊：服用上方二十余剂，患者自觉腹痛明显减轻，食欲、精神好转，体力逐渐恢复，大便调畅，每日 1 行，无黏液。守前方，加赤芍 9 克，桑葚 15 克。水煎服，每日 1 剂。

三诊：又服药 30 剂，患者精神，体力基本恢复正常，食欲与体重增加，腹痛痊愈。前方去桑葚，加山药 15 克，枳壳 9 克水煎服，每日 1 剂，犀黄丸每日 2 克，分 2 次服。

四诊：1992 年 11 月 10 日，CT 和 B 超及癌胚抗原等检查均在正常范围。患者自诉服用中药已经年余，自我感觉良好，食欲恢复，体重增加 10 千克，精神、体力恢复如常，能从事家务劳动，二便调。复诊见精神好，面色红润，舌质淡红，舌苔薄白微黄，脉弦细。前方去枳壳，白术改为炒白术，犀黄丸仍为每日 2 克，服法同上。于 1993 年 5 月来信告知，坚持服药半年，健康状况良好。

[高荣林，姜在旸. 中国中医研究院广安门医院专家医案精选 [M]. 北京：金盾出版社，2005.]

【评析】 癌症一病，治疗原则多宗初起邪实正气未虚，以攻为主；中期邪伤正虚，宜攻补兼施；后期正气大伤，多以补益。本案属于结肠癌晚期，不能耐受化疗，故采用中药治疗，病本在肠，但是伤及脾、胃、肾，导致胃肠运化功能失常，水谷精微吸收较差，气虚血衰。因此，在治疗时采用健脾补肾，脾胃并重，方中用异功散，意在健脾益气和胃；当归补血汤补气生血，重用黄芪，大补脾肾之气：山药、芍药促进当归益血和营，以使阳升阴长，气旺血生；厚朴、焦三仙健脾行气消积。全方合用，益气、健脾、和阴、顺气、降逆，再佐以犀黄丸，泄浊降毒而获良效。

10. 何任治直肠癌案

吴某，女，37 岁。1990 年 6 月 20 日初诊。

病史：患者于 1990 年 4 月初患乙状结肠癌，经某肿瘤医院做手术切除，并进行化疗。半月后，因体力虚弱明显（血象：血红蛋白 62 g/L，白细胞 1.3×10^9/L），恶心，呕吐，乃终止化疗，请求中医治疗。刻下症见：腹痛，腹泻（大便每日 15 次左右），浑身乏力，面色苍白，头晕，神怠，毛发稀少黏黄，苔白薄腻，脉濡。

辨证：正气虚衰，邪毒未尽。

治法：扶正健脾，祛邪抗癌。

处方：生晒参（另煎）6 克，黄芪 20 克，苍术、白术各 15 克，白芍 18 克，黄连 4 克，广木香（后下）9 克，重楼 15 克，白花蛇舌草 15 克，猫人参 30 克，蒲公英 30 克，马齿苋 30 克，薏苡仁（分次煎熟，每日晨空腹服食）100 克。

6 月 27 日二诊：服药 7 剂，腹痛减轻，腹泻次数减少，每日 7～10 次。药后见效，原方再进。

7 月 12 日复诊：大便基本正常，每日 1～2 次，已成形，腹痛基本消失，头晕、虚乏好转，恶心除，精神渐朗。血象检查：白细胞 3.8×10^9/L，血红蛋白 98 g/L，饮食渐增，面色略有好转。原方去马齿苋、广木香，加怀山药 15 克，绞股蓝 30 克，归脾丸（包煎）30 克。

9 月 5 日复诊：症情稳好，大便正常，纳食好，夜寐较安，血象检查正常，唯下肢软乏，上方去黄连，加川续断 9 克，川牛膝 9 克。

11 月 20 日复诊：体征消失，二便正常，体力恢复较快，血象及 B 超、CT 等检查均正常。续以上方加减，调治年余，再次复查均正常，病得治愈康复。自感恢复良好，于 1992 年 1 月 3 日上班工作。后又坚持服药 2 年，其中又经 3 次复查，未见异常，随访至今，康复如常，坚持上班工作。

　　［刘伟胜，徐凯．肿瘤科专病中医临床诊治 [M]．北京：人民卫生出版社，2000．］

【评析】　何任乃经方大家，尤其精于《金匮要略》。本例重用薏苡仁既可健脾祛湿，又能解毒消肿，看似平淡，实有深意。而辨证之精确，用药之次第分明，深得张仲景治疗杂病要领，堪称名家。

第四节　肝　癌

　　肝癌是我国常见的癌症之一。临床表现早期起病常颇隐匿，无明显的症状和体征，常通过甲胎蛋白的检测而发现。常见症状有肝区间歇性或持续性疼痛，上腹胀满，食欲减退，上腹部肿块呈进行性肿大，全身症状有消瘦、发热、腹泻、黄疸，并发症有消化道出血、肝昏迷、肝脏结节破裂出血、继发感染等。

　　现代医学对本病的确切病因不完全清楚，可能与多种因素综合作用有关，如病毒性肝炎、肝硬化、HBV 感染、黄曲霉毒素、亚硝胺类和偶氮苯类化合物；与营养不良和遗传因素也有一定关系。

　　本病诊断主要依据典型的临床和体征，甲胎蛋白检查为目前诊断肝癌最具特异性的检测方法。铁蛋白、碱性磷酸酶、γ- 谷氨酰转肽酶均可增高。B 超检查、同位素肝扫描对肝内占位性病变有定位诊断价值。其他检查包括腹腔镜、肝穿刺、X 线检查、CT、MRI、血管造影以及腹水脱落细胞的检查等。值得一提的是通过对高发人群进行 AFP 普查，佐以肝 CT、血管造影，可发现无临床症状的小肝癌。

　　现代医学对本病的治疗早期首选手术切除，中晚期采用局部放疗、化疗、肝动脉栓塞疗法、肝动脉插管药物灌注治疗、冷冻疗法和免疫治疗。

本病在中医临床中多属于"癥积""肝积""痞气""鼓胀""黄疸"等范畴。中医学认为情志抑郁，气机不畅，肝失疏泄，故见上腹胀痛，胃纳减退，苔腻，脉弦细；气滞血瘀，血行受阻，日积月累：故见胁下有积，胀痛不适，倦怠乏力，面色黧黑，消瘦，苔腻，舌质紫黯，脉细涩；脾虚生湿，湿郁化热，热毒内蕴，故见黄疸、发热、齿衄、鼓胀，苔黄腻而干，脉弦数。

1. 谷铭三治原发性肝癌并腹水案

于某，男，27岁。1976年11月12日初诊。

病史：患者秉性暴躁，争强好胜，经常过量饮酒，多时一次饮酒量达500 mL，饮食不节。年初以来自觉腹胀满闷，右季肋处阵发性剧痛，并有一包块逐渐增大，曾于当地乡镇医院治疗无效，于1976年11月经大连某医院检查确诊为原发性肝癌并腹水，已属晚期。经介绍前来求治，以期减轻痛苦，延长寿命。自述终日疼痛难忍，不望根除，只求缓解剧痛。刻下症见：面色黧黑，痛发呻吟。腹部膨隆，青筋暴露，肝大右肋下7 cm，剑突下13 cm。质地坚韧，压痛，移动性浊音（＋），舌质青紫，苔白厚，脉弦细。B超、同位素扫描提示肝癌，甲胎蛋白检测阳性。结合临床体征，诊断符合原发性肝癌。

辨证：邪实正虚的鼓胀。

治法：养血散瘀，软坚散结，解毒止痛。

处方：丹参50克，泽兰50克，半边莲25克，郁金15克。水煎服，每日1剂，分两次内服。马钱子丸每晚服10粒。另取鲜狼毒捣为膏状，肝区外敷，每日换药1次。

12月11日复诊：患者按上法出入治疗月余。其间自服新鲜白鹅血数次，痛减大半，肝大渐缩，饮食略有增加，精神好转。但腹部膨胀，青筋显露，小溲短少，腹水不减。舌质紫黯，苔白润，脉弦细。宗前方加水红花子50克继服，每日1剂，另外鲜狼毒与五倍子散交替外敷肝区。

1月8日复诊：自诉近2个月来，经服中药五十余剂，加上肝区敷药，腹痛明显消减，已可耐受，饮食及二便正常，并可散步至庭院附近。检查：腹围较前缩小，肝大右肋下4 cm，按压作痛。前方加南沙参25克继服，外敷药同前。

3月7日复诊：患者病情稳定，肝区时作隐痛，倦怠乏力，时有烦热。舌淡紫，苔白少津，脉虚无力，前方加当归15克、黄芪25克、穿山甲7克、鸡血藤15克，以加强补虚扶正功效。

患者先后共服汤剂102剂，配服马钱子丸。还自服过白鹅血、蟾蜍头、蟑螂、水蛭丸等药，自觉症状有所好转，体力有所恢复，病情较为稳定。回农村从事轻微工作。随访此患者，治疗后带瘤存活54个月。

［谷言芳，张天文，牛煜，等.谷铭三治疗肿瘤经验集[M].上海：上海科学技术出版社，2002.］

【评析】 本患者秉性暴躁，加之嗜酒过度，酒毒痰浊壅滞，湿热内生，肝失疏泄，络脉为瘀血所阻，酒毒痰浊瘀血结成积聚，进而导致水液停留而成鼓胀。因其既有腹内积聚，腹胀如鼓、疼痛剧烈之表现，又有神倦、纳差、脉弦细之虚象，故属邪实正虚的鼓胀。治宜养血散瘀利水为主。方中丹参苦、微寒，有养血、活血、散结之功，善治癥瘕积块。泽兰辛微温，有活血祛瘀、利尿退肿之功；与丹参配伍补虚祛瘀，散结利水；与郁金相伍不仅能加强祛瘀作用，还可行气解郁止痛；与半边莲、水红花子配用，意在增强解毒散结、利水消肿。后配补血汤目的在于缓攻以扶正气。全方共奏补虚祛瘀，解毒散结，消肿止痛功效。

2.谷铭三治原发性肝癌并发热案

唐某，女，35岁。1992年2月11日初诊。

病史：该患者有慢性乙肝病史6年余。自1991年1月起出现左胁下胀痛，呈持续性。1991年9月20日因突然加重不能忍耐，伴恶心呕吐，头晕眼花，发生晕厥一次，急诊以失血性休克疑内脏出血紧急剖腹探查。术中发现腹腔内大量鲜血，抽吸后见右肝表面附近大量凝血块，肝质地硬、缩小，表面凸凹不平的结节似菠萝，肝右叶膈面突出蘑菇状肿块，与胸前壁浸润4 cm×4 cm×3 cm大小。肿块近膈处于肿块基底部上缘裂2.5 cm，此裂口处流血不止。考虑肝硬化、肝癌破裂大出血，且患者处休克状态，故无法行肝癌切除，亦无法修补止血，以多块明胶海绵按入破裂口，压迫止血。术中从腹腔吸出血液3700 mL、凝血块500克。术后诊断为失血性休克、原发性肝癌、脾大性肝硬化，转入内科治疗。经给予输血、抗炎、对症疗法，患者血压逐渐恢复正常，当时检查：血红蛋白89 g/L，红细胞$2.96×10^{12}$/L，白细胞$3.5×10^9$/L，CEA 7.7g/L，大便潜血（＋）等。尿检红细胞满视野。

X线摄片见右下肺大片密影，上缘界限清楚，达第3肋间，右膈肌被遮，诊断为胸腔积液。B超提示肝右叶可探及一实质性回声区6.3 cm×5.7 cm。CT会诊意见为脾肿大、肝硬化、肝癌。刻下症见：患者自觉右上腹胀痛，持续发热（体温波动在37.2～38.0℃）2个月，午后较重。极度疲乏，卧床不起，嗜睡，头晕，纳呆，便黑，日一行，为稀便。两个月前在输血的支持下，做化疗一次。术后症状明显加重。B超复查肝右叶可见实质性回声区6.9 cm×6.3 cm，提示瘤体增大。血检AFP为362 g/L。发热加重，卧床，下床走几步就汗出淋漓。由于极度虚弱，停止化疗，给予支持疗法。舌质黯红，少苔欠润，脉弦细数。

诊断：内伤发热。

辨证：瘀血内结，气虚血亏，津液枯涸。

治法：健脾益气，补血生津，祛瘀除热。

处方：太子参15克，茯苓10克，白术10克，陈皮15克，砂仁（后下）15克，灵芝15克，丹参30克，黄芪40克，当归15克，鸡内金15克，石菖蒲10克，莪术15克，泽兰叶20克。另取各种新鲜水果打碎压榨取汁频频口服。按上法出入口服36剂，体力大增。体温恢复正常。纳食增250～350 g/d。尿、便潜血（-）。AFP 209 g/L。

综上法治疗至4月28日，体温一直正常。CEA正常，AFP 195.9 g/L。血常规：血红蛋白150 g/L，红细胞4.79×10^{12}/L，白细胞：5.9×10^9/L。B超复查：肝右叶仍可见一实质性回声区6.1 cm×4.8 cm。病情稳定。患者于1992年9月10日死于肝硬化，肝癌大呕血。

[谷言芳，张天文，牛煜，等．谷铭三治疗肿瘤经验集[M].上海：上海科学技术出版社，2002.]

【评析】　肝癌发热常见于晚期患者，多因五脏阴津大耗，热由毒生而出现发热。临床上常采用滋阴凉血、解毒泻热法治疗。本患者之发热原因有三：一是肝癌破裂，瘀血内结；二是化疗导致的阴津耗损；三是失血引起的血亏气虚、脾胃衰败。故治疗先取各种新鲜果汁频频口服，以滋润五内，养阴救液；再取六君子汤加补血汤、灵芝等增强脾运，促进气血津液的化生，输水谷精微于脏腑；稍加莪术以破瘀散结，抑制癌毒。终于使机体气血充足、阴阳协调，发热自除。

3. 柳文仪治肝癌案

谢某，男，42 岁。2000 年 5 月 10 日初诊。

主诉：腹胀、纳呆、腹水 2 个月。病史：患者自感腹胀，肚子渐渐增大如鼓，乏力，懒言，不欲食，口、鼻经常出血 2 个多月，于北京某医院检查发现患有乙型肝炎，诊断为慢性重症肝炎、肝硬化、腹水。治疗过程中腹水反复出现，转诊中医治疗。有吸烟、饮酒史。刻下症见：腹胀，腹水，腿肿，行动不便，口、鼻出血，痰少便溏，面色晦黯，两目周围黯黑，肝臭味极强，舌质绛，有瘀斑，苔黄褐，脉弦滑。实验室检查血小板计数 30×10^9/L，血红蛋白 70 g/L，肝功能差，丙氨酸转氨酶、γ- 谷氨酰转肽酶、碱性磷酸酶均异常，球蛋白增高 40%，甲胎蛋白定量高达 1985 ng/L，B 超检查示肝脏略缩小，门静脉增宽，脾肿大（5.6 cm），腹水。

西医诊断：慢性重型进行性肝炎，肝硬化腹水，肝癌。

中医诊断：鼓胀，积聚。

辨证：肝血不足，脾阳不振，瘀血内停，蕴而化湿，郁久生热。

治法：益气健脾，化湿利水，清热解毒，祛瘀生新。

处方：炙黄芪 30 克，党参 15 克，苍白术各 20 克，猪苓 20 克，茯苓 20 克，车前子（包煎）30 克，当归 12 克，白芍 20 克，泽兰 15 克，葫芦 10 克，紫草 10 克，半枝莲 30 克，半边莲 30 克，龙葵 12 克，益母草 30 克，丹参 30 克，三七粉（冲服）9 克，全蝎粉（冲服）6 克，香附 12 克，生姜 3 片，大枣 5 枚。水煎服，每日 1 剂。半枝莲，水煎代茶饮，每日 1 剂。

6 月 12 日二诊：患者服药一个半月后精神、乏力疲倦好转，腹水渐少，服中药 2 周后鼻出血停止，B 超检查腹水消失，纳食增加，睡安，舌质胖、色黯，瘀斑，苔黄，脉弦细。复查甲胎蛋白定量下降至 79 ng/L，但未恢复正常。为了进一步加强效果，在益气健脾基础上加养肝血、软坚散结、活血化瘀之品。处方：炙黄芪 60 克，党参 15 克，苍术 20 克，白术 20 克，猪苓 20 克，茯苓 20 克，三七粉（冲服）9 克，当归 12 克，白芍 20 克，泽兰 15 克，紫草 10 克，全蝎粉（冲服）5 克，半枝莲 30 克，半边莲 30 克，龙葵 12 克，香附 12 克，制鳖甲（先煎）15 克，制龟甲（先煎）15 克，三棱 10 克，莪术 6 克，夏枯草 12 克，垂盆草 30 克，陈皮 6 克，大枣 5 枚。水煎服，每日 1 剂。

7 月 12 日三诊： 患者连服上药 4 周，感觉精神恢复，乏力懒言消失，腹水未再反复，黧黑面色逐渐好转，纳香眠安，舌黄黧红，脉弦细。复查甲胎蛋白为 57 ng/L，丙氨酸转氨酶、天冬氨酸转氨酶均恢复正常范围，血小板上升达（4.5～5）×10^9/L。患者发病已久，久病多虚，经 2 个月治疗后腹水完全消失，血象及血小板、血红蛋白有所回升，火箭免疫电泳逐步降低。古人云：肝肾同源。为了加强药效，巩固治疗结果，增加补肾中药以养肝血。处方：炙黄芪 60 克，太子参 30 克，当归 12 克，赤芍 20 克，白芍 20 克，黄精 30 克，枸杞子 30 克；女贞子 30 克，苍术 20 克，白术 20 克，制鳖甲（先煎）15 克，制龟甲（先煎）15 克，半边莲 30 克，陈皮 6 克；益母草 30 克，丹参 30 克，三棱 6 克，莪术 6 克，全蝎粉（冲服）5 克，三七粉（冲服）9 克，龙葵 12 克，夏枯草 12 克，猪苓 20 克，茯苓 20 克。水煎服，每日 1 剂。

8 月 8 日四诊： 患者病情平稳，稍有腹胀，下肢微肿，余无不适，晦黧面色已大部恢复，舌质黧，苔白黄，脉弦细。检查血红蛋白已达 90 g/L，血小板升至 $50×10^9$/L，甲胎蛋白定量为 10 ng/L。效不更方，仍以攻补兼施，连服 30 剂。水煎服，每日 1 剂。

10 月 10 日五诊： 舌质黧，苔白，患者脉仍弦，复查甲胎蛋白定量为 5 ng/L，肝功能已恢复正常，一般情况好，唯有小三阳仍然存在。建议服上药巩固治疗。2001 年 12 月 13 日，随访患者病情平稳，已赴外地工作。

［高荣林，姜在旸 . 中国中医研究院广安门医院专家医案精选 [M]. 北京：金盾出版社，2005.］

【评析】 本案确属疑难性肝病范畴。通过半年的治疗，病体基本康复。整个治疗以攻补兼施贯穿始终，在不同阶段各有侧重。第一个月，以健脾利水、消除腹水为主。第二个月，在扶正补气养血的同时，加强活血软坚、散结解毒，使肝脏软化、瘀血得化，提高免疫功能，减少肝脏癌细胞，使甲胎蛋白从 1985 ng/L 逐渐降至正常水平，并使血小板及血红蛋白均有所提高。第三个月，在病情稳定之时，更加重扶正之品，补肝健脾滋肾，扶正祛邪达到治病的目的。治疗中配以几丁聚糖，对保肝、抗癌、调节免疫功能起到一定作用。

4.万文谟治肝癌案

胡某，男，61岁。1974年5月24日初诊。

病史： 患者于1974年3月30日因肝区不适及形体消瘦收住我院。入院后经肝脏B超检查为肝上界第6肋间，右肋下3 cm，剑突下5 cm，肝厚9.5 cm，稀疏呆滞波。右侧见直径4 cm包块平段，范围3.5 cm×6 cm。肝功能未见明显异常。于4月13日、5月17日、6月5日行三次扫描，呈均匀右叶占位性病变。甲胎蛋白初为阴性（4月16日），继为阳性（5月24日）。临床诊断为原发性肝癌。用氟尿嘧啶静脉注射一次，因不良反应较大而停药。于5月24日改用中药治疗。刻下症见：面容消瘦，精神欠佳，纳食不振，脘腹胀气，疲乏无力，右肋偶尔隐隐作痛，口苦干，小便黄，大便微溏不爽。苔黄腻，舌红紫，脉弦。触及肝质较硬，边缘不整，表面凸凹不平。

中医诊断： 癥积。

辨证： 湿热毒邪蕴遏，痰凝血瘀，脾运失常，癥积中焦。

治法： 清热利湿，解毒化痰，兼调脾胃。

处方： 白花蛇舌草60克，垂盆草60克，虎杖30克，生牡蛎（先煎）30克，大枣30克，夏枯草15克，藤梨根15克，丹参15克，藿香9克，郁金9克，白术9克，甘草9克。

连服15剂，至6月8日，症见病情稳定，仍觉精神欠佳，脘腹略胀，腻苔稍退，脉弦细。拟法如前。处方：虎杖30克，菝葜30克，白花蛇舌草30克，半枝莲30克，菝葜30克，生鳖甲（先煎）30克，女贞子30克，太子参30克，大枣30克，郁金9克，藿香9克，蟾皮6克。

连服20剂，至7月14日，症见纳食好转，精神欠佳，大便成形，小便微黄，苔薄黄根腻，脉弦细。按原方改蟾皮为9克，再服15剂，以后略有增损，服药至9月11日。

出院后继续原方调治，同时用蟾蜍油（活蟾蜍1只，去内脏洗净，用麻油500克煎枯去渣备用），炒菜佐餐为辅助治疗（据云已服此油15千克，还将炸后蟾蜍食尽）。至1975年3月31日扫描未见肝内占位性病变，原缺损区已好转，检查甲胎蛋白阴性。触诊肝于肋下可触及1 cm，质稍硬。精神食欲恢复如常，并参加生产劳动。观察至 1984 年 5 月，未见病情反复。其间因急性阑尾炎来我院做过 1 次手术，未见其他病变。

［史宇广. 当代名医临证精华·肿瘤专辑 [M]. 北京：中医古籍出版社，1992.］

【评析】　蟾皮，是近几十年来用于消化系统肿瘤的特效药。本案用蟾蜍油炒菜佐餐，颇具巧思，值得提倡。藤梨根，即猕猴桃根，有清热、利尿、活血、消肿之功。用于治疗胃肠系统肿瘤、乳腺癌等。

5. 孙桂枝治疗肝癌案

肖某，男，49 岁。1972 年 3 月 6 日初诊。

主诉： 肝癌致腹胀、肝区疼痛、纳差、里急后重 8 个月。病史：患者患乙型肝炎肝硬化 5 年，2 个月前因腹胀、胁痛，就医诊断肝癌，并发腹水，辗转多个大医院，无特殊治疗，遂转中医诊治。刻下症见：患者腹胀，肝区疼痛，纳差，小便少而黄，里急后重，口干不欲饮，舌质红绛，苔黄腻，脉象弦数，重取无力。诊查时患者被搀扶到门诊，面色晦黯，腹隆大如蛛，下肢水肿，腹水征阳性，肝肋下触及，质硬，表面结节状，剑突下 7 cm，巩膜轻度黄染，下肢凹陷性水肿。

西医诊断： 肝癌。

中医诊断： 积聚。

辨证： 肝胆湿热，水湿内停。

治法： 清热利湿，疏肝健脾，消积散聚。

处方： 茵陈蒿汤合五苓散加味。茵陈 30 克，炒栀子 15 克，猪苓 30 克，茯苓 15 克，泽泻 15 克，杏仁 10 克，车前子（包煎）15 克，龙葵 15 克，桃仁 10 克，赤芍 10 克，郁金 10 克，广木香 10 克，半边莲 15 克，延胡索 10 克，甘草 6 克。每日 1 剂，水煎分 2 次服，连服 7 剂。

5 月 13 日二诊： 服药后，患者腹胀减轻，小便增多，大便好转，下肢水肿减轻，但仍有腹胀，纳差，舌质红绛，苔黄腻，脉象弦细稍数。原方加枳壳 10 克，川厚朴 10 克，蝼蛄 1 对，商陆 10 克。继进 7 剂，服法同上。患者小便由赤转黄，尿量明显增多，腹胀明显好转，有饥饿感，食量增加，精神好转。

5 月 23 日三诊： 患者已能自己走进诊室，但仍面色晦黯，腹水中等量，小便黄，大便每日 2～3 次。处方：党参 12 克，白术 10 克，土茯苓 30 克，川厚朴 10 克，枳壳 10 克，薏苡仁 30 克，八月札 12 克，水红花子 10 克，猪苓 30 克，车前子（包煎）15 克，半边莲 15 克，虎杖 15 克，藤梨根 15 克。每日 1 剂，水煎分 2 次服；鳖甲煎丸，每次 1 丸，每日 2 次。

四诊：加强软坚散结、活血祛瘀之力。治疗 1 个月后，患者病情大有好转，腹水明显减少，但肝区疼痛明显，小腹冷痛，喜按喜温，下肢怕寒，舌红绛，苔褐黄。出现上热下寒症状。按原方加肉桂（后下）6 克，继服，服法同上；配合龟龄散，每次 2 克，每日 2 次；加味西黄胶囊，每次 2 粒，每日 3 次，饭后服。病情稳定，食量增加，体质大有好转，下肢水肿消退，能自行活动。

1973 年 4 月 18 日五诊：因服药后患者病情稳定，食量增加，体质大有好转，下肢水肿消退，能自行活动。去医院复查，曾被否定原诊断，认为是肝硬化腹水。患者自行停药 2 个月，既往症状再次出现，腹水增加，巩膜黄染，小便短赤，大便发黑，每日 2～3 次，肝区疼痛，失眠，纳差，再次来诊治，用中药平肝饮。处方：①太子参 15 克，白术 10 克，土茯苓 30 克，陈皮 10 克，广木香 10 克，郁金 10 克，柴胡 10 克，茵陈 30 克，猪苓 30 克，赤小豆 30 克，八月札 15 克，凌霄花 12 克，生山楂 12 克，白花蛇舌草 30 克。每日 1 剂，水煎分次服。②瘕坚丸（本院自拟方），每次 1 丸，每日 2 次。③龟龄散，每次 2 克，每日 2 次。

症状逐渐好转，患者带癌已存活 18 年。

［高荣林，姜在旸．中国中医研究院广安门医院专家医案精选 [M]．北京：金盾出版社，2005.］

【评析】 《诸病源候论》指出："癥瘕积聚，病因为寒温不调，饮食不节，阴阳不和，脏腑虚损，并受风邪留滞而不去成也。"由此可知肝积之成，可因寒温不调，饮食不节，阴阳不和，脏腑虚损。肝癌已成，肝失疏泄条达之功，又使脾胃运化失职，水液失调而积聚，久之生热。故茵陈、炒栀子、半边莲、猪苓、茯苓、泽泻清热利湿；桃仁、赤芍、郁金、延胡索、广木香、甘草疏肝理气健脾，共奏清热利湿，疏肝健脾，消积散聚之功。

6. 贾堃治肝癌案

张某，男，50 岁。1981 年 8 月 19 日就诊。

主诉：肝区痛已 2 个多月。病史：1981 年 6 月在某医院检查诊断为肝癌。因有肺气肿，未能手术切除。8 月初出院。刻下症见：肝区痛，腹胀，纳呆，体倦乏力，恶心，下肢水肿，喘咳。大便时稀，小便黄。舌质绛，舌苔白。脉弦细数。

辨证：肝郁脾虚，水湿不化。

治法：疏肝健脾，化湿散结。

处方：①白术 20 克，茯苓 15 克，白芍 15 克，郁金 15 克，柴胡 10 克，山豆根 10 克，瓦楞子（先煎）30 克，蜂房 10 克，全蝎 10 克，当归 15 克，料姜石（先煎）60 克，生甘草 3 克。1 剂药煎 2 遍，合在一起，分 2 次服。②平消片：每次服 8 片，每日 3 次。

患者先后诊 45 次，服平消片未间断，汤剂共服 274 剂。1982 年 7 月，经某医院 CT 复查，未见肝占位性疾病。

［贾堃. 中医癌瘤学 [M]. 西安：陕西科学技术出版社，1996.］

【评析】 贾堃治疗癌症善用全蝎、蜂房，用药时间长，用量也大，一般为 10 克。"中医不传之秘在于量上"，此之谓乎？

7. 方药中治肝癌案

【案一】

尹某，男，41 岁。1972 年 8 月初诊。

病史：自 1964 年以后经常肝区疼痛，同时伴有低热（37.5 ～ 38.0℃），肝功能正常，未确诊。1972 年 5 月感冒发热，肝区疼痛突然加重，呈针刺样痛，难以忍受，经多个医院同位素、甲胎蛋白等检查，诊断为肝癌。住院治疗期间，虽经多方处理，但发热、肝区疼痛始终未见改善，全身情况亦逐日恶化。遂来我处就诊。刻下症见：患者仍有肝区疼痛，胃脘胀满，低热，大便偏溏，纳差，日食半斤左右。形体消瘦，面色青黯，神乏气短。脉沉细弦数，舌青赤有瘀斑，苔薄白。肝肋下 5 cm，表面不甚平滑，中等硬度，压痛明显。

辨证、治法：患者症状主要为右肋下疼痛，胃脘胀满；肋下属肝，胃脘属脾，因此第一步定位在肝脾。患者长期低热不足，同时纳减便溏，形体消瘦，面青黯，舌青赤有瘀斑，脉细弦数，胁下肿块且有压痛，均属于气血两虚，同时合并有气滞血瘀，因此第二步定性为气阴两虚合并气滞血瘀。分析患者发病全过程，最早为肝区疼痛、纳减、便溏等症状，因此在定位上原发在肝，定性上原发为阴虚证血瘀，脾虚气虚症状系在肝虚气滞血瘀的基础上续发。第三步"必先五胜"，为病在肝而波及于脾，气阴两虚，气滞血瘀。第四步据"治病求本"之原则，在肝脾同治、重点治肝和气阴两补之同时，重点养阴。由于肝肾密切相关，因此应把滋肾养肝放在首要地位，疏肝健脾则放在辅助地位。第五步"治未病"，治肝的同时应同时治肺与脾，现在已经肝脾同治，尚应加入益肺之治疗。因此其总的治法应是滋肾养肝、助脾和胃，佐以疏肝益肺、气阴两补。基于上述分析，因此以参芪丹鸡黄精汤加消胀散为主方。

处方： 党参 15 克，黄芪 30 克，丹参 30 克，鸡血藤 30 克，黄精 30 克，当归 12 克，生地黄 30 克，首乌藤 30 克，苍白术各 12 克，青陈皮各 10 克，甘草 6 克，柴胡 12 克，姜黄 12 克，广郁金 12 克，薄荷（后下）3 克，砂仁（后下）6 克，莱菔子 12 克。嘱每天服药 1 剂。

服药 2 周后，患者自觉症状明显减轻。在外院住院半年时间内，除因患重感冒体温上升至 40℃ 以上而改用加减柴葛解肌汤治疗外，其余时间基本上均按上方进行加减治疗。1973 年初，患者出院，出院前精神、饮食、睡眠、大小便基本正常，肝区疼痛基本消失。检查：甲胎蛋白转阴性，γ- 谷氨酰转酞酶正常，乳酸脱氢酶正常。出院后休息约 1 年左右，遂恢复工作。1976 年 7 月患者又出现肝区疼痛、食欲减退症状，复来我处门诊，仍守原方加减治疗，服药后自觉症状又迅速好转。1977 年 1 月因工作中抬重物用力，扭腰出现腰痛来门诊，仔细询问患者，患者除扭伤腰后部有疼痛外，其余无任何不适。9 年来体重增加，精力充沛，全日劳动。患者从 1972 年被诊断为肝癌起，迄今已存活 13 年以上，基本治愈。

［董建华. 中国现代名中医医案精华二 [M]. 北京：北京出版社，1991.］

【案二】

于某，女，63 岁。1974 年 3 月 10 日初诊。

病史： 患者于 1967 年开始低热，肝区疼痛、疲乏无力、腹胀、恶心、纳减，外院检查肝脏肿大、肝功能异常，白细胞和血小板计数明显减少，诊断为慢性肝炎，予保肝治疗，无明显效果。1973 年以来，上症加重。1973 年 3 月在北京某医院做肝同位素扫描检查：肝脏形态失常，放射性分布不均匀，右下部呈片状缺损，左叶增大，放射性分布稀疏，提示右下占位性病变。肝超声检查亦支持占位性病变。后某医院、某医院均诊为肝癌，某医院诊为多囊肝合并肝癌，均认为预后不良。刻下症见：患者于1974年3月来诊时，面色苍白无华，消瘦明显，神乏气短，肝区刺痛难忍，牙龈出血，头痛头晕，耳鸣眼花，口干便结，腹胀纳减，疲乏无力。检查肝下界在肋下8 cm，质硬，表面不平，明显触痛。脉沉细数无力，舌稍红，苔稍黄。查血常规见白细胞 2×10^9/L，血小板 4×10^9/L。

辨证、治法：患者胁下疼痛，头晕眼花，胁下肿物，牙龈出血；两胁属肝经部位，出血多与肝不藏血有关，第一步应定位在肝。患者右胁下有坚硬肿物，同时有口干便结、舌稍红、苔稍黄等症候，为阴虚合并血瘀之象，第二步应定性为阴虚合并血瘀。第三步"必先五胜"，患者尚有乏力、腹胀、纳减、脉无力等脾胃气虚现象，但原发在肝，肝病可以及脾；气生于精，阴虚必导致气虚，因此，其主要矛盾仍为肝之阴虚血瘀。第四步治病求本，均应以养肝阴、疏肝瘀为主。第五步"治未病"可暂缓考虑。予加味一贯煎治疗。

处方：沙参15克，天麦冬各12克，当归12克，薄荷（后下）3克，首乌藤（代枸杞）30克，金铃子10克，郁金12克，丹参30克，鸡血藤30克，生地黄30克，柴胡12克，姜黄12克。

服药1周后，各症大致如前。考虑五脏相关，肝虚则肺乘脾侮，因此，有必要考虑第五步治未病脏腑，即清肺清胃以加强补肝力量。于上方合用竹叶石膏汤，即上方加入竹叶12克，生石膏（先煎）30克，法半夏9克。

服上方药2周后，症状明显好转。肝区疼痛、头晕头胀基本消失，牙龈出血消失，食欲增进，腹胀消失，大便转调。考虑患者病情深重，疗程宜长，因守上方间断服药2年余，后复查肝功能正常，血常规正常，且肝脏回缩至肋下4 cm。肝同位素扫描与超声波检查示肿物无发展，全身情况已显著好转，饮食、睡眠、二便、精神均好。1983年，患者因心肌梗死突然去世，距诊为肝癌已10年。

[董建华．中国现代名中医医案精华二[M]．北京：北京出版社，1991.]

【评析】　辨证施治五步法是方药中对中医学辨证施治方法的发扬与创新，其第一步是辨病位；第二步是辨病性；第三步是"必先五胜"；第四步是治病求本；第五步是"治未病"。方药中所治两例肝癌患者，均运用辨证施治五步法指导临床辨证施治，从其处方用药看，如此重症用药却又如此平淡，竟收到意想不到的效果，充分体现了中医辨证论治在疑难杂症中不可忽视的优势。

8. 万文谟治肝癌案

姚某，男，50岁。1983年11月27日初诊。

病史： 患者有慢性肝炎、丹毒、高血压等病史。1983年11月17日突然大量齿衄，急往口腔医院就诊，用糊剂外敷牙龈以后，始见衄血减少。初步诊断为肝硬化继发血小板减少，于11月26日出院，11月27日来我院就诊。刻下症见：齿衄未发（糊剂未除），口干微苦。小便黄赤，大便不爽，疲乏无力，胁肋偶觉刺痛，脘腹略胀。苔黄腻，舌红紫，口中闻血腥及臭味，脉弦滑，手心抚之较热，未见淋巴结肿大。腹部右肋可及肝大5 cm，质硬，边缘较钝。血胆红素1.6 mg，丙氨酸转氨酶200 U，血小板68×10^9/L。肝脏超声见丛状波形。

辨证： 湿热毒邪久羁，痰凝血瘀，脾失运化，癥积中焦是其本；阴虚火旺，血热妄行是其标。

治法： 清热利湿，育阴止血以治其标；解毒化瘀，调理脾胃以治其本。

处方： 墨旱莲30克，女贞子30克，白茅根30克，小蓟30克，生牡蛎（先煎）30克，虎杖15克，茵陈15克，夏枯草15克，生地黄15克，鳖甲（先煎）15克，阿胶（烊化）10克，牡丹皮10克，陈皮10克，茯苓10克，三七粉（冲服）6克。

连服6剂以后，牙衄未发（牙龈糊剂已除），口中干苦及腥臭已解，大便通畅，精神转佳。原方去生地黄，再服6剂。至12月24日B超检查为右半肝形态失常，可见多个大小不等低回声区，最大范围3.5 cm×5.6 cm，提示为右肝实质占位性病变，继而扫描诊断仍为肝右叶占位性病变。甲胎蛋白阴性，红细胞沉降率96 mm/h，血小板90×10^9/L。苔薄黄根腻，脉弦滑。再诊断为肝硬化恶变。拟法解毒化瘀为主，兼调脾胃。处方：虎杖30克，生鳖甲（先煎）30克，茵陈30克，白花蛇舌草30克，半枝莲30克，龙葵30克，女贞子30克，太子参30克，藤梨根15克，天花粉15克，丹参15克，阿胶（烊化）10克，白术10克，蟾皮6克，三七6克。连服45剂。另用西黄丸3克服，每日2次。同时以蟾蜍油炒菜佐餐。

至1984年3月2日复查肝功能正常，红细胞沉降率60 mm/h，血小板在正常范围。腻苔已退，成薄黄苔，脉弦细。大便成形，小便或清或黄，纳食精神尚可，夜寐欠佳。

仍宗原法。处方：太子参 30 克，白花蛇舌草 30 克，半枝莲 30 克，白英 30 克，龙葵 30 克，女贞子 30 克，墨旱莲 30 克，龟甲（先煎）30 克，生鳖甲（先煎）30 克，生牡蛎（先煎）30 克，陈皮 10 克，甘草 10 克，茯苓 10 克。阿胶（烊化）10 克。

连服 36 剂，至 6 月初恢复工作，以后又在原方基础上略有增减，服药经年。

至 1986 年 8 月 12 日 B 超检查未见明显占位性病变。肝功能、血小板、红细胞沉降率等均在正常范围。触诊肝大 3 cm，质地较前稍软，表面未触及结节状物，脾可及 2 cm，质地仍偏硬，以后常以：龙葵 30 克，白花蛇舌草 30 克，夏枯草 15 克，陈皮 10 克，甘草 10 克，煎汁当茶。

观察 4 年有半，自觉一般情况尚好，能坚持全日工作，偶见胃脘痛，进六君子汤合左金丸加减数剂而已。

［史宇广．当代名医临证精华·肿瘤专辑 [M]．北京：中医古籍出版社，1992．］

【评析】 "湿热毒邪久羁，痰凝血瘀，脾失运化，症积中焦是其本；阴虚火旺，血热妄行是其标。"可见本案已充分准确地认识到肝癌病机的复杂性和持久性，以此为基础，则思过半也。正如《素问·标本病传论》所谓："知标本者，万举万当。不知标本，是谓妄行。"

9. 钱伯文治肝癌案

王某，男，62 岁。

病史：1971 年患黄疸型肝炎，当时丙氨酸转氨酶曾达 400 U 以上，1972 年至 1973 年复发 3 次，以后肝功能一直异常。1975 年 6 月因脘腹胀满、肝区隐痛、嗳气不适、食欲不振及肢倦乏力到某市医院检查：肝于肋下 1.5 cm，剑突下 8 cm，质较硬，表面不平，约有 6 cm×3 cm 硬结节，稍有压痛，脾未及，左锁骨上淋巴结未触及，腹水（－）。超声波检查肝肋下吸气时 2 cm，剑突下 8 cm，脐上 7 cm。肝区波形较密、微小波，甲胎蛋白放射免疫测定结果＞1280 mg/mL，血凝 D-FG 阴性。环卵沉淀试验（－），复查丙氨酸转氨酶 5 次均在 40 U 以下。乙型肝炎表面抗原阴性。诊断为原发性肝癌。刻下症见：肝区隐痛，胃纳不佳，脘腹胀满。舌苔黄腻，舌质偏黯，脉弦。

辨证：热毒壅盛，湿浊内聚。

治法： 清热解毒，佐以利湿。

处方： 基本药物为白花蛇舌草、石上柏、龙胆草、土茯苓、黄连、川楝子、蒲公英、黄芩、板蓝根、栀子、茯苓、生熟薏苡仁、田基黄、橘皮、八月札、泽泻、车前子、合欢皮等。随症加减药物为柴胡、牡丹皮、女贞子、重楼、墨旱莲、大黄、皮尾参、北沙参、夏枯草等。酌情加用成药为人参鳖甲煎丸、枳术丸、逍遥丸等。

连续服药 1 年后，肝区肿块缩小，脘腹胀满消失，胃纳亦佳，但仍然肢倦乏力。舌苔薄腻，舌质偏黯，脉弦。上方药继续服用 2 年余，于 1979 年 6 月上旬复查，肝同位素扫描：未见明显占位性病变，甲胎蛋白火箭电泳 < 30 ng/mL。超声波检查：肝肋下未及，肝波为较密微波。嗣后基本上按照上述治疗方法，服药至 1980 年 7 月停药。半年后因劳累，上腹不适，肝区胀痛，胃纳不佳，到某医院检查，甲胎蛋白试验又显阳性，延至 1981 年 6 月病情恶化而亡，生存六年零一个月。

［钱伯文. 肿瘤的辨证施治 [M]. 上海：上海科学技术出版社，1980.］

【评析】 钱伯文治疗癌肿，常喜以人参鳖甲煎丸与理气活血药结合在一起，辨证应用，对本病好转有一定帮助。本案患者素有黄疸型肝炎病史，湿热内蕴，日久化毒，证为热毒壅盛，湿浊内聚；治以清热解毒，佐以利湿治其标，同时配合服用人参鳖甲煎丸固其本，标本兼治。从中也能看出钱伯文治疗本类病证往往侧重于标本兼施，体现了其善于处理标本缓急。

10. 周岱翰治肝癌案

何某，男，49 岁。

病史： 患者于 1986 年 2 月初因右胁疼痛，食少腹胀，消瘦，在香港某医院经 CT、BUS 等检查，发现肝右后叶及肝左叶多处占位性病变，AFP > 3900 μg/mL；诊为原发性肝癌，Ⅱ期。1986 年 2 月底来门诊治疗，自觉潮热胁痛，纳少眠差，口干溲黄，体检见形体消瘦，面如蒙尘，见肝掌与蜘蛛痣，肝大右锁骨中线肋下 3 cm，剑突下 4 cm；舌质绛紫、苔薄黄，脉弦数。

辨证： 肝热血瘀。

治法： 清热解毒，疏肝祛瘀。

处方： 徐长卿、仙鹤草、半枝莲、重楼各 30 克，田三七 3 克，人工牛黄 2 克，山楂、白芍、土鳖虫、栀子各 15 克，生大黄 12 克，茵陈 24 克，丹参 20 克，蜈蚣 4 条。另选用莲花片，每次 5 片，每日 3 次口服。配合西洋参每日 15 ～ 20 克早上煎服，冬虫夏草 15 克和水鸭适量每周炖服 3 ～ 4 次。

患者每月来穗诊治并带药回港，治疗半年后，自觉症状明显好转，1986 年 9 月在香港原就诊医院复查，肝右叶病灶明显缩小，肝左叶病灶液化坏死，AFP 下降至 1300 μg/mL，体重增加 6 千克。调整治疗方案，上方辨证配用四君子汤、二至丸、生脉散等加减；辨病配用莲花片合犀黄丸。1986 年 12 月再次复查 CT 及 BUS 等，未发现占位性病变，AFP 转阴。至收稿之日，患者定期到当地医院及我院门诊检查，间断服用清热利胆解毒类中药。

[周岱翰 . 两例原发性肝癌治疗报告 [J]. 新中医，1989（5）：41-42.]

【评析】 广州中医药大学周岱翰教授是较早从事中医药治癌、中西医结合抗肿瘤临床探讨和开设中医肿瘤学课程的学者之一，著有《肿瘤临床治验》等书。在对莲花片（主要成分为半枝莲、重楼，含有山慈菇、蜈蚣、莪术、田三七、牛黄等）治疗 22 例肝癌生存 1 年以上临床分析中指出，本方对肝热血瘀型（肚腹结块，胀顶疼痛，烦热面红，口唇干焦，甚则肌肤甲错，便结尿黄，舌质红或黯红，苔白厚或黄苔，脉弦数）稍佳，对肝盛脾虚型（腹胀不适，消瘦乏力，短气不眠，口干不喜饮，纳少便溏，甚则出现肢肿、腹水、黄疸、舌质胖苔白、脉弦细）差，对肝肾阴亏型（鼓胀肢肿，短气肉消，唇红口干，食少不眠，或身热烦躁，气息奄奄，舌红绛或光莹、无苔，脉细数无力）甚差。值得参考。

11. 凌耀星治肝癌案

何某，男，58 岁。

病史： 患者无肝炎病史。1978 年 4 月普陀区某医院防癌普查甲胎蛋白血凝 1 ∶ 100（+）（3 次）。市某医院火箭免疫电泳 250 ng/mL。此后某医院甲胎蛋白血凝 1 ∶ 1000（++）。甲胎蛋白火箭免疫电泳 250 ng/mL，超声波见密集中小波，呈丛状。肿瘤医院 AFP 血凝 1 ∶ 1000（++），HAA（-），AKP、LDH Ⅱ 酶谱阳性，超声波见低小波、复波、丛波，提示肝区右半下方实质占位性病变，符合肝癌肝硬化。1978 年 6 月某医院 AFP 放射免疫 316 ng/mL，SG-PT ＜ 40，TTT 18.5，ZnTT 19，总胆固醇 173 mg/dL。患者无明显症状。经上海肝癌协作组专家会诊，意见：原发性肝癌，在右叶近肝门部位，不宜手术。建议中药治疗。

1978年6月起服用中药，1个月后甲胎蛋白火箭免疫电泳逐步下降，至8月降至正常。1980年5月24日某医院B超示肝不大，肝内未见占位性病变。服药两年余，病情稳定，身体健康，再断续服药至1984年停药。1988年12月发现黑便，连续3天，检验便潜血（++++）。在某医院做全消化道钡餐造影，结论：胃窦炎，十二指肠、小肠、升横结肠均未见异常。1989年1月4日做钡剂灌肠低张双重造影，结论为直肠、乙状结肠炎症。1989年1月在某肿瘤防治院做纤维结肠镜检查，诊断为慢性结肠炎，降结肠脾曲血管病变（蚯蚓样隆起）。活检报告：降结肠黏膜慢性炎症。经中药治疗，便血停止。1989年12月某医院B超示肝光点增粗密集，分布均匀，血管显示清晰。1990年7月以前，偶有痔疮出血。7月因劳累过度，兼受外感，高热3天。7月18日某医院B超检查示肝右叶见一40mm×69mm实质增强区，其内呈结节状，分布不均匀，边界欠清晰，周围血管受压，提示肝右叶实质占位可能。7月23日，某肿瘤医院B超示肝右叶见一10cm×9.8cm范围的回声增强光团，第二肝门区见2cm×3cm×1.9cm大小的回声强光团，提示：①肝右叶实质不均匀性占位（巨块型）；②肝门区实质不均匀性占位（K）；③水大量。住院中西药治疗，患者大量便血，呕血，未及1个月去世。存活12年。

本例根据病情变化，可分为三个阶段。

第一阶段：1978年6月初诊至1984年初。根据检查资料及专家会诊确诊为原发性肝癌，但无明显症状。从面色少华，舌质偏淡，舌脉偏黯等情况，辨证为气血不足，肝脉瘀阻。治法为补气益血，活血通络，佐以消肿散结抗癌。

处方：下列药物轮换选用。①健脾益气：党参15克，生黄芪15～30克，炒白术30～50克，猪茯苓各12克，生熟薏苡仁各20克，炙甘草9克。②补血通络散结：全当归9～12克，桃仁9克，赤白芍各12克，蓬莪术9～12克，枸杞子12克，炙鳖甲（先煎）12克，蟾皮9克，蜈蚣2条。③消肿抗癌：石见穿30克，半枝莲30克，薜荔果30克，八月札15～30克，仙鹤草30克，败酱草30克，白花蛇舌草30克，以上草药每次选用4～5味，煎汤代水以煎药。大便干结加瓜蒌子15克，制大黄（后下）6～9克或生大黄（后下）6克；小便色深加茵陈15～20克，焦栀子12克，黄柏9克；胁腹胀满加醋柴胡9克，青陈皮各9克，大腹皮9克。

初诊起两个月内，上药每日2剂，待甲胎蛋白火箭免疫电泳降至正常以后改为每日 1 剂，连服两年余，病情稳定，B 超示肝内未见占位性病变，改为每月服药 5 ~ 7 剂，至 1984 年初停药。

第二阶段： 1988 年 12 月。连续黑便，大便潜血（++++），血红蛋白低，患者面色苍白，时有脘腹疼痛，大便时结时溏。经检查为胃窦炎、慢性结肠炎。舌质淡胖，脉细数，证属气血两虚，气不摄血，肠络瘀阻。治以补气补血，止血通络。

处方： 黄芪 20 克，党参 12 克，炒白术 20 克，全当归 12 克，熟地黄 20 克，阿胶（烊化）9 ~ 12 克，茜草 15 克，地榆炭 12 克，棕榈炭 12 克，侧柏炭 12 克，桃仁 9 克。便秘加生大黄（后下）6 ~ 9 克，瓜蒌子 15 克；便溏加炮姜炭 6 克，山楂炭 12 克。

服药 1 月余，便血停止。此后多次便血，仍服上药，隐血多能迅速转阴。

第三阶段： 1990 年 7 月中旬，患者因劳累过度，外感，高热 3 天。经 B 超检查，原发肝癌病灶增大呈巨块型。住市某医院。患者肝区疼痛，大量便血，抢救无效，于 8 月 18 日去世。

［凌耀星. 中医治癌秘诀 [M]. 上海：文汇出版社，1996.］

【评析】 从凌耀星教授肝癌病案中，可以看出柔肝实脾、益气补血、通络散结、消肿抗癌诸法配合应用，确有抑癌抗癌之效。对于恶性程度高的肝癌，笔者在临床上也体会到，破血之法不良反应甚大而疗效并不可靠；相反，扶正健脾，佐以抗癌散结，或可求得久远。

12. 段凤舞治肝癌案

冯某，女，56 岁。1988 年 5 月 18 日初诊。

病史： 据述有肝肿大史，曾怀疑慢性肝炎及胆囊炎，后因反复发热，肝区作痛而来院就诊。体检发现肝肋下 8 cm，剑突下 11 cm，质硬，表面不光滑，左锁骨下可扪及淋巴结。1988 年 7 月 22 日同位素扫描提示：肝肿大，肝左右叶间占位性病变。超声波提示：肝明显肿大，以左叶为主，肝波较多，肝右叶较密微波，剑突下较密微小波伴囊状 2 束。9 月 28 日查甲胎蛋白火箭免疫电泳，定量大于 1000 ng/mL，碱性磷酸酶大于 51 U。拟诊：原发性肝癌，可能由慢性肝炎发展而来。自诉数年前因丧偶，长期抑郁，经常有胁部隐痛，近来反复发热，体温常在 38 ~ 39℃，纳谷不香，神疲乏力，化验转氨酶 76 U，苔白腻，脉细弦。

辨证：肝气郁结，血行不畅。

处方：加减参赭培气汤：生代赭石（先煎）15克，太子参10克，生怀山药15克，天花粉10克，天冬10克，鳖甲（先煎）15克，赤芍10克，桃仁10克，红花10克，夏枯草15克，生黄芪30克，枸杞子30克，焦山楂30克，泽泻15克，猪苓15克，龙葵15克，白英15克，白芍10克，焦六神曲30克，三七粉（分冲）3克。

治疗1个月，转氨酶恢复正常，以后经过一系列检查，肝癌诊断逐渐明确。辨证主要抓住两个重点：第一，巨大肿块（肝脏明显肿大）坚硬如石，推之不移，为气滞血瘀成积；第二，患者反复发热，乃热毒内蕴之象，故治当行气化瘀，利水解毒。守方连续服用3月余，症状改善，病情稳定。1989年1月查甲胎蛋白火箭免疫电泳，定量＜31 ng/mL。1989～1991年，3年间陆续以本方加减，伍以一贯煎等方剂。目前患者一般情况尚可，偶有发热、肝区隐痛，腹部癥块依然，1991年6月B超提示肝癌，已存活3年余，现仍用中药治疗观察。

［张丰强．首批国家级名老中医效验秘方精选[M]．北京：国际文化出版公司，1996.］

【评析】　中国中医研究院广安门医院段凤舞主任医师认为，肝癌一病是由于长期情志不舒，肝郁气滞，血行不畅，致使瘀血内停所致。瘀血阻滞气机，进一步加剧血瘀，瘀久则水湿内停，水瘀互结，阻塞脉络，而成痞块、积聚。或因肝郁化火，或因嗜酒无度，湿热毒邪内生，阻塞脉道，瘀血内停，水毒内生，水瘀互结，痞积而成。所以治病求本，须调气、化瘀、利水，使瘀血去、水湿利而气调积消。故拟加减参赭培气汤，以生代赭石生新凉血，镇逆降气，祛痰止呕通便，引瘀下行；太子参、山药培中养胃，防止开破之药损伤脾胃；用天冬、天花粉，顾护胃液而抗癌，缓开破药之峻猛；桃仁、红花、鳖甲、赤芍活血化瘀，消肿止痛兼以通络；泽泻、猪苓利水化瘀；黄芪、枸杞子益气滋阴补肝肾；焦山楂、焦六神曲消食和胃；龙葵、白英清热解毒，凉血利尿。本方是从张锡纯治疗噎膈的参赭培气汤化裁而成，药力平和，面面俱到，祛邪而不伤正，有利于长治久安。

13.凌耀星治肝癌案

丁某，男，85岁。1991年5月19日初诊。

病史： 1960 年曾患迁延性肝炎，HVB 阳性。1990 年单位退休职工进行体格检查时，B 超发现肝脏有占位，但当时未曾告知本人及其家属，亦未进一步检查。1991 年 4 月起，患者自觉胃部有阻塞感，医生给以三九胃泰治疗。5 月 14 日突感右季肋部疼痛，急诊 B 超检查见肝脏 40 mm × 60 mm 占位性病变，腹水 53 mL，慢性胆囊炎。5 月 16 日做 CT，意见：肝右叶上段原发性肝癌可能性大。5 月 14 日血检报告：AFP ＞ 1000 ng/mL，确诊为原发性巨块型肝癌晚期。因年龄太大，不宜手术。患者有胃溃疡、胃出血病史。胸部 X 线片：两肺上野陈旧性结核钙化灶，右下肺野条索状阴影，边缘不清，第 5 前肋端有一纽扣大小圆形阴影。5 月 19 日来我处门诊，主诉：3 天前 CT 及 AFP 检查确诊为肝癌。5 月 15 日、5 月 16 日两天腹泻如水状，经输液、禁食及西药治疗，腹泻已愈。现感肝区胀满，咳嗽及用力进气时肝区疼痛，进食泛恶欲吐，口干，心慌乏力，咽喉部有黏痰。观患者面色晦滞，形体消瘦，腹部膨隆，右胁下扪及硬质肿块。脉弦，舌苔白腻，舌质黯，舌脉粗紫。

辨证： 年高精气大衰，痰瘀邪毒，壅结癌瘤，阻塞脉络，气化失常。

治法： 软坚抗癌，消瘤散结，实脾柔肝，以补助攻。

处方： 自初诊起选用下列药。①实脾柔肝：黄芪 30 克，炒白术 30 ～ 50 克，党参 15 克，枸杞子 12 克，生白芍 15 克，当归 9 克，生甘草 9 克。②软坚散结，消瘀利水：炙鳖甲（打碎先煎）12 克，海藻 12 克，昆布 12 克，生牡蛎（先煎）30 克，赤芍 12 克，石见穿 30 克，猪苓 15 克，茯苓 15 克。③解毒抗癌：半枝莲 30 克，半边莲 30 克，仙鹤草 30 克，薏苡仁 30 克，猫人参 30 克，蟾皮 9 克。肝区痛加川楝子 9 克，延胡索 15 克，没药 6 ～ 9 克，五灵脂（包煎）9 克；泛恶欲吐加旋覆花（包煎）9 克，代赭石（先煎）20 克，制半夏 9 克，陈皮 9 克；脘腹胀气加大腹皮 9 克，乌药 9 克。

上药服 21 剂后，自觉肝区硬块松软，腹胀减，胃纳增。又服 14 剂，腹水消退，肝区无不适感，能步行自曹家渡至静安寺来回 1 小时 20 分钟，不觉劳累，但 B 超示肝脏肿块稍有增大。服药 3 个月，每餐米饭 2 ～ 3 两，晨餐牛奶 1 瓶，鸡蛋 1 只，生煎包子 6 只或面饼两只。一只鸭子 3 顿吃完。头顶部有黑发生长，乌黑光亮，范围逐渐扩大，全身情况良好，单瘤块仍见增大，拟于 1991 年 12 月 21 日转某医院做介入疗法，继续服中药。处方：炙黄芪 30 克，党参 15 克，炒白术 30 克，枸杞子 12 克，制何首乌 15 克，制黄精 15 克，熟地黄 15 克，仙鹤草 30 克，炙鳖甲（先煎）12 克。

1992 年 1 月 21 日 B 超示肝脏肿块缩至 60 mm×60 mm，因余出国，1992 年 3 月起停服中药。余回国后随访，据家属告知，患者共做介入疗法 5 次。1992 年 8 月初做第 5 次介入疗法后，时感疼痛。8 月 24 日同室患者去世，该患者曾做 4 次介入疗法，患者精神上受一定打击。8 月 27 日突然胃脘剧痛，继之全腹疼痛拒按，大量呕血，于 1992 年 8 月 31 日去世。死亡原因为胃穿孔、胃出血。此时停服中药已 5 个月。

［凌耀星. 中医治癌秘诀 [M]. 上海：文汇出版社，1996.］

【评析】 以健脾益气法为主治疗肝癌有较好前景，早在 20 世纪 80 年代初期，就有人研制出以党参、白术、茯苓、八月札等药等量组成的健脾理气合剂，临床治疗 Ⅱ 期肝癌 48 例，治疗后 1 年以上生存者 21 例，5 年以上生存者 8 例；而对照组治疗后生存 1 年以上者仅 2 例，无 1 例生存 5 年以上。健脾理气法若合并放疗，治疗后 1 年生存率可高达 72.7%。动物实验证实，健脾理气合剂能提高带瘤脾虚动物脾脏 T 淋巴细胞功能。健脾理气合剂可消除肝癌患者脾虚气滞状态而缩小瘤体，延长生存期；同时调节宿主细胞免疫功能和代谢，重建人体内环境的平衡。

14. 钱伯文、张存义治肝癌术后案

许某，男，62 岁。

病史：1991 年体检时发现 AFP 呈阳性，后经 B 超与 CT 检查确诊：肝左外叶癌肿块 30 mm×40 mm，1991 年 1 月 30 日在某医院手术切除肿瘤。由于患者有 3 个兄弟分别于 1971 年、1986 年、1990 年死于肝癌，故许某术后即求助于中医药治疗。先后由导师钱伯文教授和张存义共同诊治，8 年来连续服用中药从未间断过，并每隔半年进行 1 次体检复查，迄今为止情况正常。术后曾化疗 2 次，因不良反应太大未能继续，以后一直服用中药治疗。由于患者常有胁胀、口干、鼻出血、牙龈出血等症，且苔少舌红，脉弦细，故基本治法为养阴生津、清热凉血，少佐疏肝理气解郁之品。8 年中处方变动很多，以下处方使用最多。处方：天花粉 30 克，南北沙参各 15 克，仙鹤草 30 克，知母 15 克，玉竹 15 克，生地黄 15 克，

茯苓 30 克，生薏苡仁 30 克，地骨皮 20 克，炙鳖甲（先煎）10 克，煅牡蛎（先煎）30 克，浙贝母 30 克，白花蛇舌草 20 克，蜈蚣 3 条，平地木 15 克，八月札 10 克，赤白芍各 20 克，药后患者感觉较舒服，不但提高了生活质量，还起到了抗复发作用。

［张存义，钱心兰. 扶正祛邪法治疗肝癌之体会 [J]. 上海中医药杂志，2000（11）：22-23.］

【评析】　治癌难，预防癌症的复发转移更难。肝癌号称癌中之王，防治可谓任重而道远。本案在预防肝癌复发方面积累了经验，值得进一步研究。钱伯文治癌，效验颇多。不外扶正祛邪，辨证与辨病相结合两大端。而立法周密，用药精当，有守有变，持之以恒则是其制胜法宝。

15. 赵绍琴治转移性肝癌案

周某，男，40 岁。1985 年 5 月 20 日初诊。

病史：患者因胃脘部肿块伴疼痛呕吐于 1984 年 11 月经某医院检查确诊为胃癌，并行胃全切术。1985 年因肝区疼痛来北京某医院检查，B 超提示肝内有占位性病变，诊断为转移性肝癌。1985 年 3 月 14 日超声检查所见：左肝外段及内缘均见低回声区，分别为 2.0 cm×2.1 cm，3.0 cm×2.9 cm 大小，边界尚清楚。右肝回声均匀，未见明显异常区。提示左肝内多发性占位性病变（M）。患者自觉右胁下胀满不适，阵阵作痛，心烦急躁，夜寐梦多，口干咽燥，舌红瘦，苔白而干，右脉弦细滑，左脉弦细。

辨证：肝热阴伤，气机阻滞，络脉失和。由情志不遂，肝郁日久，化火伤阴所致。

治法：疏调气机以解肝郁。

处方：旋覆花（包煎）10 克，片姜黄 6 克，蝉蜕 6 克，僵蚕 10 克，香附 10 克，木香 6 克，丹参 10 克，焦三仙各 10 克，20 剂。并嘱其注意忌食辛辣厚味，只吃清淡素食，并每日坚持散步运动，不可间断。

6 月 10 日二诊：药后胁下渐舒适，疼痛大为减轻，诊脉仍弦细，舌红苔白且干，心烦梦多。气机渐调，郁热未清，继用疏调气机方法。处方：蝉蜕 6 克，僵蚕 10 克，片姜黄 6 克，香附 10 克，杏仁 10 克，枇杷叶 10 克，焦三仙各 10 克，6 剂。

6月17日三诊：舌红且干，脉弦细而数，夜寐欠安。仍属肝经郁热未清而络脉失和之象，再以疏调，参以凉血化瘀。处方：半枝莲10克，白头翁10克，蝉蜕6克，僵蚕10克，片姜黄6克，竹茹6克，枳壳6克，焦三仙各10克，6剂。

6月24日四诊：夜寐渐安，心烦亦减，右脉弦细而滑，左脉濡软，郁热渐轻，仍用前法进退。处方：半枝莲10克，赤芍10克，茜草10克，半夏10克，陈皮6克，蝉蜕6克，僵蚕10克，片姜黄6克，焦三仙各10克，6剂。

7月1日五诊：脉象滑软，舌红苔白，嗳气不舒，再以凉血化瘀通络方法。处方：半枝莲10克，赤芍10克，茜草10克，陈皮6克，片姜黄6克，蝉蜕6克，僵蚕10克，焦麦芽10克，6剂。

7月8日六诊：脉象濡软且滑，舌白腻润，诸症皆减，仍用凉血化瘀方法。处方：半枝莲10克，半边莲10克，半夏10克，陈皮6克，蝉蜕6克，僵蚕10克，片姜黄6克，焦三仙各10克，12剂。

7月22日七诊：脉象濡软，舌红且绛，肝区不舒，用益气化瘀法。处方：生黄芪10克，沙参10克，茯苓10克，赤芍10克，茜草10克，蝉蜕6克，僵蚕10克，片姜黄6克，6剂

7月29日八诊：1985年7月27日超声所见：肝左内叶见1.3 cm×1.2 cm低回声团，边界清晰规则。余回声可。超声提示：左肝内叶窦性占位性病变（M）。脉弦细滑数，夜寐梦多，仍属郁热未清，热在阴分，继用凉血化瘀，益气活络方法。处方：生黄芪20克，沙参10克，麦冬10克，五味子10克，半枝莲10克，赤芍10克，茜草10克，蝉蜕6克，焦三仙各10克，水红花子10克，片姜黄6克，僵蚕10克，30剂。

患者携上方返回山东老家，续服3个月，一切症状消失，身体日渐强壮。于1985年11月9日来京复查，超声所见：肝内回声均匀，未见明显异常回声团，血管清晰。胰腺显示不清。超声提示：肝内未见明显异常。

1986年8月患者再次返京复查，结果仍未有异常发现。

［彭建中，杨连柱. 赵绍琴临证验案精选 [M]. 北京：学苑出版社，1996.］

【评析】 本案为胃癌术后转肝癌，恶性程度很高，赵绍琴用中医药辨证论治取得了满意疗效。综观本例治疗全过程，大致可分为三个阶段。第一个阶段包括初诊、二诊，以疏调气机以解肝郁为主。虽然患者因癌肿消耗，手术及术后脾

胃运化失司日久而致气阴两伤，但其病机的主要矛盾仍然是肝郁热。因为患者得知自己患了癌症，术后复发转移，自以为无法可治，将不久于世，故心情沉重，情绪低落，终日闷闷不乐，这是造成肝郁气机失调的主要因素之一。肝郁日久必然化热，故表现为肝经郁热如心急烦躁，夜寐梦多。郁热在里必然伤阴，故又有口干、脉细、舌瘦等表现。比较起来，肝郁是主要的，第一位的。故治疗以疏调气机以解肝郁热，方用升降散为基础，蝉蜕、僵蚕秉清化之气而升阳上达，合旋覆花、杏仁、枇杷叶宣肺下气而降浊，用片姜黄疏利气血之瘀滞。以丹参助其活血化瘀，木香助其调气，焦三仙消积滞而通三焦。并嘱患者素食以保运化，锻炼以运气血，忌食辛辣厚味则六腑清净，郁热不生。如此综合调理则肝家郁热得以解散，虽不治癌，而直拔致癌之本矣。治疗的第二阶段从三诊到六诊，经过第一阶段的治疗之后，气机渐畅，症状渐减，患者心情较前平静，也增强了治疗的信心。此时的治疗重点逐渐转移到凉血化瘀方面。因为肝为藏血之脏，肝郁热日久，必然造成热入血分而致瘀滞，故单纯疏调气机虽属必要，但针对性不强，必须和凉血化瘀结合起来，气血双调，故在升降散疏调气机的基础上，增入半枝莲清热解毒，白头翁、赤芍、茜草凉血化瘀。经过 1 个多月的调治，患者自觉各种病状逐渐减轻，精神状态也越来越好，信心十足，积极配合治疗，经 B 超复查，提示肝内原有的两处癌肿，一处消失，另一处明显缩小。治疗的第三个阶段从七诊开始在原来疏调气机、凉血化瘀的基础上，增入益气扶正之品，因为本病之初就存在气阴两伤，属正虚邪实之病。经过前两阶段的治疗之后，郁热邪气得以渐渐消散，此时再议扶正即无恋邪之虑，况诊其脉象濡软，气分已显不足，若一味专以清化方法并非上策，此时选用扶正祛邪最为恰当时机。故用药在疏调气机、凉血化瘀的基础上加生黄芪益气扶正，生脉散益气养阴。患者返故里前携带方中又增入焦三仙、水红花子，因其返故里后须长期服用，故增入焦三仙、水红花子以助化，如此则配伍全面，方宜长期服用。患者以此方坚持服用 3 个月，肝内肿物全消，收到了满意的治疗效果。

第五节　肝血管瘤

肝血管瘤是肝脏的良性肿瘤之一。根据组织来源，来自间叶组织的肝良性肿瘤有：①肝海绵状血管瘤；②毛细血管瘤；③血管内皮细胞瘤；④淋巴瘤。其中肝海绵状血管瘤是肝脏良性肿瘤中最常见的一种，约占全部肝脏良性肿瘤的85%，同时也是内脏血管瘤中最多见者。它可发生于任何年龄，以30～50岁多见；女性为多，男女之比为1∶（5～10）。

肝海绵状血管瘤确切发病原因尚未阐明，多认为与先天发育异常有关，即胚胎发育过程中血管发育异常导致血管海绵状扩张。本病约50%在儿童期发病，且多数有家族史。也有学者认为可能和内分泌有关，多次妊娠或口服避孕药的妇女易发病。

可发生于肝脏任何部位，但常位于肝右叶包膜下，多数为单发，多发者约占10%。肿瘤大小不一，外观呈紫红或蓝紫色，不规则分叶状，质地柔软或弹性感，亦可较坚硬，与周围肝实质分界清楚。切面呈蜂窝或海绵状，有时可见血栓形成和瘢痕，偶有钙化。发展老化可有纤维瘢痕甚至全部钙化呈硬化的血管瘤。硬化及（或）钙化是血管瘤老化的标志。邻近的肝实质可因其压迫而萎缩变形。

大多数患者没有症状，常于体检时偶尔发现。肿瘤超过4 cm的患者中约40%出现症状。半数以上以上腹部肿块为主诉。肿块表面光滑，质地软硬不一，有囊性感和有较大的可变性，边界清楚，与肝脏相连，随呼吸上下移动，一般无压痛，部分病例可闻及血管杂音，压迫肿瘤有时可使杂音消失或减弱。如肿瘤压迫胃肠，可出现食欲不振、食后饱胀、嗳气、恶心呕吐、消化不良等症状。偶见吞咽困难及由于胆道功能障碍而出现腹痛、黄疸。肿瘤很少自发破裂，如发生破裂出血，可引起急腹症，甚至休克和死亡。长期存在的巨大血管瘤，因肝内有广泛的动静脉瘘存在，增加了心脏的负担，可导致心力衰竭，尤易发生于婴幼儿或儿童。少数患者可伴有微血管病性溶血性贫血、血小板减少或低纤维蛋白原血症。肝功能检查一般正常。

诊断的首选检查方法是B超和CT，能分辨出直径为1～2 cm的肿瘤，早期发现病变。核素血池扫描对本病有确诊意义。肝血管造影能显示1～2 cm大小的肿瘤，准确率高，但为创伤性检查，应于其他方法不能确诊时施行。腹腔镜检查对本病诊断也有一定价值。肝穿刺活检可导致严重出血，故属禁忌。本病须与肝脏恶性肿瘤及其他良性肿瘤鉴别。原发性肝癌多合并肝硬化，进展快，病程短，甲胎蛋白阳性；肝细胞腺瘤、肝血管肉瘤较易与本病混淆，但均为少见病。

无症状者可不予治疗，有症状的较大血管瘤可手术切除。局限于肝一叶者适于手术切除，病变广泛侵及两叶或多发肿瘤不能切除者，术中可酌情选择肝动脉结扎或聚乙烯醇栓塞治疗。特大型及全肝型肿瘤或有严重心、肝、肾合并症不适宜手术的病例，可进行局部放疗。

肝海绵状血管瘤发展缓慢，预后多良好。但如并发肿瘤破裂、瘤蒂扭转、血小板减少继发出血等均可导致死亡。巨大肿瘤内动静脉短路使心排血量增加、心脏负荷加重也可导致心力衰竭而死亡。

中医古代文献无本病的病名记载，现代临床根据其表现将其归于癥瘕、积聚、腹痛、腹胀、胁痛等范畴。病机变化涉及气血、虚实等，治疗宜兼顾之。

1. 张纪宏治肝血管瘤案

陈某，女，34 岁。1993 年 3 月 14 日初诊。

病史：右胁肋疼痛，时如针刺，脘腹痞闷，纳少作胀 2 月余，肝脏 B 超检查，右肝分别见 28 mm×24 mm、16 mm×14 mm 两个强回声光团，提示右肝占位性改变。在 B 超监视下当即行肝占位部穿刺，穿刺物呈血性，送市某医院病理检查，报告为血液成分。临床诊断为右肝多发性血管瘤。给予加味膈下逐瘀汤。

处方：五灵脂（包煎）10 克，当归 10 克，川芎 10 克，桃仁 15 克，牡丹皮 10 克，赤芍 10 克，乌药 10 克，延胡索 10 克，香附 10 克，红花 10 克，枳壳 10 克，甘草 5 克，土鳖虫 15 克，三棱 15 克。

服药 10 剂，右胁肋疼痛减轻，脘腹痞闷消除，食纳增加。服药 30 剂，右胁肋疼痛消除。续服 2 个月，B 超复查肝脏，血管瘤消失。随访 2 年，B 超复查，未见复发。

［张纪宏. 加味膈下逐瘀汤治疗肝血管瘤 32 例 [J]. 江苏中医，1997（8）：19.］

【评析】　膈下逐瘀汤出自《医林改错》，以川芎、当归、桃仁、红花为主药，活血祛瘀止痛，配香附、延胡索、乌药、枳壳等疏肝行气止痛，主治瘀在膈下之癥积，用来治疗本案之证，颇为合拍。张纪宏又加入土鳖虫入血软坚，破血逐瘀，消癥散结；三棱入肝经，"通肝经积血"（《汤液本草》），"主老癖癥瘕积块"（《开宝本草》）。故本方用治瘀血结于膈下的肝血管瘤获效甚佳。于此可见张纪宏对王清任方药的运用，确有独到之处。

2. 黄挺治肝血管瘤案

徐某，男，51岁。

主诉： 右上腹持续性剧痛3天，于1990年3月5日入院。

病史： 患者原有肝内血管瘤史6年（经肝穿刺、CT检查确诊），上腹部经常疼痛，遇劳易发，痛剧时肌内注射哌替啶方缓。此次发作缘由3天前被人碰撞肝区，疼痛逐渐加剧，持续不已，转侧或吸气时尤甚。次日呕吐黄色苦水1次，便下稀溏3次。面色萎黄，形体消瘦。查体：右腹稍膨隆，肝下界肋下11 cm，质Ⅱ°，压痛明显，表面不平，脾未及，腹软，腹水征（−），肠鸣音亢进。血常规：血红蛋白8.5 g/L，红细胞2.76×10^{12}/L，白细胞8.1×10^9/L，中性粒细胞86%，淋巴细胞14%。尿常规：白细胞。0～2/HP，蛋白质（±），尿胆色素（±）。大便常规：（−）。B超：肝叶增大，肝区有大小不等稍高回声区，右肝下缘最大约97 mm×92 mm，未见明显液性暗区。体温37.8℃，脉搏72次/分，呼吸19次/分，血压128/90 mmHg。先予静脉滴注头孢菌素，每日4g。口服复方丹参片、延胡索止痛片，疼痛未止住，体温反增。遂更用中医中药治疗。刻下症见：患者右胁积块坚硬，推之不移，疼痛拒按，面色萎黄，纳减便溏。舌质淡紫、苔黄厚腻，脉弦滑。体温39℃。

辨证： 气滞血瘀日久，肝络阻滞，疏泄失职，横恣犯土，湿热内壅。

治法： 活血理气以止痛，化湿清热以和中。

处方： 京三棱、蓬莪术、桃仁泥、生白芍、广木香、醋柴胡、醋延胡索、川楝子、生薏苡仁各10克，广郁金12克，白花蛇舌草20克，生甘草5克。3剂。

二诊： 发热渐退（37.6℃），腻苔消，胁痛未蠲。湿热渐化，瘀积仍甚。虑病程已久，气血两亏，治兼益气养血，剿抚兼施。处方：生黄芪、茵陈各15克，京三棱、蓬莪术、桃仁泥、川楝子、赤白芍、土鳖虫各10克，参三七6克，炙甲片（先煎）12克，生甘草5克。3剂。

服上方后，体温正常，疼痛亦轻，纳谷增。宗上法调理半月余，右胁疼痛基本得除，但活动和按压时仍痛。投益气活血之剂标本兼施，带药出院。处方：生黄芪30克，生党参15克，炙鳖甲（先煎）、三棱、莪术、炒当归、生白芍各12克，燀桃仁、红花各 10 克，青陈皮各 6 克，桂枝尖、生甘草各 3 克。10 剂。

服药 1 月后，右胁隐痛全除。B 超：肝脏较前缩小，右肝下缘最大高回声区减为 73 mm × 65 mm。病情稳定，迄今已半年未发作。

［黄挺，褚玄仁．一例肝脏多发性血管瘤治疗报告 [J]．江苏中医，1990（11）：16．］

【评析】　肝血管瘤乃胚胎发育中血管发育异常所致。发病隐匿，生长缓慢，属中医积聚、胁痛等病范畴。本案患者右胁积块坚硬，疼痛拒按，病属癥积，为气血凝聚，肝络瘀阻而成。正如王清任所言："气无形不能结块，结块者，必有形之血也。"积块日久，血络瘀结，故日益坚硬，疼痛加剧。气滞血瘀日久而致新血不生，气血双亏，故神疲乏力，面色萎黄。发热、苔黄厚腻，脉弦滑则为湿热内蕴之象。癥积内结，非理气而不行，非祛瘀则不去，又因其兼有脾胃湿热，故初诊采用理气活血佐清热祛湿药治疗。待其湿热化解之后，即宗《黄帝内经》"大积大聚，其可犯也，衰其大半而止，过者死"之训，转黄芪、党参、当归、白芍补气养血；三棱、莪术、桃仁、红花、延胡索行气化瘀消积，攻补兼施，相辅相成。黄挺对此血瘀内结、气血两虚的癥积，能抓住主要矛盾，活血化瘀时，重顾护正气，攻伐不致过烈，邪衰即以扶正为主，并举达邪，故取得满意疗效。

第六节　胆囊癌

原发性胆囊癌是胆道系统常见的恶性肿瘤之一，在我国消化道肿瘤中居第 5 位，其发生率约占全部癌肿的 0.15% ～ 1.2%，近年来有增加趋势。胆囊癌的病因尚不清楚，推测病因与胆石症的长期刺激有关，有 70% ～ 96.9% 的患者合并存在胆囊结石。发病与饮食、细菌感染、寄生虫、胆囊乳头状瘤有一定关系。其机制是结石或异物对胆囊黏膜的慢性刺激可能导致黏膜上皮细胞突变而恶变。胆囊结石往往伴有慢性胆囊炎，长期慢性炎症引起癌变。

胆囊癌可分为硬癌、腺癌、鳞状细胞癌、黏液癌、未分化癌、色素癌和乳头状癌。75% ～ 90% 为分化好的腺癌，10% 为未分化癌，鳞状细胞癌不到 10%。西医对胆囊癌采取以手术为主的综合疗法，外科治疗以手术根治切除为主，术后采用化疗，或放疗及免疫疗法。中医治疗本病则以辨证施治为主，也有一些用于本病的单方、验方，并可配合使用针刺疗法。

本病预后不良，80% 以上的患者经确诊后死于 1 年以内。但国内有一些关于胆囊癌手术切除后配合中药治疗、并辅以食疗或导引等方法，存活多年的病例报道。

中医对胆囊癌的治疗分为辨证论治、单方验方治疗及针刺治疗几种方法。目前中医治疗胆囊癌大部分是在手术治疗之后用药，或配合化疗一起进行。但也有因患者身体状况不能承受手术，或因不愿接受手术而仅用中药治疗的报道。临床上根据患者具体症状、体征，辨证分为不同证型。对于瘀滞型、湿热型及火毒型，以大柴胡汤为主方，随症加减；而对正气亏虚型，则以八珍汤合逍遥散加减为主方治疗。

1. 王刚佐治胆囊癌案

谭某，男，78 岁。

病史： 患者有慢性胆囊炎史 16 年，右上腹胀痛，伴黄疸反复发作 5 年，常以消炎利胆止痛等西药暂缓病势。1988 年 5 月 18 日右胁下持续疼痛、阵发性加剧，伴恶心呕吐，经某医院检查，B 超提示胆囊实变；CT 扫描，诊为早期浸润型胆囊腺癌。因患者年高体弱不耐手术，遂转中医诊治。

第一阶段（1988 年 6 ~ 12 月）： 当时患者以右胁下胀、刺痛为主，兼见脘痞恶心，呕吐酸苦，纳呆嗳气，便意频而数日未解大便，面色晦黄，形体消瘦，肢体困倦，舌苔黄腻，质黯红，脉弦涩。辨证：痰瘀互结、热毒交阻胆胃。治法：化痰消瘀，解毒通腑。

处方： 黄连温胆汤合膈下逐瘀汤加减。以川黄连、法半夏、枳实、川贝母、赤芍、五灵脂（包煎）、莪术、延胡索、山豆根、白花蛇舌草、大黄为主；随症选用制香附、川楝子、广郁金、血竭、藿香、茵陈、半枝莲、金钱草、鸡内金、北山楂等；另以壁虎（每日 2 条，研粉）合羚羊角粉（每日 0.6 克），分 2 次冲服（以下简称壁羚散）。

经治半月，痛减，呕止，大便畅通，每日 1 次；半年后 CT 报告：胆囊壁变薄，肿块略小。

第二阶段（1990 年 1 月 ~ 1994 年 5 月）： 患者以间发性右胁刺痛或胀痛

或闷胀为主，兼见便溏、食后腹胀、肢倦乏力，不耐寒冷，舌淡苔白略厚，脉弦涩而缓。证属阳失温运，瘀痰凝积。治以温化痰瘀为主，兼以软坚散积解毒。守原方意出入。

处方： 法半夏、茯苓、陈皮、川贝母、莪术、延胡索、制香附、制附子、制天南星、山豆根、血竭、炒鳖甲（先煎）、蟾酥、蟾皮、夏枯草、炮甲珠为主；据症选用郁金、橘核、白芥子、薏苡仁、白花蛇舌草等；仍按前法继服壁羚散。此后自觉症状明显减轻，每年复查一次 CT，均示囊壁变薄，肿块缩小；1995 年 5 月 26 日 CT 示：囊壁接近正常，肿块消失。

第三阶段（1994 年 6 月 ~ 1995 年 9 月）： 经 5 年化痰消瘀散积治疗，患者除慢性咳嗽外，余无不适；精神、饮食、睡眠、二便均已恢复正常；虽年高八十五，仍能在气候暖和时，或外出散步，或上公园游览。为巩固疗效，本阶段主以疏肝健脾化痰，方用丹栀逍遥散合六君子汤化裁，或 1 日 1 剂，或间日 1 剂，或 3 日 1 剂以清余邪，1995 年 9 月 20 日胸腹部磁共振成像示：未见原发病灶复发及转移他处。

[王刚佐. 中医药治愈胆囊癌 1 例 [J]. 中医杂志，1996（9）：541.]

【评析】 以化痰消癥散积为法贯穿始终，可谓善守方者。而守中有变，次第分明，井然有序，显然胸有成竹。

2. 朱培庭治胆囊癌案

陆某，女，57 岁。1999 年 8 月 12 日初诊。

病史： 患者因反复右上腹隐痛半年，先后于外院及我院诊治，行 B 超和 CT 检查均示胆总管占位，随后手术探查与病理证实为胆总管中上段癌，因肿块与周围组织粘连严重无法切除，而放弃手术治疗。刻下症见：体瘦，神疲，右中上腹胀，病连及后背，纳少，睡眠差，烦躁易怒，双下肢水肿，小便黄，大便二日一行，舌边有齿痕、舌红少苔，脉弦细数。

辨证： 气阴两虚，血液瘀滞。

治法： 益气养阴，佐以理气化瘀，清热解毒。

处方： 太子参、生地黄、枸杞子、何首乌、白术、白芍各 12 克，黄芪 30 克，青皮、陈皮各 9 克，玫瑰花、菊花各 3 克，白花蛇舌草 30 克，蛇莓 12 克，蛇六谷 12 克，大血藤 15 克，菝葜 10 克，龙葵 15 克，生大黄 10 克，茵陈 15 克，虎杖 10 克，郁金 10 克，莱菔子 10 克，生山楂 12 克，延胡索 10 克，甘草 6 克。每日 1 剂，水煎服，分 3 次服。

服药后患者感腹痛缓解，纳增，乏力、口干减轻，效不更方，于原方略施化裁，嘱坚持服药治疗。2000 年 3 月行 B 超复查示，胆管肿瘤较半年前未见明显增大，但患者腹痛已大减，眠可，唯乏力、纳差未除，仍续前方出入。

2001 年 9 月再行 B 超和 CT 检查示，胆道肿块较 2 年前发病时明显缩小，腹痛亦除，全身已无明显不适。治疗迄今存活已逾 4 年，获显著疗效。

[方邦江，顾洪刚，周爽 . 朱培庭治疗胆道癌经验 [J]. 中医杂志，2005（1）：17-18.]

【评析】 胆道癌，根据其临床表现及体征多可归属于中医学"胁痛""腹痛""黄疸""积聚""癥瘕"等范围。朱培庭认为，胆道癌病机较为复杂，临床上实难见到单一的发病病机，多表现为寒热混杂、虚实夹杂。正虚邪陷正虚为主是其主要病理特点。大凡肿瘤的形成都是在人体正虚的条件下，邪毒因虚而入，导致气血运行失常，气滞血瘀，日久气血痰湿交结成块，致使癌瘤发生，即"邪之所凑，其气必虚"（《素问·评热病论》），"正气虚则成岩"（《外证医编》）之理。朱培庭治疗胆囊癌多从肝立论，认为胆道癌的发生也是基于肝失疏泄等生理功能的失调。因此，朱培庭始终把治肝之法作为具体指导原则贯串于胆道癌治疗的全过程。并且主张体用结合，养肝疏肝两相宜，朱培庭在胆道癌治疗过程中始终重视疏肝利胆之法。由于在胆道癌的发生、发展过程中，因肿瘤生长使胆道梗阻，导致胆汁排泄障碍，出现阻塞性黄疸。朱培庭宗"六腑以通为用"之论，在治疗胆道癌时不管该病处何阶段，始终贯彻通腑利湿基本法则，临床用药喜以大黄、茵陈、虎杖、郁金、莱菔子、厚朴、沉香曲等通腑降逆、利湿退黄之药，开启塞闭，用之临床收效甚佳。朱培庭在治疗之中还始终不忘"肝肾同源""知肝传脾"，时时顾护先后之天。朱培庭认为，肿瘤的发生，其本固然在于正气，然形成必有邪毒蕴结、气滞血瘀、痰湿凝聚等一系列标实的病理变化。就胆道癌而言，邪毒、瘀血、湿热、痰湿交结阻滞胆道，是其标实一面。在治疗过程中，仅靠扶正培本实难奏效，非攻不可中病。有鉴于此，朱培庭临证施药尤喜选用如白花蛇舌草、蛇莓、蛇六谷、大血藤、菝葜、白英、野葡萄藤、龙葵等一些临床证明具有抗癌作用的清热解毒、破积化瘀类中草药，用之临床对缩小肿块，确有效验。

3. 赵冠英治虚劳（胆囊癌术后化疗）案

吴某，男，68 岁。1997 年 6 月 18 日初诊。

病史： 1997 年 3 月因右上腹疼痛伴发热、呕吐，经腹部 B 超、CT 等检查诊断为胆囊结石、急性胆囊炎、胆囊癌，经抗感染治疗控制感染后于 1997 年 4 月行胆囊切除术。术后恢复良好，分疗程间断口服优福定化疗 1 年，引起白细胞减少，降至 3.3×10^9/L，伴乏力、纳差、恶心，不得已停服该药，并求治于中医。见其形体消瘦，面色萎黄，精神不振，言语无力，舌黯紫苔薄白，脉细弱。

诊断： 虚劳。

辨证： 脾胃虚弱，气血两亏。

治法： 气健脾，补气养血。

处方： 八珍汤加减。黄芪 30 克，党参、白术、茯苓、丹参、当归、白芍、黄精、仙鹤草、女贞子、山茱萸各 15 克，阿胶珠（烊化）、清半夏、鸡内金、焦三仙各 10 克，生姜 3 片。每日 1 剂，水煎服。

二诊： 服药 6 剂，恶心缓解，进食改善，体力增加，舌脉同前。药证相符，效不更方，上方继服 18 剂。

三诊： 纳食增加，食欲良好，精神、体力改善，复查血 WBC 升至 4.4×10^9/L，故恢复口服优福定化疗。

四诊： 服优福定化疗 5 天，体力、食欲尚可，有时晨起便溏，口酸口苦，舌淡红、苔薄黄，脉细滑。此为脾虚运化失职，湿浊内停及热毒内生之证，故于上方加生薏苡仁、连翘各 15 克，再服 12 剂。

五诊： 诸症缓解，查 WBC 维持在 5.3×10^9/L，纳食、体力好。继续上述治疗。

六诊： 继服 3 周后，自诉时感乏力，其余无异常，遂嘱其在继服上方基础上加服西洋参 6 g/d。

七诊： 2 周后复诊自诉病情稳定，症状缓解，继续坚持化疗，血象稳定。继服上方，配合化疗。

［杨明会，窦永起，吴整军，等. 赵冠英验案精选 [M]. 北京：学苑出版社，

2003.]

【评析】 胃为后天之本，气血化生之源。恶性肿瘤患者常在大病及手术之后，气血耗伤之时，再服化疗药苦寒伤胃，导致脾胃受纳失职，运化失司，气血化生乏源，故元气益衰，阴血愈虚，以致形体消瘦，面色失荣，白细胞减少。正气衰弱，正不御邪，其病日深。因此赵冠英十分重视保护此类患者的胃气，治疗总以益气健脾、理气和胃为基础；另外，肾为先天之本，元气之根，主骨生髓，藏精化血，所以元气衰弱而又兼血象低时常加补肾生血之品。本案用黄芪、党参、白术、茯苓、黄精、清半夏、生姜、鸡内金、焦三仙，益气健脾，消食和胃，用丹参、当归、白芍、阿胶珠养血生血，再加女贞子、山茱萸补肾生血。同时，实验研究证明，黄芪、党参、黄精、丹参、阿胶、女贞子、仙鹤草、生薏苡仁等药均有抗癌和增强免疫功能的作用，又可益气健脾，补养阴血，不同于那些具有抗癌作用但有损胃气的苦寒药，因而更适合于此类患者，也体现了保护胃气的思想。本案治疗过程中的反反复复，表明了益气健脾，补气养血具有抵抗化疗不良反应的良好效果。

第七节　胰腺癌

胰腺癌在消化道恶性肿瘤中比较少见，好发于胰头部（约占80%），其余在体部或尾部。本病发展较快，易发生转移，病程较短。由于癌肿发生的部位及病程的早晚不同，临床症状和体征也各异。早期症状多不明显，多数有厌食及体重减轻。腹痛为最早出现的症状，多见于胰体及胰尾部，位于上腹部，胰头癌可偏于右上腹，胰体尾癌可偏于左上腹。疼痛为绞痛，阵发性或持续性。进行性加重的钝痛，大多向腰背部放射，卧位及晚上加重，坐立、前倾位或走动时疼痛可减，病程的进展可有黄疸，胰头癌黄疸较多见，且出现较早，癌肿局限于胰体、尾部时多无黄疸。出现黄疸多为晚期。黄疸多属阻塞性，呈进行性加重，伴有皮肤瘙痒，小便呈浓茶色，大便呈灰白色，体重减轻日益加重。乏力与食欲不振甚为常见，尚可伴有腹胀、恶心、腹泻或便秘。晚期可出现腹部肿块、发热，锁骨上淋巴结是最常见的转移部位。

现代医学认为本病病因不明，可能与环境中致癌物质（工业化学物质）、咖啡、吸烟和慢性胰腺疾病有关。

本病诊断主要依据上述临床症状、体征，胰腺 B 超检查、CT 检查可显示胰腺不规则肿大及胆囊肿大，结合 B 超引导下细针穿刺细胞学检查有确诊价值，胰腺肿瘤抗原（POA）以及糖抗原 19-9（CA19-9）等，尤其后者有助于诊断。胃肠 X 线钡餐检查，可显示十二指肠框部扩大。现代医学对本病的治疗方法主要采用手术、化疗和放疗。

本病在中医临床多属于"癥瘕""积聚""黄疸"范畴。中医学认为肝气郁结，气机不畅，故见腹痛、脘腹不适、胀满；肝气犯脾，脾气虚弱，故见食欲不振、消瘦乏力、腹泻；脾虚生湿，湿郁化热，热毒内蓄，则发为黄疸，病程迁延日久，气滞血瘀，热毒内结，则见腹块。

1. 顾丕荣治胰腺癌案

奚某，男，41 岁。1980 年 10 月 16 日初诊。

病史： 1980 年 9 月中旬，初病纳少作恶，继而泛泛呕吐，延 20 多天，中西医诊治无效。因不能起床，邀余往视。患者精神颓唐，面容憔悴，中脘隐痛，食入吐出。查阅所用方药，大多是二陈汤、六君子汤、旋覆代赭汤等和胃化痰方剂，法非不善，但病情逐渐加重，细问病情，并有腰背酸痛，逐渐加重，恍然若有所悟，此乃病之症结所在，建议至医院检查。入院确诊胰腺癌，立即施行手术，发现癌肿与血管粘连，无法切除。回家后又来邀余去诊。患者脂消肉瘦，语声怯弱，呕吐虽减，但不思饮食，脘腹痞满，重按隐痛，便燥溲黄，腰背酸痛。舌质淡红，苔腻中剥，脉沉细弦。

辨证： 大凡手术之后，常无完气，痰瘀互凝成积，为痞满兼结胸之候，此乃正虚邪实之症。

治法： 健脾以生气血，苦辛以和升降，祛痰化瘀，散痞消结，以制其癌。

处方： 喻嘉言进退黄连汤、何秀山新加瓜蒌薤白汤复方。党参 15 克，白术 12 克，茯苓 15 克，半夏 12 克，黄连 6 克，干姜 6 克，瓜蒌 15 克，薤白 10 克，桂枝 6 克，当归 15 克，赤芍 12 克，麦冬 12 克，石斛 15 克，莪术 15 克，皂角刺 20 克，海藻 20 克，生牡蛎（先煎）30 克，焦山楂 20 克，白英 30 克，地锦草 30 克，白花蛇舌草 30 克。

随症加减，连服 30 剂，胃纳有加，精神稍振，但腰背仍痛。盖腰为肾府，因肾虚则所以腰痛，脾之腧穴在背，因痰瘀互凝腧穴则所以背痛，肾虚脾实，前方佐之壮腰消积。处方：党参 15 克，白术 12 克，茯苓 15 克，当归 15 克，赤芍 12 克，杜仲 15 克，续断 15 克，莪术 15 克，王不留行 15 克，海藻 20 克，石见穿 30 克，败酱草 20 克，地绵草 30 克，仙鹤草 30 克。

随症加减，连服 3 个多月，体力日健，背痛已缓。上方持续调理至 1981 年 10 月，再至医院复查，癌肿已消其半，又服一年，全部消散。前人谓"癥积消而营卫昌"，改以扶正为主。正气定则邪自却，以祛邪为佐，邪祛则正自复，又调理 3 年才停药，至今安然无恙。在 3 年内所用调理药物，整理如下。①补气健脾：太子参 15 克，党参 15 克，生黄芪 20 ～ 30 克，焦白术 15 克，山药 15 克，白扁豆 15 克，甘草 3 克。②养阴补血：当归 15 克，白芍 12 克，生地黄 20 克，枸杞子 15 克，黄精 20 克，麦冬 15 克，石斛 15 克，北沙参 15 克。③补肾壮腰：杜仲 15 克，续断 15 克，桑寄生 15 克，怀牛膝 12 克，熟地黄 20 克，淫羊藿 20 克，肉苁蓉 12 克。④理气消瘀：三棱 12 ～ 20 克，莪术 12 ～ 20 克，桃仁 12 克，红花 6 克，三七 3 克，香附 12 克，广木香 6 克，延胡索 12 克。⑤消痰软坚：牡蛎（先煎）20 ～ 30 克，鳖甲（先煎）15 克，昆布 20 克，海藻 20 克，半夏 12 克，陈皮 6 克，白芥子 6 克。⑥解毒抗癌：白花蛇舌草 30 克，蜀羊泉 30 克，地绵草 30 克，石见穿 30 克，石打穿 30 克，菝葜 20 克。

［凌耀星. 中医治癌秘诀 [M]. 上海：文汇出版社，1996.］

【评析】 寒热错杂在噎膈、反胃中较为常见，在癥积重证胰腺癌中今已见到，盖癌毒位居中焦，寒热概莫能免，升降失常已久，虚实互见在所必然。妙在法则精而方药准，既要全面考虑，又要有主有次，黄连 6 克，干姜 6 克，细微处方见功夫。

2. 黄振鸣治胰腺癌案

【案一】

姚某，男，49 岁。1988 年 6 月 18 日初诊。

病史： 患者以往有胃溃疡病史。曾因胃溃疡出血在某医院行胃 1/2 切除手术。1988 年 2 月始体重减轻 5 千克，3 个月前自觉胃脘胀痛、食欲不振、嗳气，误以为胃病复发，服用多种中西药疗效不显，进食油腻食物后腹胀加重。1个月前突发上腹部剧痛，呈阵发性、恶心、呕吐清水、面目渐黄，急到某医院住院检查，症状逐渐加重，全身皆黄，双下肢水肿无力，腹胀甚。经B超、CT、实验室等检查确诊为胰腺癌。经放疗后，上腹剧痛不能平卧，皮肤瘙痒，纳呆，便秘，溲黄等而来诊。刻下症见：一般情况较差，痛苦呻吟，神清，全身俱黄，消瘦，头发稀疏，腹部膨隆，腹水征（＋）；肝肋下2.5cm，边界清，质硬，压痛（＋），表面不平；左上腹部可触及一个6cm×5cm肿块，边界欠清，质中，表面不平，压痛（＋）；双下肢水肿Ⅲ°。舌红绛、边有瘀点、苔黄腻少泽，脉弦数。

辨证：湿热蕴结中焦，气血凝结成毒。

治法：清热利湿，行气活血，解毒通络。

处方：枳实18克，茵陈30克，鸡骨草30克，大黄（后下）18克，重楼18克，郁金18克，素馨针15克，白花蛇舌草30克。另服熊珠丹每次3粒，每日3次。

外治法：用丹火透热疗法肿块处取四点行丹火透热，每日1次。

6月16日二诊：服药3剂和外治后病情好转。当患者服第1剂药时饮入即吐，遂嘱其家人给患者咀嚼生姜2片后缓慢将药液饮下，未吐。服后2剂药时已无呕吐，大便每天两三次，略溏、秽臭，上腹部剧痛缓解，双下肢水肿减，能进粥水，黄腻苔稍减，脉弦滑。处方：鸡骨草30克，枳实18克，三棱18克，莪术18克，素馨针18克，龙葵30克，白花蛇舌草30克，山慈菇18克，茵陈30克，大黄（后下）15克，天然牛黄（冲服）0.3克，七叶莲18克。余治疗同上。

6月29日三诊：服药13剂后，全身黄疸已明显消退，皮肤瘙痒减轻，胃纳可，仅上腹部隐痛，大便每天一两次，小便黄，舌黯红、苔黄，脉弦。上方去大黄、七叶莲，加广木香（后下）18克，蜈蚣4条，蝼蛄15克。继服20剂。余治疗同上。

7月20日四诊：一般情况尚可，消瘦，表情自如，全身黄疸已退，双下肢水肿消失，胃纳可，二便调，腹平；上腹部略胀，无疼痛，肝肋下0.8cm，质中，无压痛；左上腹可触及3cm×2cm肿块，轻压痛，边界清，质中；移动性浊音（－），舌黯红、苔白，脉弦；肝功能检查，黄疸指数正常。按上方不变再服30剂。

8月20日五诊：自诉无不适，精神、胃纳可，有时食后少许腹胀，舌脉如上，病情已明显好转，继服上方30剂以巩固疗效。

9月20日六诊：无明显自觉不适，再服药20剂后停药。

经 B 超、CT 等复查示癌肿已稳定。嘱今后须定期复查，并间断服用中药，两年内未见症状反复。

【案二】

蓝某，男，54 岁。1979 年 9 月 16 日初诊。

病史： 患者平素嗜酒，经常酒醉不省。2 个月前，突发腹部胀痛、胸翳、恶心、呕吐、大便秘结，在当地医院以胃炎治疗不效。腹痛日增，人渐消瘦，面目俱黄，遂在当地人民医院住院检查，经 B 超、CT 等检查诊为胰腺癌，未经系统治疗。刻下症见：上腹部胀痛阵发性加重，纳呆，恶心作呕，乏力，口苦，大便不爽，小便黄。神清，形体消瘦，痛苦面容，巩膜黄染，心肺（−），肝肋下 1.5 cm，脾肋下 2 cm；上腹部偏左可触及肿块约 4 cm×6 cm，边缘不清，质中，压痛（＋）；移动性浊音（−），双下肢浮肿（±），舌红绛、边有瘀点、苔黄腻，脉弦滑。

辨证： 湿热积聚，蕴结成毒。

治法： 清热利湿，解毒散结。

处方： 大黄（后下）15 克，茵陈 30 克，白花蛇舌草 30 克，泽泻 30 克，七叶莲 18 克，山慈菇 18 克，鸡骨草 30 克，天然牛黄（冲服）0.3 克，素馨针 15 克，蝼蛄 12 克，蜈蚣 4 条，枳实 18 克。

9 月 20 日二诊： 服药后症状略减，大便日两三次、量多，舌脉无特殊变化。效不更方，按上方继服 20 剂，同时服熊珠丹，每天 3 次，每次 3 粒。外治法：用丹火透热治疗法，在肿块周围取穴 4 点，行丹火透热，每日 1 次。

10 月 10 日三诊： 精神、胃纳明显好转，恶心作呕、腹痛等症亦明显好转，上腹部转为隐痛作胀，以食后尤甚，大便日一两次，小便黄，舌黯红、苔白，脉弦。处方：广木香（后下）18 克，枳壳 18 克，茵陈 30 克，泽泻 30 克，蝼蛄 12 克，素馨针 15 克，蜈蚣 4 条，山慈菇 18 克，天然牛黄（冲服）0.3 克，白花蛇舌草 30 克，云茯苓 30 克，半枝莲 30 克。余治疗同前。

11 月 1 日四诊： 服药 20 剂后全身皮肤黏膜无黄染，上腹部肿块变软变小，肝脾肋下未扪及，双下肢无水肿，上腹部仍有隐痛，食后腹胀，舌黯红、苔白，脉弦。上两治疗不变。

11 月 16 日五诊： 腹无痛，余无不适，仅食后腹胀。经当地人民医院复查认为病情已基本控制，无须化疗或手术。患者再坚持服中药 1 个月停药。2 年后，患者因病情复发，并肝转移，于 1982 年底病逝。

［黄振鸣，黄永源．奇难杂症续集 [M]．广州：广东科技出版社，1993．］

【评析】 胰腺癌当属中医"积聚"范畴。积聚之形成多因情志郁结，饮食所伤，寒邪外袭及病后体虚经久不愈，致肝脾受损，脏腑失和，气机阻滞，瘀血内停，或痰湿凝滞，郁而化火或毒等皆可形成本病。黄振鸣所治两例胰腺癌患者，案一，患者长期胃病，行胃 1/2 切除，脾胃已虚，痰湿不化，聚而成毒发生本病。案二，患者长期饮酒无度，毒热内盛发生本病。因湿热毒邪内盛，故见腹胀痛、便秘、溲黄、舌苔黄腻等症状；久病必伤正气，故又见消瘦、乏力、纳差等；气虚则血行不畅，故见舌边有瘀点，疼痛较剧。此病治疗相当不易，上述两虽始见本虚症候，但当务之急，邪实为要，故当以祛邪为先，若先用扶正之品，恐邪恋不去。故首先以清泻为主，黄振鸣认为大黄、枳实可荡涤积热，行气通腑；配茵陈、鸡骨草、白花蛇舌草、七叶莲等以清热解毒利湿；因本病日久气滞血瘀已明，故用郁金、素馨针、三棱、莪术等行气活血；天然牛黄清热解毒散结力量尤胜。待其病情缓解，须及时去大黄、枳实等攻伐之品，以防正气更伤而无力祛邪，同时可加白术、茯苓等健脾扶正祛邪。本病治疗时必须坚持服药，毒邪内盛，并非一时所能清化。

3. 屠揆先治胰腺癌案

许某，女，63 岁。1983 年 9 月初诊。

病史： 1983 年 8 月起上腹疼痛，食后尤甚，饮食减少，消瘦明显，随往上海某医院检查，确诊为胰体癌。B 超示肿块约 10 cm×5 cm×4 cm 大小，给予口服替加氟治疗，每日 3 次，每次 1 片。刻下症见：患者面色少华，精神委顿，形体消瘦，食欲不佳，食后不适，上腹疼痛，两便尚调。舌微黄腻，根较厚，脉弦。上腹中部可触及鸭蛋大的肿块，质较硬，推之不移，触之疼痛。

辨证： 脾虚失运，湿毒瘀血中阻。

治法： 健脾补气，化湿解毒，破瘀消癥。

处方： 东北白参（另服）5 克，茅苍术 10 克，生白术 10 克，川黄连 7 克，肉桂（后下）7 克，煅瓦楞子（先煎）15 克，猪苓 20 克，茯苓 10 克，参三七 4 克，生山楂 30 克，生赤芍 10 克，生白芍 10 克，每日 1 剂，随症略作加减。

服药至 1984 年 3 月，B 超复查：肿块消失。1989 年 9 月 B 超示：肝、胆、脾、胰均正常，全身情况良好。至 1992 年尚存活，生活能自理，获得良好临床疗效。

［宋焱．屠揆先治疗恶性肿瘤验案简介 [J]．中医杂志，1993（10）：588-589．］

【评析】 本案患者证属脾虚失运，湿毒瘀血中阻。治疗从健脾补气、化湿解毒、破瘀消癥立法，用药平平，而疗效显著，充分显示了中医辨证施治的优越性。

4. 赵章忠治胰腺癌案

李某，男，55 岁。1987 年 7 月 9 日初诊。

病史： 1986 年 4 月发现目黄、尿黄，继即全身发黄。杨浦区某医院查 AKP 70 U、GPT 190 U、黄疸指数 44 U。经某医院 B 超及 CT 检查，发现胰头肿块（胰头大 35 mm、颈大 17 mm、尾大 19 mm），确诊为：①胰头癌伴胆总管梗阻；②肝、十二指肠韧带区转移灶可疑；③肝胃韧带区淋巴结肿大。经多处中西药物治疗 8 个月，黄疸退，但仍有反复，而胃脘胀痛、腹部抽痛、胸闷、眩晕、神疲乏力等症始终不除。患者有糖尿病病史 9 年，常服 D860，至今血糖仍时高时低。胰头癌经中西药治疗 8 个月，黄疸仍有反复。刻下症见：胃脘胀痛，腹部时有抽痛，神疲乏力、胸闷、眩晕等症仍未减轻。脉细而滑，舌苔薄黄腻，舌质偏红，有紫斑。

辨证： 气阴两虚，湿热蕴结，血液瘀滞。

治法： 益气养阴，清热利胆，活血消肿。

处方： ①补中益气：太子参 15 克，黄芪 30 克，茯苓 12 ～ 15 克，怀山药 12 ～ 15 克。②滋阴养血：鳖甲（先煎）15 克，北沙参 15 克，人参叶 30 克，天花粉 12 克，当归 10 克。③清热化湿、解毒：川黄连 5 克，黄柏 10 克，大黄 9 克，焦栀子 10 克，菊花 10 克，茵陈 15 克，半枝莲 30 克，六一散（包煎）30 克，玉米须 30 克。④活血消肿：石见穿 30 克，牡丹皮 10 克。腰膝酸软加山茱萸 10 克；胁痛加八月札 10 克，川楝子 10 克；食欲不振加焦三仙各 10 克。曾同时服用牛黄醒消丸，每日 2 次，每次 3 克，服用 3 个月。继服小金丹 3 个月，每日 2 次，每次 3 克。

上方药加减服用近半年，至 1987 年 11 月底，胃脘胀痛、腹部抽痛、胸闷、眩晕等症均中止，舌质紫斑减退。

1988年1月7日复诊：自诉神疲乏力，小便频数，口渴喜饮，空腹血糖233 mg/dL。审其证则偏重于肾阴亏虚，热毒夹瘀血互结。处方：生熟地黄各12克，怀山药15克，滁菊花10克，枸杞子12克，川石斛12克，天花粉20克，玉竹12克，牡蛎（先煎）60克，夏枯草30克，石龙芮30克，海藻15克，鳖甲（先煎）15克，益母草30克，制何首乌15克，太子参15克，地肤子12克，山楂15克，石见穿30克，人参叶30克，生石膏（先煎）30克。亦曾间服小金丹两个月余。

此方服至1988年5月27日，神疲乏力明显减轻，小便频数，口渴喜饮也大为减轻。B超及CT检查示：胰头肿块消失，胰脏大小正常（头22 mm，体14 mm），肝胃韧带淋巴结肿也消除，唯血糖仍高，尚有手麻、口渴等症。即转治消渴症为主，适当加服清热解毒之品。服药至1992年2月底，停药至今，未见复发。

［凌耀星．中医治癌秘诀［M］．上海：文汇出版社，1996．］

【评析】　胰腺癌相当于中医的"癥瘕""积聚""黄疸"等病，发展快，易发生转移，病程较短。本例胰头癌又有糖尿病病史，服药不到1年即已消失，后又服药近5年，随访两年多，疗效巩固，未见复发确属不易。用药平稳少毒，扶正祛邪并用，可能是其主要经验。

5. 孙桂枝治胰腺癌案

朴某，男，59岁。1987年11月2日初诊。

主诉：左上腹持续性疼痛，阵发性加重2个月。病史：1987年7月初开始，患者左上腹疼痛，纳差，消瘦。行B超检查，发现胰尾实性占位性病变，考虑为胰腺癌。1987年9月15日行手术治疗，切除胰尾部肿瘤及脾脏。术后病理诊断为高分化腺癌，腹腔淋巴转移。10月初，又感上腹部疼痛，以左上腹为重，持续性痛，阵发性加重，伴有恶心，不思饮食，溲黄便结。B超及CT检查发现胰体部肿物，约4.9 cm×3.6 cm大小，诊为胰腺癌术后复发。刻下症见：近两个月患者左上腹持续性疼痛，阵发性加重，伴有恶心，不思饮食，溲黄便结，舌质黯红，苔黄腻，脉象弦滑。腹痛如引，巩膜黄染。

西医诊断：胰腺癌。

中医诊断：伏梁。

辨证：脾胃湿热，瘀毒内阻。

治法：清胃健脾，祛瘀止痛，清热解毒。

处方：茵陈30克，栀子15克，龙胆草10克，茯苓12克，白术12克，泽泻15克，莪术10克，桃仁10克，延胡索10克，龙葵12克，蛇莓15克，重楼15克，焦神曲、焦山楂各15克。14剂，水煎服，每日1剂；加味西黄胶囊，每次2粒，每日3次，饭后服。

11月22日二诊：患者症状明显缓解，黄疸基本消退。治以前方化裁，加生黄芪30克，生薏苡仁30克，当归10克。水煎服，每日1剂。服用3月余，并合用化疗丝裂霉素＋氟尿嘧啶方案3个周期。经B超、CT检查胰体肿物明显缩小。继续中药治疗。配合成药加味西黄胶囊，每次2粒，每日3次，饭后服。

1988年9月6日三诊：门诊复查，患者肝肾功能、血象、二便均正常。腹部B超检查未发现胰腺肿物，腹腔淋巴结不大，肝脾无异常。给予征癌片合加味西黄胶囊，带药回当地继续巩固治疗，未见复发，身体状况一直良好。

［高荣林，姜在旸.中国中医研究院广安门医院专家医案精选[M].北京：金盾出版社，2005.］

【评析】 本案为晚期胰腺癌患者，手术后出现复发，初诊病机为湿热困脾，瘀毒内阻，故以茵陈、栀子、龙胆草、龙葵、蛇莓、泽泻清热祛毒除湿；更以茯苓、白术健脾渗湿；莪术、桃仁、延胡索化瘀散结止痛。二诊后根据张洁古"养正积自除"和"扶正以祛邪"之说，在前法基础上加用健脾益气之品，以扶助正气，疏通三焦，两补气血，消瘀化积治癌。

6. 余桂清治胰腺癌案

苏某，男，65岁。1994年8月25日初诊。

主诉：胰腺癌术后1个月，伴上腹隐痛、低热2周。病史：患者因反复发热并呈进行性消瘦，于1994年6月经某医院B超检查发现胰腺占位性病变3 cm×4 cm，诊断为胰腺癌，1994年7月于该院做胰腺癌切除术，术中发现肿物与周围脏器粘连，即行姑息切除。术后1个月来诊。刻下症见：患者上腹隐痛，午后低热，体温37.5℃，精神差，消瘦乏力，时有恶心，纳差，腰酸，头晕，大便干，舌淡苔白，脉滑细。

西医诊断： 胰腺癌。

中医诊断： 伏梁。

辨证： 脾肾两虚。

治法： 健脾益肾。

处方： 太子参12克，枸杞子9克，怀山药12克，白术9克，茯苓9克，桑寄生9克，续断9克，女贞子9克，熟地黄12克，火麻仁9克，延胡索9克，焦山楂15克，徐长卿15克。14剂，水煎服，每日1剂。

9月10日二诊： 患者服上药后精神好转，食欲及体重增加，头晕、腰酸减轻，上腹部时有隐痛，午后仍有低热，舌淡红，苔少，脉细弱。证属气阴两虚夹气滞。投以滋阴清热，益气活血。处方：生地黄12克，地骨皮9克，青蒿（后下）15克，沙参9克，麦冬12克，太子参12克，黄芪15克，厚朴9克，桃仁9克，丹参9克，墨旱莲9克，赤芍9克，夏枯草12克，半枝莲15克，黄精15克，炒麦芽15克，白扁豆9克，白英15克。30剂，水煎服，每日1剂。

10月10日三诊： 患者精神好，面色红润，体重增加10千克，食欲好，低热已退，仅胃脘部有轻度不适，舌淡红，苔薄白，脉弦细。腹部B超显示，胰腺头部一肿块3 cm×3 cm，未见肝转移。证属脾肾两虚。治法健脾益肾，兼以抗癌。处方：太子参12克，白术9克，茯苓9克，怀山药12克，郁金9克，黄芪15克，枸杞子12克，龙葵15克，山茱萸12克，菟丝子9克，半夏9克，陈皮6克，半枝莲15克，露蜂房6克，焦三仙各10克，白花蛇舌草15克。水煎服，每日1剂，同时配合服用西黄解毒胶囊，每次2粒，每日3次，二者交替服用。

四诊： 半年后患者来院复查，精神好，无明显不适，复查腹部B超，胰头部肿块2.1 cm×2.8 cm，较前缩小，舌淡苔白脉细。证属气血双亏，治以补益气血，兼以抗癌。处方：太子参12克，补骨脂9克，熟地黄12克，川芎9克，赤芍9克，白芍9克，白术9克，白扁豆9克，茯苓12克，枸杞子12克，黄芪15克，重楼15克，泽兰10克，郁金9克，露蜂房6克，焦三仙各10克，白花蛇舌草30克。水煎服，每日1剂，间断服用西黄解毒胶囊，服法同上。

之后患者再次来诊复查，B超示胰腺肿块无变化。患者自觉无不适，未见转移，说明肿瘤得到控制，为巩固疗效，仍守上方继续服用 3 个月。1998 年 6 月，患者因出现黄疸，B 超示肝内转移而死亡，术后生存 4 年 1 个月。

［高荣林，姜在旸．中国中医研究院广安门医院专家医案精选 [M]．北京：金盾出版社，2005．］

【评析】 胰腺癌属中医"伏梁""癥积"等病范畴，多由情志失调、饮食不节导致肝郁脾虚，温热蕴蒸，瘀毒内阻而成，故治疗多采用疏肝利胆、清化湿热、活血化瘀治法，而本例患者为术后晚期胰腺癌患者，正气大虚，徒事克伐，恐欲速不达，故前后数诊始终坚持以扶正为本，对于痼疾，补消并行，缓缓图之，终使患者近期症状改善，病情稳定，术后生存 4 年 1 个月，真正体现了中医药的治疗优势。

7. 赵冠英治胰腺癌肝转移案

张某，女，62 岁。1997 年 6 月 2 日初诊。

病史： 患者素体肥胖，喜食肥甘厚腻。1997 年 3 月突发满腹剧烈疼痛，经 CT 检查，确诊为胰腺癌。住我院行动脉灌注化疗，疼痛一度减轻、消失。2 个月后腹痛又作，部位以右胁部为甚，初为隐痛，后为阵发性剧痛，并放射至腰背部，经中西医治疗，效果不显著。再做 CT 复查提示：胰腺癌动脉灌注化疗后改变，肝右叶占位（3 cm×4 cm×2 cm）。临床诊断：胰腺癌肝转移。请赵冠英诊治。刻下症见：患者形体渐消瘦，面色萎黄，诉疲乏无力，阵发性腰酸痛，痛如刀割，腹胀纳佳，口干，舌苔黄腻，舌质偏红，脉弦滑。

诊断： 癥瘕。

辨证： 湿热郁毒，久病结瘀。

治法： 清化热毒，祛瘀散结。

处方： 黄连、吴茱萸、生甘草各 6 克，乌梅 9 克，赤芍、白芍、延胡索、白花蛇舌草、炒川楝子、莪术、石见穿、白英、龙葵、重楼各 15 克。每日 1 剂，水煎服。

9 月 16 日二诊： 进上方 14 剂，腹痛减轻，发作次数减少，便调，仍口干，苔黄腻，舌质黯红，脉弦滑。此乃湿热瘀阻，原方加茵陈、黄芩、石斛各 15 克，再服 10 剂。

9 月 26 日三诊：服完 10 剂后，腹痛轻微，未再发作剧痛，便调，口干缓解，舌黯红、苔薄，脉弦缓，原方再服 30 剂。

10 月 28 日四诊：上方一直口服不断，诸症缓解，精神振作，生活自理，未诉明显不适。CT 复查：胰头、肝右叶占位，未见腹后淋巴结肿大。病情无进展，嘱患者坚持长期服用，定期随诊。

［杨明会，窦永起，吴整军，等．赵冠英验案精选 [M]．北京：学苑出版社，2003．］

【评析】 胰腺癌恶性度高，易转移，疗效差，预后不佳。临床胰腺癌以腹痛为主要表现（占 3/4），发病后确诊时病情多已至晚期，80% ～ 90% 的患者已有扩散或转移，其中向肝部转移者最多。因肿瘤压迫和侵蚀腹腔神经丛，疼痛常较剧烈，患者异常痛苦且生存期短，一般确诊后不到 1 年即死亡。本案患者经中药治疗 3 个月，胰头、肝占位虽未消退，但病情得到控制，临床症状缓解，生活质量改善。从辨证角度分析，胰腺癌多表现为肝脾（胃）不和，湿热瘀结，气滞血瘀。治宜调和肝脾（胃），清热化湿，消肿散结，理气活血，辛开、苦降、酸收并用，能较快缓解腹痛。本案为恶性肿瘤，发展迅速，因此抗癌之品宜重用，以加强针对性。

8. 赵冠英治胰壶腹癌并肝硬化腹水案

李某，女，67 岁。1994 年 6 月 6 日初诊。

病史：患者于 1994 年 5 月 3 日因纳差、乏力、近期明显消瘦 2 周余，出现目黄 1 周，午后潮热，尿呈浓茶样改变来我院门诊，拟诊阻塞性黄疸原因待查，高度怀疑为胰头癌收入外科治疗。入院检查 B 超示：胆总管扩张，梗阻部位于胆总管下端。CT 提示：慢性胆囊炎，胆总管下端梗阻，肝硬化并少量腹水。化验：总胆红素（TBIL）为 57 μmol/L，直接胆红素（DBIL）为 19 μmol/L，TP 为 67 g/L，Alb 为 24 g/L，Glo 为 43 g/L。于 1994 年 5 月 16 日手术。因无法行根治术，改行胆囊空肠吻合术，解决梗阻。出院诊断：壶腹癌。查体：皮肤巩膜黄染，腹水征（+），双下肢凹陷性水肿（+），手术切口部位局限性压痛，肝脾触及，肝质偏硬，触叩痛（+），请中医会诊。自诉术后局部伤口隐隐作痛，脘部不适，呕吐频作，肢体困倦，纳呆，口黏，不渴，胁痛，尿呈浓茶样。舌淡胖嫩，舌边有齿痕，苔厚腻，脉细。

诊断：癥瘕。

辨证：肝胃不和，湿热内阻。

治法：疏肝解郁，清热利湿。

处方：茵陈、蒲公英、郁金、石见穿、白花蛇舌草、徐长卿、白英、龙葵、赤芍、白芍各15克，藿香、佩兰、胆南星、姜半夏（先煎）各10克，仙鹤草20克，木香（后下）、生大黄（后下）、柴胡、生甘草各6克。每日1剂，水煎服。

6月20日二诊：上方服14剂后，呕吐停止，脘腹不适改善，纳食一般，乏力好转，黄疸明显消退，尿色变淡，大便仍干，苔黄腻，脉细弱。处方：茵陈、黄芩、白花蛇舌草、半枝莲、石见穿、延胡索、郁金、生山楂、北沙参、石斛各15克，鸡内金10克，黄芪20克，生大黄（后下）6克。连服3月余。

10月4日三诊：患者诉胃脘部不适消失，纳佳，双下肢水肿消失，尿清、目黄、胁痛好转。腹水征（+），双下肢水肿（++）。B超示：胆囊炎，脾肿大。苔薄白，脉细。处方：南沙参、北沙参、石斛、蒲公英、野葡萄根、徐长卿、仙鹤草、炒白术、八月札各15克，石见穿20克，玉竹、鸡内金、枳壳、生三仙各10克，生大黄（后下）4克。再服3个月。

1995年2月8日四诊：1995年1月30日B超结果示肝肿大、胆囊增大、胆囊炎，胰、脾、腹部未见异常。2月4日因家人生病，在急诊科陪伴24小时后，依然如故，食欲佳，二便正常，体重增加，体力恢复如前。脉平、苔稍腻。巩膜黄染（++），腹软，肝肋下触及，质软，叩触痛（++）。处方：茵陈、白花蛇舌草、蒲公英、仙鹤草、八月札、猪苓、茯苓、莪术各15克，藿香、佩兰、枳壳、炒白术、生山楂、鸡内金各10克，黄芪20克，大黄4克，炙甘草6克。

［杨明会，窦永起，吴整军，等.赵冠英验案精选[M].北京：学苑出版社，2003.］

【评析】 本案例一年多来坚持长期服中药，症状缓解，病情稳定，精神体力恢复至病前，和常人一样生活、工作。多次B超检查，除胆石症外未见原发灶复发及转移灶。术后一直未化疗，靠中药维持至今，生活质量很好。中医认为，脾为后天之本，气血生化之源，全身性的气虚血少都与脾胃的运化功能失调有关，所以治疗多以调理脾胃着手。早期脾失健运，湿浊内生，郁而化热，治疗上应以健脾和胃、清热利湿为主，佐以清热解毒。在处方中考虑选用具有免疫调整作用的中药，这些中药在治疗肿瘤的同时，可因免疫调整作用而使肝功能恢复正常，并具有抗癌作用。

第五章　泌尿及生殖系统肿瘤

第一节　肾　癌

肾癌是发生于肾实质细胞、肾盂移行上皮及输尿管的恶性肿瘤。常为单侧，多发生于右肾上极外侧面，肿瘤大小不一，小者直径 2 cm，大者达 30 cm。病理镜观分为 3 型：透明细胞型、颗粒细胞型及未分化型。临床表现早期常无症状，晚期以血尿、腰痛及腰腹部肿块 3 大症状为特征。血尿以无痛性、间歇性、全程性血尿，多伴有条状血块为特点。腰部有持久性钝痛，或表现为肾绞痛及输尿管绞痛，部分患者可在上腹部或后腰部发现肿块。部分患者常伴有发热、恶心呕吐、贫血、消瘦等。晚期可见转移灶引起的症状，如脑转移的头痛、偏瘫，骨转移的疼痛及骨折，肺转移的咳嗽咯血等。

现代医学对本病的病因认识尚不明确，一致认为可能与致癌化学物质的长期刺激、吸烟、长期服用解热镇痛药非那西汀等因素有关。本病的临床诊断主要依据典型的临床症状（血尿、腰痛、腰腹部肿块）及体检时用双手认真进行双合诊检查，在腰腹部可触及坚硬、不平、边缘清楚、随呼吸移动的实质性肿块。X 线腹部平片可见患侧肾脏阴影增大、边缘不整的隆突像，瘤内钙化影及全肾位置的改变，肾长轴与脊柱长轴角度的异常。静脉泌尿系造影、逆行泌尿系造影、腹主动脉造影、肾动脉造影、静脉肾实质体层造影、下腔静脉造影、肾周围充气造影、CT 检查、同位素肾扫描、血清 C 反应蛋白检查阳性等对肾癌的诊断均有一定帮助。

现代医学对本病的治疗多采用手术、放疗、化疗等综合治疗。临床对晚期肾癌试行激素治疗，有一定的缓解症状作用。

本病属于中医学的"肾积""溺血"等范畴。中医学认为本病多由肾气不足，水湿不化，湿毒内生结于腰府，或由湿热下注，气滞血瘀阻结水道所致。

1. 赵章忠治肾癌案

王某，男，55 岁。1989 年 9 月 14 日初诊。

病史： 1989 年 6 月 22 日，突发无痛性血尿。杨浦区某医院 B 超发现左肾肿块 13 cm×12 cm。7 月 23 日某医院 CT 检查确诊为左侧肾癌。1989 年 8 月 3 日，即在杨浦区某医院行手术切除，切片诊为未分化型肾癌。术后化疗 2 次，因全身状况不佳，食欲不振，白细胞下降至 $2.7×10^9/L$ 而中止。1989 年 9 月中旬开始单纯服用中药，患者主诉自觉精神不振日甚，全身疲乏无力，纳呆，便溏，尿频，眩晕，口渴。脉弦细而滑，舌质红，苔根黄腻。

辨证： 气阴两虚，下焦湿热阻滞。

治法： 益气养阴，清热利湿，解除余毒。

处方： ①益气养阴：太子参 12 克，炙黄芪 12～30 克，北沙参 12～15 克，天花粉 12 克，生地黄 12～15 克，川石斛 12 克，炙甘草 6 克。②益肾健脾：熟地黄 12～15 克，怀山药 12～15 克，山茱萸 10 克，白扁豆 15 克，茯神 15 克，焦白术 15 克。③清热化湿：炒黄柏 10 克，生薏苡仁 24 克，白茅根 30 克，炒黄芩 12 克，六一散（包煎）30 克。④清热解毒：白花蛇舌草 30 克，鹿衔草 30 克。小便频数加龙骨（先煎）15 克，牡蛎（先煎）30 克，覆盆子 12 克，桑螵蛸 12 克，沙苑子 12 克；纳呆加谷麦芽各 15 克，焦山楂 15 克，炒陈皮 5 克；失眠加酸枣仁 10 克，五味子 6 克，茯神 15 克，莲子心 6 克；便溏加炒黄芩 15 克，煨葛根 12 克，姜黄连 5 克；咳嗽加川贝母 6 克，炙百部 10 克，金荞麦 30 克，鱼腥草 30 克；腰酸加杜仲 15 克，川续断 10 克。

由上药组方连续服用至 1993 年 2 月。其间 1990 年 2 月 15 日曾做 B 超、CT 复查，未见复发及转移灶；肝脏略有脂肪肝，并诉有老慢支史，咳嗽已持续发作 1 个多月。据此，于前方稍加止咳化痰及降血脂之品。1990 年 4 月 5 日因尿频不已，经泌尿科检查，发现有前列腺肿大如鸡蛋大，故又酌加益肾固尿、软坚散结之品。1990 年 9 月 20 日，1991 年 1 月 17 日、1991 年 10 月 10 日，1992 年 3 月 19 日 B 超检查均无肿块发现，脂肪肝逐步有所减轻，血脂亦趋正常。

1993 年 2 月 20 日复诊： 诉 1 年多来，已无神疲乏力、眩晕等症，纳已佳，便已调，而咳嗽时有起伏，尿频较前略减，寐差。舌偏红，苔薄腻中剥，脉弦。

其证以肺阴不足、痰热内蕴为主。处方：南北沙参各 12 克，川石斛 12 克，川贝母 9 克，旋覆花（包煎）10 克，炙甘草 6 克，炒黄芩 9 克，金荞麦 30 克，鱼腥草 30 克，白前 10 克，炙枇杷叶（包煎）12 克，白花蛇舌草 30 克，茯苓 15 克，焦山楂 15 克，五味子 6 克，炙百部 10 克。随症加用炙麻黄 9 克，杏仁 10 克，鹿衔草 30 克，泽泻 15 克，荷叶 15 克，瞿麦 12 克，萹蓄 12 克，龙骨（先煎）15 克，牡蛎（先煎）30 克。

连续服药直至目前，除偶有咳嗽、尿频未已外，无其他自觉症状，癌肿未见复发。目前仍在服中药治疗中。

［凌耀星 . 中医治癌秘诀 [M]. 上海：文汇出版社，1996.］

【评析】　本案患者证属气阴两虚，下焦湿热阻滞。治疗从益气养阴，清热利湿解毒立法。气阴两虚、湿热内阻是癌症临床上最常见的证型，但又是用药不容易做到恰到好处、不偏不倚的证型，医生水平的高低就在度的把握上。

2. 李岩治肾癌案

金某，男，64 岁。1976 年 10 月 11 日初诊。

病史：患者 1960 年 4 月因全程血尿，经宁夏某医院肾盂造影，诊为肾盂癌，建议做肾切除，患者未同意，即给一般对症处理。到 1972 年病情加重，进行膀胱镜检查，发现有片状浸润型肿瘤，并从尿中找到癌细胞，又去上海某医院诊为膀胱癌，建议手术，患者仍未同意，而服清热解毒中草药一百五十余剂，症状有所好转。经膀胱镜检查及直肠指检，仍见膀胱颈部及三角底部水肿，间嵴肥厚，有前列腺肥大合并结石。刻下症见：排尿困难，须弯腰成 90°，加强腹压方能排出，小便涩滞，腹痛难忍，夜间更重，影响睡眠，口干舌燥，脉弦舌红。

辨证：下焦瘀热，灼伤津液，阴虚火旺，血热妄行。

治法：降火滋阴，化瘀止痛。

处方：①降火丸，成分为苦参、山豆根、夏枯草、大黄、龙葵、青黛、蟾皮、蜂房、半枝莲、野菊花、生甘草。②犀黄丸，成分为牛黄、麝香、乳香、没药。③蟾蜍酒，活蟾蜍 5 只，黄酒 500 克，共蒸 1 小时，去蟾蜍取酒，珍藏备用。每日 3 次，每次 10 mL。④化瘀通淋汤，成分为丹参、赤芍、桃仁、红花、土鳖虫、泽兰、龙葵、金银花、女贞子、桑寄生、刺猬皮。

患者服药两个月，小便较前通畅，腹痛减轻，偶见血尿，尿常规化验阴性，未见癌细胞。1976 年 12 月 11 日请泌尿科会诊检查，前列腺较大，无结节，无砂石感，诊为前列腺良性肥大合并结石，患者带药回原地观察。以后随访，在当地医院复查，未见复发征象。患者恢复工作，已 17 年。

【评析】　本例患者先是诊断为肾盂癌，后又诊断为膀胱癌，合并前列腺肥大及结石。患者两次拒绝手术，而是坚持服用中药抗肿瘤，长期存活 17 年之久。大部分肿瘤患者在出现临床症状时，已多属中晚期。晚期肿瘤患者的特点，除肿瘤本身广泛扩散外，还有合并症、继发症、后遗症存在，这些都给治疗带来许多困难。例如，多数 45 岁以上的肿瘤患者，常常有动脉硬化、高血压、心脏病、气管炎、肝炎、糖尿病、内分泌紊乱、神经官能症等，又因肿瘤采取手术、放疗、化疗后，又易引起局部溃疡、发热、出血、消瘦、贫血、精神创伤、功能障碍等后遗症。对于晚期癌症患者不能放弃治疗，同时要注意治疗合并症、后遗症，用中医治疗时要注意抓住主证。本例患者的主证为下焦瘀热，阴虚火旺，故用苦参、山豆根、夏枯草、大黄、龙葵、青黛、半枝莲、野菊花、牛黄、金银花清热解毒；丹参、赤芍、桃仁、红花、乳香、没药及虫类药蟾皮、蜂房、麝香、蟾蜍、土鳖虫、刺猬皮活血化瘀以抗癌；女贞子、桑寄生滋阴以助降火。

第二节　膀胱癌

膀胱癌是泌尿系统最常见的肿瘤，男性发病率约为女性的 3 ～ 4 倍，发病年龄以 51 ～ 70 岁为多，临床最常见的首发症状是血尿，且多数为肉眼血尿，而且表现为间歇性、无痛性血尿为主。如合并有尿频、尿痛则表示浸润较广、较深，或并发膀胱炎。晚期肿瘤坏死、感染时可有腐肉样物质排出，肿瘤或血块的堵塞可造成排尿困难及排尿突然中断，急性尿潴留，位于输尿管口的癌肿浸润肌层时可引起梗阻，继发肾、输尿管积水，甚至尿毒症；侵犯至膀胱周围组织或转移至盆腔淋巴结时，可出现同侧的下肢淋巴回流受阻所致的水肿。骨转移可出现相应部位疼痛。

现代医学对本病的病因进行了许多研究，认为本病的发生可能与化学致癌物（2- 萘胺、1- 萘胺、联苯胺、4- 氨基联苯）、内源性色氨酸代谢异常、吸烟、病毒等因素有关。

本病诊断主要依据为间歇性无痛性血尿病史，无论是否伴有尿频、尿急等症状，都要考虑本病可能。膀胱镜检查是确诊膀胱肿瘤的主要方法，通过它可直接查明癌肿部位、大小、数目、浸润程度及与输尿管口和膀胱口的关系。活检可明确性质，了解癌肿恶性程度；尿脱落细胞阳性率可达85%；泌尿系 X 线造影可了解肾盂、输尿管有无肿瘤；膀胱双合诊检查可触及肿块，并了解性状、大小、硬度等。

现代医学对本病主要采用膀胱手术治疗（部分切除术，全膀胱切除术）；电烙术、放疗（体外、组织内、腔内）也为膀胱癌的主要治疗方法之一；化疗（全身用药、局部用药）也贯穿于治疗过程始终。

本病在中医临床多属于"溺血""血淋"范畴。中医学认为可因心火下行移热于小肠或湿热下注膀胱；或为肾虚气化不利，水湿不化，瘀积成毒，湿毒化热下注膀胱所致。

1. 谷铭三治膀胱癌尿血案

张某，男，61岁。1991年2月30日初诊。

病史：患者于 8 年前因外伤导致尿道及膀胱受伤，引起血尿。之后每年出现血尿4～5次，均为全程肉眼血尿，伴有腰痛，但尿急、尿频等尿路刺激症状不明显。乡镇卫生院诊断为膀胱炎，用氯霉素、酚碘乙胺等药物治疗，常可在短期内好转。2 个月前，因受凉发热再度出现血尿，伴有腰痛，尿道痛，排尿不畅，尿中有小血块。经采用抗生素、止血药物不见好转，且逐渐加重。1991年1月27日转大连市某医院，B超检查发现：膀胱充盈欠佳，见 4.5 cm×3.6 cm 和 5.5 cm×4.7 cm 略强回声实质性肿物，表面不平，呈菜花状，确诊为膀胱癌。因尿道有外伤性狭窄，无法做进一步检查。患者拒绝接受手术治疗，转来中医治疗。刻下症见：面色晦黯，肢体无水肿，少腹触诊未发现包块，双侧腹股沟淋巴结不大，肉眼血尿，内有小凝血块。舌黯红，苔黄腻而厚，口臭明显，脉弦滑数。

诊断：尿血。

辨证：外伤血瘀，化热伤络，湿毒下注膀胱。

治法：清利湿热，化瘀散结止血。

处方：茯苓 15 克，牡丹皮 15 克，赤芍 15 克，三棱 25 克，莪术 30 克，生地黄炭 20 克，当归 15 克，阿胶（烊化）15 克，三七粉（冲服）5 克，薏苡仁 30 克，白花蛇舌草 30 克，蜈蚣 2 条，小蓟 10 克，牛膝 15 克。水煎，早晚分服。

3 月 7 日二诊：服前方 6 剂，尿痛、排尿不畅症状好转，但仍为肉眼血尿，尿中血块略减，苔黄腻，脉弦滑数。前方加云南白药，每日 2 次，每次 1 克。

3 月 21 日三诊：宗前方化裁服后尿血已止，尿道疼痛消失，唯有腰酸痛，双下肢无力，舌黯红，脉弦滑数。改投滋肾化瘀，解毒散结方药。处方：生地黄 20 克，山药 20 克，山茱萸 15 克，牡丹皮 15 克，茯苓 15 克，泽泻 15 克，知母 15 克，薏苡仁 30 克，白花蛇舌草 40 克，萆薢 15 克，琥珀末 5 克，木贼 15 克，鱼腥草 25 克，莪术 25 克。水煎服，每日 1 剂。

嗣后患者又先后就诊二十余次，服用汤剂一百七十余剂。配服马钱子丸近 50 克，病情稳定，未再出现血尿，且腰痛亦减轻。1991 年 9 月 4 日再次复查 B 超，膀胱内左下方见 4.0 cm×3.0 cm 肿物，表面不平，呈菜花状，肿物右上方见两个肿块 3.5 cm×2.0 cm 和 2.0 cm×1.5 cm，与 1991 年 1 月 B 超结果对照，肿块缩小。患者一直治疗至 1994 年初，病情稳定。

[谷言芳，张天文，牛煜，等. 谷铭三治疗肿瘤经验集 [M]. 上海：上海科学技术出版社，2002.]

【评析】　此例系因膀胱外伤导致血瘀，瘀毒内生，日久化热，灼伤脉络，湿毒下注而尿血。急则治其标，先以牛膝四物汤加三七、阿胶、小蓟、云南白药等清热凉血、化瘀止血，配伍薏苡仁、白花蛇舌草、三棱、莪术、蜈蚣清热利湿、散结祛瘀。血止后改用六味地黄丸方为主，加薏苡仁、萆薢、白花蛇舌草、莪术、鱼腥草等补肾利湿，散结祛瘀。通过长时间的治疗，取得了明显的临床效果。

2. 钱伯文治膀胱肿瘤案

汪某，男，64 岁。1977 年 3 月初诊。

病史：因经常血尿，于 1976 年 12 月至某医院进行膀胱镜检查，见膀胱右侧壁有几颗乳头状肿瘤，最大直径 1.2 cm×1.0 cm，诊断为膀胱肿瘤，建议手术。患者有严重的冠心病，对于手术有顾虑，于是要求中医药治疗。刻下症见：尿血时有时无，时多时少，服用止血药未见明显效果，小便时常感淋沥不畅或轻度尿痛等膀胱刺激症状。精神疲乏，腰际酸楚，舌苔微薄，舌质偏红，脉细弦。

辨证：高年正气不足，肾阴亏损，湿热下注。

治法：滋阴补肾，健脾利湿，两者兼顾，使补不呆滞，利不伤阴。

处方：知母 12 克，黄柏 12 克，生地黄 24 克，牡丹皮 12 克，泽泻 12 克，茯苓 24 克，山茱萸 12 克，生熟薏仁各 24 克，粉萆薢 24 克，甘草梢 6 克，蜈蚣 2 条，琥珀末（分 2 次吞服）1.5 克。六味地黄丸 12 克，分 2 次吞服。

二诊：服药后小便较前稍畅，尿频、尿痛等膀胱刺激症状也略有减轻，小便血尿减少。唯腰际仍感酸楚，精神疲倦，胃纳不佳。苔白质偏红，脉细弦。仍守原意。处方：知母 12 克，黄柏 12 克，生地黄 24 克，牡丹皮 12 克，泽泻 12 克，茯苓 24 克，生熟苡仁各 24 克，粉萆薢 24 克，桑寄生 24 克，甘草梢 6 克。琥珀末（分 2 次吞服）1.5 克。六味地黄丸 12 克，分 2 次吞服。14 剂。

三诊：药后尿血明显减少，膀胱刺激症状亦明显减轻。唯腰际仍感酸楚。前方见效，仍守上意为法。处方：原方加山茱萸 12 克，怀牛膝 12 克，杜仲 12 克。去黄柏、知母。

嗣后患者离沪休养，坚持长期服用上方半年左右。回沪膀胱镜复查，膀胱右侧壁乳头状肿瘤有所缩小，建议继续服用中药，于是按照原方，继续服药 8 个多月。1982 年随访，未再出现血尿，一般情况良好。由于患者对膀胱镜有所顾虑，未再进行复查。1984 年 10 月随访，健康状况良好。

[董建华．中国现代名中医医案精华二 [M]．北京：北京出版社，1991．]

【评析】 本案坚持了"补不呆滞，利不伤阴"这一治疗泌尿系统恶性肿瘤的重要原则，因此才能持之以恒，缓慢收功。

3. 何任治膀胱癌复发案

黄某，男，58 岁。1978 年 5 月 8 日初诊。

病史：患者于 1977 年 12 月以无痛性血尿在某医院做膀胱镜检查为膀胱肿瘤，行膀胱部分切除手术。病理切片为膀胱移行上皮乳头状癌Ⅱ级。手术后曾在当地服过中药。半年后于 1978 年 5 月 5 日膀胱镜检查为复发，并做电灼处理。初诊脉濡微数，苔薄。以扶正祛邪为主。

处方：太子参 12 克，茯苓 12 克，白术 12 克，炙甘草 9 克，淡竹叶 6 克，白花蛇舌草9克，薏苡仁30克，黄柏4.5克，六味地黄丸（包煎）30克。在扶正方面增加或更用党参、沙参、黄芪、天冬、平地木、黄精、大枣、炙鳖甲（先煎）等；在抗癌方面酌加猪苓、半枝莲等。

治疗3个月后做膀胱镜检查，未见肿瘤复发，半年后又做检查，亦未见复发。以后隔日服用上方，并每日煮食薏苡仁30克不间断，已恢复全日工作。

［史宇广. 当代名医临证精华·肿瘤专辑 [M]. 北京：中医古籍出版社，1992.］

【评析】 在泌尿系统肿瘤中，2/3 以上为膀胱癌。膀胱癌多发生在60岁以上的老人，男女发病比例约为4：1。大约50% 的男性及约10% 的女性膀胱癌发病与吸烟有关。早期膀胱癌可以无明显症状，一旦有症状，最常见的是血尿，可见于60% ～ 75% 的病例。中医多以"血尿"辨治，清热解毒，凉血止血，利水抗癌为大法。本案因是手术后，热毒不显而正气亏虚较甚，自然无一成不变之方，理当法随证变。

4. 朱曾柏治膀胱癌案

刘某，男，82岁。

病史： 患者近1年来，精力日衰，经常头晕，腰酸楚，步履乏力，并时有小便淋沥不尽之感，伴有脓血物。1990年3月11日某医院肿瘤科诊断（经细胞学检查）为膀胱癌，进行手术治疗。然患者因年事已高，畏惧手术，于1990年3月18日由人护送就诊。其时患者头晕甚，精神萎靡，语音低微难续，步履艰难，小便滴沥难解，夹脓血较多，但不甚疼痛，口淡无味，食欲极差，形体消瘦。舌质淡而微紫、覆浮黄腻苔，脉象微弱无神。

辨证： 痰瘀胶阻，凝聚化毒。

治法： 扶正解毒。

处方： 枸杞子15克，天麻15克，炙黄芪10克，人参10克，银耳30克，香菇15克，白花蛇舌草、半枝莲各30克，海金沙（包煎）100克，三七（碾极细末，分次吞服）15克，炙甘草10克。浓煎，每次服10～20 mL。

4天后，自称头晕不减，整天如坐舟车，仍时有脓血，望其舌质，似有由淡白转为润之势，语声较前清晰有力，上方枸杞子、天麻、炙黄芪、人参、香菇、银耳、白花蛇舌草、半枝莲各加一倍量，去三七，再加败酱草 60 克，薏苡仁 60 克。另用 6 号抗癌药粉 50 克，三七 20 克，琥珀 20 克，共碾极细末，每次服药，用药水化服 0.5 ～ 1 克。

1 周后复诊：头晕有所好转，小便中脓血见少。上方再加炒薏苡仁 20 克，猪苓 60 克，生蒲黄（包煎）30 克，3 剂。药粉照服。

1 周后复诊：头晕进一步好转，便中夹杂之脓血进一步减少，上方将银耳、生蒲黄各减去 20 克。此后每月诊治 1 ～ 2 次，解毒扶正大法不变，药味略有增减。外感不适时停药，胃纳差、口味不好时，药量酌减。1 年后头晕，小便中夹杂之脓血渐次减少以至消失，随之心怀喜悦，精神好转，纳食馨香，每天能上山遛鸟。

1992 年 4 月、5 月复诊：经两次细胞学检查，尿液均未发现癌细胞。患者服药太多，有恐药、厌药之感，要求以药膏为治，上方 20 剂，再加紫河车 300 克熬膏，每天 2 ～ 3 次，服 3 个月。6 号抗癌药粉每天仍服 1 ～ 2 克。

1992 年 12 月 20 日复诊：小便中脓血未复发，仍嘱其每隔 3 ～ 5 日服上方 1 剂，6 号抗癌粉不辍。

　　［朱曾柏 . 癌症医案 2 则 [J]. 中医杂志，1993（12）：720-721.］

【评析】　本案初诊既然为痰瘀胶阻，却少用化痰祛瘀药，三七 15 克，且为粉吞服，用量大大超过 1 ～ 3 克的常用量。二诊时省悟，三七用量就大大小于常用量。方中不妨加入滑石、胆南星、泽兰，而其余药减量，毕竟已为 82 岁之人。

5. 凌耀星治膀胱癌案

张某，女，70 岁。1990 年 4 月 6 日初诊。

病史：1989 年 2 月，发现无痛性肉眼血尿，血量时多时少，断断续续 1 年余，每次均以注射止血针治疗。1990 年 4 月，去上海某医院做膀胱镜检查，见膀胱内右侧壁有一 2 cm×2 cm 乳头状肿瘤，有蒂，底部尚有两个黄豆大小的肿瘤，也呈乳头状。活检为膀胱乳头状癌。患者有高血脂、高血压、心脏病、糖尿病等。因本人不愿手术，要求中医治疗。患者自诉反复尿血已 1 年余，有时量多。1990 年 3 月 14 日突然尿闭不通，尿急难忍，待溲下血块后立即缓解。现小便经常有小血块及少量白细胞。口干，大便干艰，目糊。脉沉弦，舌光剥无苔。

辨证：癌症损络，络伤血溢，血脉亏耗，气阴两虚。

治法：健脾益气，滋肾补血，抗癌消瘀，止血利尿。

处方：自初诊起至 1991 年 8 月，以下列药物轮换服用。①健脾益气：黄芪 20 ～ 30 克，党参 12 ～ 15 克，炒白术 12 ～ 15 克，茯苓 12 ～ 15 克。②滋肾补血：生熟地黄各 15 克，制何首乌 15 克，全当归 9 ～ 12 克，桑寄生 12 克，淫羊藿 9 克。③止血利尿：仙鹤草 30 克，大小蓟各 30 克，景天三七 20 ～ 30 克，玉米须 30 克，白茅根 30 克，均煎汤代水。④清热抗癌：半枝莲 30 克，猪殃殃 30 克，白花蛇舌草 30 克，均煎汤代水。大便干结加制大黄 6 克，火麻仁 15 克；腰酸加续断 15 克，山茱萸 12 克；尿血止去白茅根、大小蓟；尿血多加地锦草 30 克，血见愁 30 克，生蒲黄（包煎）15 克，去猪殃殃；小便不利去仙鹤草、白茅根、景天三七，加半边莲 30 克，石韦 30 克，煎汤代水，琥珀末（分 2 次吞服）4 克，猪苓 15 克；尿蛋白加山茱萸 12 克，巴戟天 9 克，菟丝子（包煎）15 克；血压高加槐米 15 克，青木香 12 克，荠菜花（煎汤代水）30 克。

上药调治 1 年半，各种症状随见随消，血尿时有时无，血量减少，自我感觉良好。1990 年 9 月膀胱镜检查，肿瘤呈乳头状，大小较前次略有缩小。B 超示膀胱充盈时边缘清晰，右侧底见不均质增强光团，边界欠清晰，大小约 1.5 cm × 1.3 cm，不伴声影。尿检白细胞 0 ～ 1/HP，红细胞（－），蛋白（－），仍按前法调治。

1991 年 8 月 27 日复诊：主诉小便热感，色黄浊，外阴瘙痒，腰骶疼痛（半个月前曾自楼梯摔下），尿检白细胞满视野，尿蛋白（+++），血糖 231 mg/dL。脉弦滑，舌苔白腻，舌质淡。辨证为正虚感邪，癌毒与湿热壅滞下焦，关门失固。拟治滋养脾肾，泄浊抗癌。处方：1991 年 8 月 27 日至 1992 年 3 月，下药轮用。①滋养脾肾：黄芪 30 克，炒白术 15 克，制何首乌 15 克，生熟地黄各 15 克，山茱萸 12 克，龟甲胶（烊化）9 克。②泄浊抗癌：土茯苓 30 克，瞿麦 15 克，石韦 30 克，穿心莲 12 克，重楼 30 克。大便干结加制大黄 6 ～ 9 克；尿血多加仙鹤草 30 克，侧柏炭 15 克；小便不利加琥珀末（分 2 次吞服）4 克，滋肾丸（包煎）15 克。另以洁尔阴稀释坐浴，每日 2 次。

经上药调治，症情减轻。因余出国，停药。患者体力、精神俱好。1992 年 11 月曾去杭州游览，登上六和塔。

1993 年 7 月 19 日余回国，患者来诊诉血尿已四十余天，止血针无效，明显消瘦，B 超示膀胱底部右侧实质不均团块约 56 mm × 42 mm，左侧有 34 mm × 30 mm 大小，底部 18 mm×18 mm 团块，包膜均欠完整，诊断为膀胱恶性肿瘤、胆囊炎、胆结石。至 8 月 7 日因小便不通住院，病情恶化，于 1993 年 8 月 12 日去世。

[凌耀星．中医治癌秘诀 [M].上海：文汇出版社，1996.]

【评析】　《中医治癌秘诀》是上海中医药大学凌耀星教授主编，1997 年 5 月由文汇出版社出版发行的中医抗癌之作。凌耀星教授系上海人，十六世祖传中医。自 1956 年上海中医学院成立起担任《黄帝内经》教学工作，孜孜以求，潜心钻研，颇有所得。近 20 年致力于中医抗癌研究，治疗经验丰富，理论探讨深入，活人颇多，如本案膀胱乳头状癌，患者兼有高血脂、高血压、心脏病、糖尿病等，能带癌存活 4 年之久，就可见一斑。充分说明了要成为高明的中医肿瘤医生，首先要是高明的中医这一观点和理论与实践结合的必要性和可行性。

6. 赵冠英治尿血（膀胱癌）案

患者，男，70 岁。1998 年 6 月 22 日初诊。

病史：患者缘于 5 年前行膀胱乳头状癌局部切除术，术后未做其他治疗。近 1 个月来反复出现血尿，由终末血尿变成全程血尿，于 1998 年 6 月 8 日入院诊治。入院时查浅表淋巴结不大，心肺无异常，肝脾未触及。实验室检查：Hb 为 95 g/L，WBC 为 $8×10^9$/L，N% 为 0.61，PLT 为 $110×10^9$/L，CEA 为 581 μg/L。请泌尿外科会诊行膀胱镜检查示：术后复发可再次手术治疗，患者因惧怕手术请求中医诊治。患者诉 1 个月来全程血尿，小便滴沥难解，少有血块，但不甚疼痛，伴气短口干，头晕甚，精神萎靡，语言低微难续，步履艰难，纳谷不香，口淡乏味，大便尚可，形体消瘦，舌质红、苔薄白，脉细数。

诊断：尿血。

辨证：热毒蕴结，气阴损耗。

治法：益气养阴，扶正治本，凉血止血，解毒清热治标。

处方：生黄芪 30 克，北沙参、天冬、生地黄、茜草、仙鹤草、白花蛇舌草、龙葵各 15 克，侧柏叶 12 克，藕节、当归、陈皮各 10 克，炙甘草 6 克，三七粉（冲服）2 克。6 剂，每日 1 剂，水煎分服。

二诊：1 周后复诊，头晕有所好转，小便中血块减少，舌脉同前，原方去当归、陈皮、藕节，加败酱草、猪苓、生蒲黄（包煎）各 15 克，砂仁（后下）6 克，继服，每日 1 剂。

三诊：服前方 2 周后，尿血明显减少，气短口干消失，体力渐复，纳谷有增，舌质淡红，苔薄白，脉细，治法改以清热解毒、凉血止血为主，益气健脾和胃为辅。处方：生地黄、龙葵、半枝莲、白花蛇舌草、猪苓、茯苓、太子参、仙鹤草各 15 克，生薏黄芪、生薏苡仁、败酱草各 20 克，蛇莓、白术各 12 克，牡丹皮 10 克，甘草 9 克，三七粉（冲服）2 克。每日 1 剂，水煎服。

四诊：上方连服三十余剂，尿血已止，精神、体力、食纳大增，体重增加，余症已消，恢复如常，查膀胱镜，复发病灶已消失，未发现癌细胞，为巩固疗效，后将汤剂改制丸剂，缓以治之。随访 2 年余，未见复发。

［杨明会，窦永起，吴整军，等．赵冠英验案精选 [M]．北京：学苑出版社，2003.］

【评析】　膀胱癌临床表现有所不同，以尿血为主症的，有实证和虚证之分，实证为心火下行移热于小肠，或湿热湿毒下注于膀胱；虚证为肾气不足，不能摄血或气血两亏，血无所摄，实证者可致尿血，虚证者亦可致尿血，前者多伴疼痛，后者多无疼痛。以癃闭为主要表现的，其病因也可有多种，如气虚、血瘀、风闭、实热，其辨证施治是根据尿血之虚实而采用不同的治法，总的治则为补虚泻实，早期以祛邪为主，中期以攻补兼施，晚期以补虚为主。本案患者年高体弱，脉证合参，辨证为毒热蕴结膀胱之证，由于病程迁延日久，气阴两伤，乃为虚实夹杂之证，故治法既考虑到凉血止血，清热解毒祛邪，又要照顾到益气养阴佐以和胃健脾扶正。故方中选用黄芪、北沙参、当归、麦冬、炙甘草等大队扶正之品，以取治病留人之意。癌因毒成，方中白花蛇舌草、半枝莲、龙葵、败酱草、蛇莓等清热解毒之剂，一用 3 年不衰。败酱草对膀胱、肠道肿瘤效果较好，故用量尤重，再与生薏苡仁、白术、猪苓、茯苓、太子参相配使毒解而不伤正，相得益彰。生地黄、牡丹皮、生蒲黄、三七、侧柏叶、茜草、仙鹤草、藕节凉血止血、清利湿热之毒。宗法守方连服 3 年有余，而获症状缓解、病灶消失、临床治愈之疗效。赵冠英临床治疗膀胱癌非止数十例，有效者居多，无效者少。他指出：①膀胱癌证型复杂，不止湿热毒邪蕴结一端，要认真审视每一个症状，详细询问病史，力求做到辨证准确，有的放矢；②膀胱癌多因湿热之邪蕴结膀胱，侵入血分，致热迫血行，故治疗中首当凉血止血，尚须根据情况灵活施用凉血止血、清热止血、养血止血、活血止血、化瘀止血等治法，方可取得满意疗效；③坚持中西医结合的整体治则。因为西医手术、放疗、化疗，均是攻邪之法，要与中医辨证施治有机结合，术后患者以益气养血、调理脏腑为主，化疗患者以和胃健脾、滋阴补肾、益气养血为主，放疗患者以清热解毒、养阴益气、养血润燥、健脾益肾为主。中药配合西医治疗可起到增效、增敏、解毒、减毒的功效，提高临床综合治疗的效果。中医药治疗膀胱癌，首先是在迅速缓解临床症状，如尿血等方面不亚于西医，其次中药对膀胱癌细胞本身有杀伤和抑制作用，可以使肿瘤缩小，最终能控制病灶，防止复发和转移，本例病案的临床治疗效果即充分证明了这一点。

第三节　肾胚胎瘤

肾胚胎瘤又称肾母细胞瘤或维尔姆斯瘤，是幼儿期腹内常见肿瘤。在幼儿的各种恶性肿瘤中，本病约占 1/4，最多见于 3 岁以下的儿童，3～5 岁发病率显著降低，5 岁以后则少见，成人罕见。男女发病率无明显差异，多数为一侧发病，双侧同时发病者约 10%。肾胚胎瘤是一种上皮和间质组成的恶性混合瘤，常为一个大的实性瘤性，外有包膜，内含多种组织，如腺体、神经、肌肉、软骨、脂肪等。肿瘤生长极快，高度恶性，早期即可发生远处转移，转移途径同肾癌，常转移至肺、肝、骨骼等。

消瘦和腹部包块是本病最重要的症状。腹部包块最初常是母亲或保姆在为孩子洗澡或换衣服时摸到，以后发现腹部包块迅速长大，同时见患儿精神欠佳，食欲不振，烦躁哭闹，明显消瘦，低热，有时患儿血压升高，在短期内出现恶病质征象。由于肿瘤一般不侵犯肾盂，故明显血尿者较少，少数患儿尿中可查到红细胞。

肾胚胎瘤也和肾癌一样，一经确诊，应尽早经腹做肾切除术。对过大肿瘤术前可先行放疗促使瘤体缩小，以利于手术，可减少出血及降低手术难度。在手术、放疗和化疗联合应用下，肾胚胎瘤的长期生存率已有明显提高。如为早期患者，5 年生存率在 90% 以上。但对单纯手术或病程较晚的患儿，5 年生存率很不理想。治疗后 5 年不复发者以后复发的机会大为减少。

朱祝生治肾胚胎瘤案

胡某，男，4个月。1987年10月11日初诊。

病史：患儿1个月前因反复发热、消瘦去当地医院，经查右上腹扪及一4 cm×4 cm无痛性包块，质较硬，活动度差。经B超和肾盂静脉造影，诊断为肾胚胎瘤。随即转入某医院手术，剖腹见肿块5 cm×7 cm，位于右肾窝，质地硬，表面凹凸不平，呈结节状，被有包膜，因肿瘤与下腔静脉粘连甚紧，不易剥离，且病灶转移，不宜手术切除。患儿于剖腹探查术后5天胃肠通气后，即出院求治。诊见精神不振，面色萎黄，爪甲不华，口气臭秽，息促气粗，喉有痰鸣，不思乳食，腹胀便溏。血红蛋白90 g/L，白细胞总数$9.8×10^9$/L，淋巴细胞0.75，中性粒细胞0.18，单核细胞0.05，嗜酸性粒细胞0.02。舌紫、苔薄白，指纹紫。

辨证：气血两虚，脾失健运，热毒内结，痰浊中阻。

治法：益气养血，健脾助运，清热解毒，软坚化痰。

处方：黄芪10克，炒白术10克，党参10克，茯苓10克，当归6克，半枝莲9克，黄药子6克，全蝎4克，法半夏4克，葶苈子（包煎）4克，海藻9克，昆布9克，白花蛇舌草9克，大枣3克。每日1剂，水浓煎两次，分多次加温喂服。

10月25日二诊：服前方15剂，息促气粗及喉中痰鸣均减，小便次数与尿量均增多，尿色浑浊，尿臭奇重，尿液黏手。查腹部包块质较软，唯食乳欠佳，腹胀便溏，原方加生薏苡仁9克，焦山楂、六神曲各5克，减去法半夏、黄药子，以增强健脾助运作用。

11月12日三诊：B超复查示患儿右上腹实质性包块为3 cm×4 cm。血红蛋白100 g/L，白细胞$17.4×10^9$/L。肿块渐小，质地渐软，爪甲亦渐红润，乳食有增，但大便仍溏泄，日行2次，增见自汗盗汗，舌苔中黄。仍以前方加减进行治疗。处方：黄芪10克，党参9克，炒白术9克，生薏苡仁9克，茯苓9克，当归5克，炙甘草4克，半枝莲9克，白花蛇舌草9克，黄药子9克，煅龙骨（先煎）9克，煅牡蛎（先煎）9克，全蝎4克，昆布9克，焦山楂、六神曲各6克，陈皮9克，炒谷麦芽各6克，大枣3克。

11月25日四诊：喉中痰鸣，大便仍溏，色酱，臭味异于常儿，精神好，自汗盗汗减，上方去煅龙骨，加葶苈子（包煎）3克。

12月18日五诊: 盗汗止,自汗减轻,喉中痰鸣锐减,饮食增加,大便成形,日行1次,仍臭秽,尿浑浊,尿臭气仍重。家属携儿回当地,拟用下方,进一步调治并嘱其加强营养。处方:黄芪9克,党参9克,炒白术6克,炙甘草4克,茯苓6克,生薏苡仁6克,当归4克,丹参3克,半枝莲6克,白花蛇舌草6克,黄药子6克,全蝎2克,大枣3克。若其胃口不佳,加谷麦芽各5克;有痰,加法半夏5克,陈皮5克;喉中痰鸣加炙紫苏子4克,葶苈子3克;汗多,加煅龙骨6克,煅牡蛎6克;大便溏泄,加焦山楂、六神曲各5克。

半年后,来诊3次,检查腹部包块,质变软并逐渐缩小以至未扪及,经B超证实,包块完全消失。2年后随访,无复发。患儿现已9岁,生长发育正常。

[朱祝生,陈继婷.中医药治疗肾胚胎瘤的体会[J].中医杂志,1997(7):397-398.]

【评析】 肾胚胎瘤患于婴儿稚阳未充、稚阴未长之时,显系先天不足,正气虚弱,故在治疗上始终以益气养血、健脾助运为主。这是本案取效的重要原因。不过,仅4个月小孩,全蝎4克,用量是否太大,值得探讨。

第四节　前列腺癌

前列腺癌是发生于前列腺腺体的恶性肿瘤,发生于前列腺腺体的后叶与侧叶,尤以后叶为最多见。常见于老年男性。临床表现早期症状多不明显,常有短时的尿频与夜尿。随着病情的发展可出现尿流变细、进行性排尿困难、尿程延长、尿痛及尿潴留等与前列腺增生症相似的症状,晚期则可见血尿和疼痛。疼痛常表现为腰骶痛和腰背痛,也可见坐骨神经痛,或疼痛向会阴及直肠部放射。晚期前列腺癌可通过淋巴转移和血行转移播散,侵及骨骼。常见的转移部位以盆骨、腰椎、股骨和肋骨多见,内脏转移以肺居多,其次是肝、胸膜、肾和脑等器官。

现代医学认为本病的病因尚不清楚,一般认为发病与体内雄激素与雌激素之间的平衡紊乱有关。

本病的诊断主要依靠临床表现和直肠指检。凡在前列腺体内任何部位触及硬度增加的区域,且有坚实的边缘者,即可能有癌灶存在,但少数前列腺癌也呈散在性结节,触之较软。晚期直肠指检可触得肿大、坚硬及结节状病灶;当病变侵及精囊，则可以触得硬索状且向双侧骨盆伸展的肿块。血清酸性磷酸酶测定超过10 U/L 表示有前列腺癌并转移。尿液、前列腺液细胞学检查找到癌细胞可帮助诊断；前列腺活体组织穿刺或切除病理学检查可确诊。X 线摄片、同位素骨扫描有助于骨转移的诊断。

现代医学对本病的治疗以手术切除和放疗为主。对于局限于前列腺腺体的瘤肿可行根治术或姑息性放疗。药物治疗常用抗雄激素内分泌治疗或化疗；近年来应用冷冻治疗，也有一定疗效。

本病属于中医学的"血淋""劳淋""癃闭"等范畴。中医学认为本病多由肾气亏虚，气滞瘀阻，湿热蕴郁下注所致。

赵冠英治前列腺癌术后案

张某，男，77 岁。1997 年 6 月 5 日初诊。

病史：患者 1996 年查体发现前列腺癌，并行手术治疗。术后自觉乏力，气短，纳食减少。1997 年 3 月为行化疗入院。以往曾患高血压、糖尿病、脑栓塞等多种疾病，入院后检查发现血糖空腹为 10.6 mmol/L，餐后为 17.02 mmol/L，Cr 为 367.5 μmol/L，Hb 为 102 g/L，给予降压、降糖、扩张血管等多种药物治疗，症状控制不佳，要求中医治疗。自诉神疲乏力，心慌气短，头晕自汗，纳差食少，腰酸腿软，双下肢水肿，大便溏软，次数多而不畅，舌质淡、苔白，脉细弱。

诊断：虚劳。

辨证：元气虚衰，五脏俱虚。

治法：益气健脾，培补后天。

处方：补中益气汤加减。人参 8 克，白术、黄芪、茯苓、丹参、石菖蒲各 15 克，砂仁（后下）6 克，石斛、当归、升麻、鸡内金、生三仙各 10 克。每日 1 剂，水煎服。

二诊：服药 14 剂，纳食增加，出汗减少，再进 14 剂。

三诊：近日因天气变化心脏病复发，自觉胸闷气短，出汗心慌，畏寒肢冷，纳食不香。舌淡、苔薄白，脉细弱。上方加熟附子 6 克，瓜蒌皮 10 克，再进 7 剂。

四诊：心慌胸闷、畏寒肢冷减轻，仍纳差便软，舌脉同前。上方继服 14 剂。

五诊：心脏病未发作，仍纳差食少，大便溏软，次数多，排便不畅。上方去瓜蒌、当归，加补骨脂 15 克，枳实 10 克，再进 14 剂。

六诊：食欲改善，体力增加，出汗减少，大便次数减少，排便通畅。上方继服，巩固治疗三十余剂。病情好转，诸症减轻，血色素升至 112 g/L。

［杨明会，窦永起，吴整军，等．赵冠英验案精选 [M]．北京：学苑出版社，2003.］

【评析】　同时患有多种疾病是老年人常见的现象，也成为老年病的特点之一，这也是老年病诊治的困难所在。该案患者即患有高血压病、脑栓塞、心肌梗死、糖尿病和前列腺癌等多种老年疾病，由于年老多病，疾病之间的相互影响，以及多种治疗药物对脏器功能的损害，还导致了肾功能和骨髓造血功能的障碍，现代医学称为多脏器功能衰竭，中医学则称为虚劳。该患者年老体弱，久患数病，元气衰少，五脏俱虚。心气不足则神疲心慌，自汗出；脾气不足则纳差食少，食欲不振，大便溏软，传化无力则大便不畅；肾气不足则腰酸腿软。对于这种多脏腑虚弱的患者，赵冠英采用益气健脾、培补后天的方法，可谓抓住了关键。只有脾胃健壮，气血化源充足，五脏才能得以充养，功能才能得以恢复。也正因为五脏皆衰，气血阴阳俱损，治疗起来才更难以取得明显的效果，更需要医患双方共同的耐心与信心，同时需要医生的细心，认真细致地诊察，及时调整处方。

第五节　睾丸肿瘤

睾丸肿瘤多来源于生殖细胞，常发生于 20～40 岁的青壮年，隐睾者发病率较高，与遗传、感染、外伤也有一定关系。精原细胞瘤在睾丸生殖性肿瘤中最为常见，多发生于萎缩或未下降的睾丸。病理组织学可分为典型、未分化型及精细胞型。典型的精原细胞瘤对放疗及化疗敏感，预后良好。发生远处播散的大多为未分化的精原细胞瘤。

宋道儒治睾丸癌案

桑某，男，40 岁。1982 年 5 月初诊。

病史：患者于 25 年前，因用力过度致右下腹疼痛，右睾丸隐痛肿大，质软，渐变硬。此后，右睾丸疼痛每两三年复发 1 次，痛后增大，服药即愈。1981

年9月，右睾丸疼痛复发，不断加剧，进行性长大，质地坚硬，难以忍受。1981年10月5日灌县某医院右睾丸切除示：阴囊内面有6 cm×8 cm大小的包块，呈菜花状凸凹不平，质地坚硬，周围粘连，内有淡红黄色液体约100 mL。四川某医院病理诊断：精原细胞瘤。术后放疗35次，至1982年5月，患者因农忙过累，自觉病情加重。经四川某医院X线胸片示：上纵隔影呈弧形，向两侧加宽，致密，周界光滑，以右上纵隔显示致密长条状影为著。意见：右睾丸精原细胞瘤纵隔转移。刻下症见：患者颜面黄瘦，倦怠乏力，咳嗽心悸，咳而气紧，头面颈项肿盛，四肢肿胀，按之没指，舌苔黄微腻，脉数无力。

辨证：痰热郁肺，肺失宣降，脾失健运，水气不行，凝结成症。

治法：宣散和营，清热消痰，益气健脾，渗湿利水，攻坚散结。

处方：麻黄9克，杏仁12克，生石膏（先煎）24克，甘草3克，黄芪24克，防己24克，白术12克，茯苓12克，肉桂（后下）10克，白芍12克，全瓜蒌15克，夏枯草30克，水煎服。

患者上方服七十余剂，头面、颈项、四肢肿胀全消，余症均有好转，续服下方。处方：党参15克，三棱15克，莪术15克，荔枝核15克，白术12克，茯苓12克，半夏12克，青皮12克，橘核52克，陈皮10克，夏枯草30克，甘草3克，水煎服。

患者服四十余剂后，症状解除，病灶消失，体力恢复。

【评析】 本例患者经手术、放疗后，未能控制病灶，结果发生纵隔转移。治疗该患者并未模仿西医，选用目前公认的抗癌草药，而完全沿用中医传统的辨证施治，竟使转移肿瘤灶消失。宋道儒拟方实际上是用麻杏石甘汤清泄肺热，苓桂术甘汤、防己黄芪汤益气健脾、温阳利水，再加夏枯草、瓜蒌宽胸化痰、软坚散结，使肺部转移病灶消退。以后又用六君子汤健脾和胃，三棱、莪术、青皮、夏枯草、橘核、荔枝核活血化瘀、理气消滞、软坚散结。全方扶正破积，不仅控制转移病灶，最后达到瘤消病愈。

第六章　妇科肿瘤

第一节　宫颈癌

本病是发生在宫颈阴道部或移行带的鳞状上皮细胞及宫颈管内膜的柱状上皮细胞交界处的恶性肿瘤，是妇女最常见的恶性肿瘤之一。宫颈癌的发生大多都是由癌前病变（不典型增生）—原位癌—浸润癌，但不是所有的宫颈癌均存在不典型增生，或者所有的不典型增生均将发展为癌。临床表现在早期一般没有症状，或仅在阴道检查时，可见表浅的糜烂。一旦出现症状，多已达中晚期。常见的症状是白带增多和阴道出血。白带可为浆液性、米汤样或洗肉水样，可有恶臭味。阴道出血开始多见于性交或检查后，量常少而能自止，以后则可能有经期间或绝经后少量不规则出血，晚期则出血较多。疼痛多见于很晚期患者，可见腰骶部持续性疼痛，下肢放射性疼痛。晚期宫颈癌压迫或侵犯膀胱或直肠，可有尿频、尿痛或血尿，排便困难，里急后重，黏液血便。晚期患者还可见贫血、消瘦、发热等症状。

现代医学认为本病的病因尚不完全清楚，但认为与早婚、早育、多产、宫颈炎、宫颈裂伤、性交过频、包皮垢及精神刺激等因素有关。研究发现与人乳头状瘤病毒感染有关。

本病的诊断主要依据临床表现、妇科检查、宫颈刮片细胞学检查、阴道镜检查、碘试验、宫颈和宫颈管活体组织钳取检查和病理细胞学证实。双合诊或三合诊检查，可触及宫颈局部变硬、粗大或突起的肿物，子宫一般不大，宫旁可有不同程度增厚、弹性消失或呈圆块物。在晚期，阴道镜检查时可表现为：①外生型，原发肿瘤向阴道腔生长，形成一个肿块，充满阴道上 1/2，且伴有继发性感染及坏死；②内生型，肿瘤发生在宫颈管，且有浸润到全部宫颈的趋势；③溃疡型，瘤灶破坏宫颈的组织结构，且在早期即侵犯阴道穹隆。组织学上，宫颈癌的

95%～97% 为表皮样癌或鳞状细胞癌，其他尚有腺癌、未分化癌及较少见的肉瘤。现代医学对本病的治疗手段有手术、放疗、化疗。近年来又有冷冻、热疗及激光治疗等方法。采用何种方法取决于病变范围、病期。手术切除仅适用于Ⅱ A 期以前的病例，Ⅰ期术后 5 年生存率为 96% 左右，Ⅱ期为 75% 左右。各期患者一般均可采用放疗，根治性放疗包括腔内镭疗及体外照射宫旁，均可取得疗效，Ⅰ期鳞癌 5 年生存率为 91%，Ⅳ期为 14%。晚期宫颈癌可采用化疗以缓解症状，延长生存期，主要的药物有甲氨蝶呤、顺氯胺铂等。

本病在中医诊断中多属于"崩漏""五色带"等范畴。中医学认为本病和冲任有关。崩漏、带下是冲任虚损，督脉失司，致使带脉有病；或外受湿热，毒邪凝聚，阻塞胞络；或肝气郁结，疏泄失调，气血凝滞，瘀血蕴结；或脾虚生湿，湿郁化热，久遏成毒，湿毒下注，遂成带下。此病以七情所伤，肝郁气滞，冲任损伤，肝、脾、肾诸脏虚损为内因，外受湿热瘀毒积滞所致。

1. 谷铭三治宫颈癌阴道出血案

王某，女，85 岁。1982 年 10 月 21 日初诊。

病史：患者于 1977 年因白带增多，检查确诊为宫颈癌。因当时年已八旬，且心脏功能不全，医院建议保守治疗。5 年来，曾服用蟾蜍汤、核桃枝煮鸡蛋等偏方，间断到中医院治疗，病情较为稳定。近半个月来，下腹部出现坠痛感，带下恶臭加重，伴阴道出血。经用青霉素、酚磺乙胺等药物治疗症状不缓解。因患者想回老家，故请谷铭三治疗以期缓解症状，安全返回故里。刻下症见：形体消瘦，精神不振，少气懒言，卧床不起。舌黯红，边有多量紫斑，苔黄褐微腻，脉细数无力。

诊断：五色带。

辨证：湿邪凝聚，久遏成毒，湿毒下注，损伤冲任。

治法：益气养血，清热利湿，解毒散结，祛瘀止血。

处方：黄芪 50 克，当归 15 克，薏苡仁 40 克，半枝莲 20 克，墓头回 20 克，莪术 25 克，焦山楂 20 克，贯众炭 20 克，茯苓 15 克，冬葵子 15 克。水煎，早晚分服，每日 1 剂。

11 月 6 日复诊：服前方十余剂后，带下及阴道出血略有减少，仍卧床不起。

依前方将焦山楂量改至35克，加三七粉（冲服）2克，鱼腥草25克。

1983年6月18日复诊： 依前方辨证出入，患者连续服药半年余。其间曾加服马钱子丸三十余克，犀黄丸20盒，阴道出血完全停止，带下明显减少，已能下地活动。于1983年8月17日安全返回老家。

[谷言芳，张天文，牛煜，等.谷铭三治疗肿瘤经验集[M].上海：上海科学技术出版社，2002.]

【评析】 本例属晚期宫颈癌患者，系由毒邪凝结胞宫门户，腐蚀溃败，损伤冲任脉络，湿毒化热下注所致，故带下恶臭、淋沥不断，伴有阴道流血。五内皆虚则卧床不起。治宜益气养血，清热利湿，解毒散结，祛瘀止血。方中黄芪、当归益气养血以补五内，薏苡仁、冬葵子、茯苓、鱼腥草清热利湿，伍以半枝莲、莪术、墓头回、马钱子丸等解毒散结，焦山楂、三七粉祛瘀止血。经过较长时间的调治，缓解了患者的临床症状，减轻了痛苦。

2.施今墨治宫颈癌案

赵某，女，46岁。

病史： 于1954年4月发现阴道少量出血，无任何感觉，即往北京某医院妇科做活体组织检查，诊断为宫颈癌2～3期，骨盆组织亦受浸润，已不宜做子宫摘除术，于当年5月深部X线治疗一个半月，后又住院做镭放疗。住院10日，全身症状逐渐出现，无力、衰弱、消瘦，阴道分泌物增多，大便时肛门剧烈疼痛，以致大汗，痛苦异常，自此每日注射吗啡两次，以求缓解。患者因惧痛而不敢进食，每日只吃流食，配合葡萄糖、维生素、肝精等注射，如此维持1年，病情愈发加重，身体更加衰弱。刻下症见：危重病容，形瘦骨立，气息微弱，面色苍白而水肿，呻吟床第，呼号无力，每日痛剧难忍，辄注射吗啡针，饮食大为减少，今以流食维持。舌苔光嫩而有齿痕，脉象沉细无力。

辨证： 积病已久，自未觉察，一旦发作，恙势已重，所谓蚁穴溃堤，积羽折轴，形势已难控制。脉沉细而无力，乃气血俱虚，心力将竭，血液损耗之象。书云"任脉为病，女子带下瘕聚"，先贤有十二症、九痛、七害、五伤三痼、三十六疾之说，而九痛之中所指阴中痛，腹痛，阴中如虫啮痛，以及张仲景："妇人年五十所，病下利数十日不止，暮即发热，少腹里急"等论，均涉及近世所谓子宫癌瘤症状，脉症综合，险象环生，图治非易，先拟调气血，冀减痛楚，未悉能否奏效。

处方： 青皮炭 10 克，盐橘核 10 克，广陈皮炭 10 克，晚蚕沙（皂角子 10 克炒焦同布包）10 克，盐荔枝核 10 克，川楝子（醋炒）10 克，炒枳实 5 克，杭白芍（柴胡 6 克同炒）12 克，升麻 3 克，炒枳壳 5 克，台党参 10 克，当归 12 克，炙黄芪 20 克，肉苁蓉 15 克，台乌药 6 克，紫油朴 5 克，仙鹤草 25 克，炙甘草 5 克。另用槐蘑 30 克，苏木 30 克煮汤代水煎药。

二诊： 服药 3 剂痛楚有所缓解，余症同前，而吗啡注射仍不能停，脉象舌苔无改变，再以前方加力。一诊原方继续服用。加开丸药方。处方：瓦楞子 30 克，晚蚕沙 15 克，牡蛎 30 克，台乌药 15 克，酒杭芍 30 克，柴胡 8 克，人参 15 克，广木香 5 克，黄芪 45 克，鹿角胶 30 克，紫油朴 12 克，莪术 12 克，京三棱 12 克，青皮 10 克，白术 25 克，醋延胡索 15 克，吴茱萸 8 克，沉香 3 克，炙甘草 27 克，酒当归 15 克。共研细末，炼蜜为丸，早晚各服 6 克。

三诊： 服汤药 2 剂，疼痛继续减轻，两天来只在大便后注射吗啡一次，葡萄糖及维生素未停，脉象虽仍沉细，较前有力，精神已显和缓，虚羸太极，不任攻补，希望气血调和，本元稳固，除旧即可生新。处方：盐橘核 10 克，青皮炭 6 克，晚蚕沙（皂角子 10 克炒焦同布包）10 克，盐荔枝核 10 克，广陈皮炭 6 克，炒枳实 5 克，川楝子（醋炒）10 克，制乳香、制没药各 6 克，炒枳壳 5 克，台乌药 6 克，炒远志 10 克，云茯苓 6 克，炒地榆 10 克，醋延胡索 10 克，云茯神 6 克，木蝴蝶 15 克，野白术 10 克，瓦楞子（海浮石 10 克同布包，先煎）25 克，杭白芍（醋柴胡 5 克同炒）10 克。

四诊： 服药 3 剂（二诊所配丸药已开始服用）疼痛大减，自觉较前轻松舒适，已停止注射吗啡，当服完第三剂后，觉阴道堵塞感，旋即挑出核桃大球形糜烂肉样组织一块，状如蜂房，质硬。饮食略增，可进半流食，脉象已有起色，光嫩舌质已转红润，元气已有来复之象，调气血，扶正气，尚觉合度，再从原意治疗，调摄冲任，去瘀生新。处方：盐橘核 10 克，炒枳实 5 克，川楝子（醋炒）10 克，盐荔枝核 10 克，炒枳壳 5 克，醋柴胡 10 克，青皮炭 6 克，炒地榆 10 克，炒吴茱萸、黄连各 5 克，陈皮炭 6 克，炒远志 10 克，白术 6 克，云茯苓 10 克，当归 12 克，威灵仙 12 克，杭白芍（柴胡 5 克同炒）10 克，台乌药 6 克，五味子 6 克，炒山楂 10 克，炙甘草 5 克。

五诊：四诊处方共服 3 剂，症状继续好转，排便时之痛苦大为减轻，唯大便中仍时带血及黏液，阴道分泌显著减少，饮食仍以半流食为主，食量增加，葡萄糖等仍继续注射，脉象由沉细转为有力，枯荣肤色已见活润，除继续服用丸剂外，另备汤剂方随症加减，以冀徐徐图治，并嘱慎自调摄。处方：青皮炭 6 克，云茯苓 10 克，车前草 12 克，广陈皮炭 6 克，云茯神 10 克，墨旱莲 12 克，盐橘核 10 克，金铃子（醋炒）10 克，蕲艾炭 6 克，盐荔枝核 10 克，醋延胡索 10 克，紫油朴 5 克，炒枳壳 6 克，党参 10 克，白术 10 克，沉香曲 6 克，台乌药（炒）6 克，杭白芍（醋柴胡 5 克同炒）10 克，半夏曲 6 克，蓬莪术 6 克，炙甘草 6 克。

六诊：汤药只服 6 剂，服丸药半年，葡萄糖注射全停，诸症大为好转，大便已基本正常，便时尚觉坠胀，并无血及黏液，食欲增加，已可食普通饭，脉象不似以前沉细，略带弦意，舌质基本正常，齿痕亦消，脉症合参，病情稳定，或有获愈可能。改处丸药。适当投入培元之品。处方：①每日早服逍遥丸 6 克，下午服当归龙荟丸 5 克，晚服参茸卫生丸 1 丸，先服 10 日，白开水送服。②每日早服柏子养心丸 9 克，午服逍遥丸 6 克，晚服人参归脾丸 6 克，先服 10 日，白开水送服。

七诊：先服丸药 1 年，在此期间，偶有大便带血及黏液现象，除感觉坠胀之外，已无任何症状，体重增加，颜面水肿完全消失，干瘪皮肤已大见润泽，至 1957 年 5 月 1 日能自己下床活动，脉象平和，再更丸药与汤药备用方，于活血生新之中，注意恢复体力。处方：①汤剂。白石脂（赤石脂 10 克同打布包，先煎）10 克，血余炭（禹余粮 10 克同布包）6 克，东阿胶（另炖分 2 次兑服）6 克，怀山药（打碎炒）30 克，黑芥穗 5 克，薏苡仁 18 克，台乌药 6 克，西党参 12 克，广陈皮炭 6 克，云茯苓 10 克，杭白芍（醋柴胡 3 克同炒）10 克，炙甘草 2 克。②丸剂。延胡索 30 克，晚蚕沙 30 克，台乌药 30 克，蓬莪术 30 克，威灵仙 30 克，酒杭芍 60 克，广木香 18 克，沉香 12 克，木蝴蝶 30 克，酒当归 30 克，青皮 15 克，京三棱 15 克，黄芪 90 克，二仙胶 60 克，东阿胶 30 克，柴胡 30 克，枳实 30 克，皂角子（炒焦）30 克，桃杏仁（去皮尖炒）各 30 克，何首乌 30 克，炙甘草 30 克，共为细末，炼蜜为丸，重 10 克，早晚各 1 丸，白开水送服。

在此期间，再去肿瘤医院妇科检查，据述宫颈癌已完全治愈，自此每年检查一次，迄今未发现转移病灶及复发现象，现已照常操持家务，从 1957 年到 1964

年 5 月，7 年以来定期随访，仍健康如常。

［祝谌予. 施今墨临床经验集 [M]. 北京：人民卫生出版社，1982.］

【评析】　在宫颈癌疼痛难忍、气血俱虚、心力将竭、血液损耗的情况下，施今墨先拟调气血，冀减痛楚，服药疼痛减轻，精神已显和缓，又提出"虚羸太极，不任攻补，希望气血调和，本元稳固，除旧即可生新"的观点，待"元气已有来复之象，调气血，扶正气，尚觉合度"时，"再从原意治疗，调摄冲任，去瘀生新"，嗣后主要以丸药缓图，"于活血生新之中，注意恢复体力"，主次有度，步步高招，稳扎稳打，终得圆满。逢此大医，实乃患者之幸。确以己力挽救一人之生命，就不枉为医，胜造七级浮屠。达到施今墨这种炉火纯青的地步，挽狂澜于既倒，扶困危于仁寿者，何止百数，吾辈后学能不有高山仰止之感？

3. 庞泮池治宫颈癌案

王某，女，55 岁。

病史：患者赤白带下数月，有时崩冲，1956 年 3 月妇科检查切片诊断为宫颈癌Ⅲ期，未予治疗，遂于 1956 年 6 月来我院治疗。刻下症见：赤白带下，经常发热已 6 个月，少腹牵掣作痛，腰骶酸痛，脉细小，苔薄白。曾用秦艽鳖甲汤，热虽减，但余况故。继而察其前阴坠痕，肛口垂滞，神疲纳少，合乎李东恒之妇人脾胃虚损，致伤命门，中气不足，清阳下陷。

辨证：脾胃虚弱，中气不足，清阳下陷。

治法：补中益气。

处方：党参、黄芪、白术、升麻、柴胡、紫石英（先煎）、补骨脂、阿胶等，重用升麻配合小金丹消坚散结。

上方服后症状逐渐改善，生活能自理，至每日去公园锻炼。1 年后能连续做易筋经十八节，每次妇检病灶未见发展，而症状消除。4 年后因感冒发热，引起病势迅速恶化，不到 2 个月死亡。

［凌耀星. 上海名医学术精华 [M]. 上海：上海中医药大学出版社，1990.］

【评析】　淋带之病，初多湿热下注，邪毒蕴结，久则气虚下陷，任冲失固。以补中益气汤和小金丹扶正祛邪，并获显效，不失大家风范。虽 4 年后病发而死，已属难能可贵。

4. 史兰陵治宫颈癌案

田某，女，40岁。1969年12月5日初诊。

病史： 1969年11月妇科检查及阴道涂片，病理报告为宫颈原位癌。因过敏体质不能手术。患者于3个月前常有腰痛胃胀，月经不规则，白带增多，近1个月阴道不规则出血及接触出血，妇科检查见宫颈菜花状新生物，光滑活动，略现轻度宫颈炎，盆壁无浸润。患者面色红润，舌质红，苔薄白，口淡无味，脉细数无力。

辨证： 湿热蕴结。

治法： 急泻存阴，佐以扶脾益肾，使以清热消肿。

处方： ①沙参30克，丹参15克，土茯苓30克，茯苓12克，白术12克，车前子（包煎）12克，龙胆草6克，大黄6克，补骨脂12克，生山药15克，紫草30克，炒蛇蜕30克，薏苡仁15克，刘寄奴15克，王不留行15克，川黄连3克，水煎服。②神农丸8～12粒，每晚1次。5个月总量1400粒。③外用药方：乳香9克，没药9克，松香9克，麝香0.6克，雄黄6克，珍珠粉0.6克，枯矾9克，血竭6克，青黛6克，煅象皮3克，红丹3克，川黄连3克，煅龙骨3克，煅牡蛎9克，冰片0.3克，孩儿茶3克。共研细末，羊毛脂适量为硬膏栓剂，制成丁字形，每枚重3克，外用放阴道内，附着子宫颈口，每周换药3次，用药前用0.2%高锰酸钾液坐浴，洗净阴道再填栓剂。

患者服药半月后症状减轻，阴道分泌物减少，2个月后腰髋酸痛基本消失。1970年4月妇科检查，见宫颈光滑，未见分泌物，涂片检查，病理报告：无肿瘤细胞发生，停药出院观察，随访至1983年仍健在。

[史兰陵，史培泉. 癌症中医治验 [M]. 济南：山东科学技术出版社，1990.]

【评析】　傅青主称："带下具是湿证。"所以治带不离祛湿。既已辨证为湿热蕴结，自当清热祛湿；然阴道不规则出血，显系伤及血分，用解毒凉血法理所应当。可称者栓剂外用，使药物直达病所，内外夹击，病邪自然无所遁形。江西省妇幼保健院1972～1984年用双紫粉（紫草、紫花地丁、重楼、黄柏、墨旱莲、冰片共研细末，局部用药），治疗宫颈癌220例，均获近期治愈，可以看出局部用药的特殊作用。神农丸组成参见张泽生治胃癌案。

5. 何任治宫颈癌案

黄某，女，61岁。1973年3月1日初诊。

病史：患者绝经数年后见赤带下红，1973年1月上海某医院宫颈切片报告：宫颈鳞型细胞癌Ⅰ～Ⅱ级；宫颈刮片阳性。1973年3月杭州某医院宫颈切片报告：宫颈鳞癌Ⅱ级；阴道分泌物涂片找到癌细胞。刻下症见：患者除赤带下红外，伴小腹作胀，倦怠乏力，脉象细数滑，舌红少苔。

辨证：热毒内结，气滞血瘀，脾胃不固，血溢妄行，邪实正虚。

治法：清热解毒，活血化瘀，健脾固肾，扶正祛邪。

处方：猫人参60克，半枝莲12克，枸杞子12克，焦酸枣仁12克，白芷9克，蜀羊泉15克，金银花15克，棕榈炭15克，生熟地黄各15克，仙鹤草30克，黄连0.9克，水煎服。

服上药后下血止，带下减，腹胀也减，但时有反复，续方加减的药物有：紫草、莲房炭、炒阿胶、藕节、血余炭、醋炒牛角腮、地榆炭、赤石脂、山茱萸、补骨脂、续断、侧柏叶、十灰丸等。

患者服药数年，临床症状基本消失。至1983年7月存活10年4个月仍健在。

[刘伟胜，徐凯. 肿瘤科专病中医临床诊治 [M]. 北京：人民卫生出版社，2000.]

【评析】 绝经数载而又赤带下红，俗称"倒开花"，多属恶候。方中所用猫人参，在顾丕荣治胃癌肝转移案评按中有解可参。蜀羊泉，为茄科植物白英的全草，功能清热利湿，解毒消肿，抗癌。现代药理学研究证实蜀羊泉具有抗肿瘤作用，多用于肺癌、宫颈癌、食道癌、肠癌等。

6. 钱伯文治宫颈癌案

张某，女，58岁。

病史：患者阴道流黄水及不规则流血约5个多月，发病后身体逐渐消瘦，大便秘结，下腹疼痛，面部水肿，体力极度衰弱。于1974年在某医院妇科检查示：阴道黏膜萎缩，弹性减弱，宫颈凹凸不平，两侧穹隆有浸润现象，并将延及盆壁，窥镜检查见宫颈呈菜花样，表面有坏死。诊断为宫颈癌2～3期。因患者不愿做手术，故用中药治疗。诊治时，面色萎黄，精神倦怠，腰际酸楚，带多腥臭，舌苔黄腻，脉象细涩。

治法：益气健脾利湿，佐以消肿解毒。

处方：炒白术、生黄芪、茯苓、粉萆薢、生薏苡仁、熟薏苡仁、土茯苓、露蜂房、蜈蚣、薜荔果、紫草、赤芍、白芍、桑寄生、知母、黄柏、制苍术、莲须、续断。加减药物：三七、莪术、熟地黄、生地黄榆、生地黄、山药、炙甘草、牡蛎、广木香、川楝子、苦参、小茴香、海螵蛸、椿皮、艾叶等。酌情加用的成药：云南白药、小金片、牛黄醒消丸、归脾丸等。

连续服药 10 个月多，临床症状完全消失。于 1977 年随访，患者身体健康，2 年未复发。由于患者常至农村休养，未进行复查。

［史宇广. 当代名医临证精华·肿瘤专辑 [M]. 北京：中医古籍出版社，1992.］

【评析】 宫颈癌是妇女最常见的癌症之一，也曾是妇女癌瘤病死率最高的肿瘤。近 30 年来，宫颈癌的死亡率已减少了大约一半，这主要归功于早期诊断和中西医治疗方法的进步，本案就是较早的一例。如今，宫颈癌的治疗以手术、放疗、化疗和中药等中西医结合的方法，使疗效进一步提高。

7. 许步仙治宫颈癌案

胡某，女，29 岁。

病史：阴道不规则流血半年之久，量时多时少，色紫而黯，小腹坠痛，赴南京某医院妇科检查，诊断为宫颈癌。回镇江复查，诊断同前，建议赴上海行电疗术，由于经济条件受限，又畏怕电疗杀伤之苦而未行。诊得患者两脉弦细而弱，舌苔薄黄根腻，舌质紫黯，面色㿠白无华，阴道出血，淋沥半年不净，晨起面浮，日晡跗肿，腰骶酸楚，小腹坠痛，赤白带下，腥臭难闻，纳少神疲，夜不安卧。生育 3 胎均健康，半年前人工流产 1 次。

辨证：肝气郁结，脾气虚弱，湿热客于胞宫，冲任带脉受损。

治法：益气补脾，清热化湿，破瘀消炎。

处方：当归身 10 克，白芍 10 克，黄芪 15 克，山药 15 克，茯苓 15 克，阿胶（烊化兑服）10 克，炒五灵脂（包煎）12 克，蜀羊泉 30 克，鳖甲胶（烊化兑服）10

克，龟甲胶（烊化兑服）10 克，丹参 10 克，昆布 10 克，海藻 10 克，槐花炭 10 克，椿皮 15 克，10 剂，每日 1 剂，煎水去渣，每日 3 次，熏洗阴道。

二诊：药后腰膂酸楚已减，白带略少，臭气减轻，唯下红未渐。恙有起色，以原法加味图治，原方加血余炭 10 克，乌梅炭 6 克，10 剂，外部熏洗药继用。

三诊：下红渐断，带下断半，肿势亦消，腰痛已除，精神较振，食欲增进，仍以上方内服外用。

四诊：阴道下红已止，白带亦收，精神食欲如常，久病初瘥，宜上方稍事加味，熬膏善后以巩固之。前方加牡蛎（先煎）50 克，苦参 15 克，漏芦 15 克，生地榆 25 克，远志 15 克，络石藤 15 克，生薏苡仁 50 克，10 剂，微火浓煎，待药液熬至 1500 mL 时，加白蜜 1000 克，鳖甲胶 10 克，阿胶 10 克，龟甲胶 10 克，烊化收膏，每日早晚各服 15 克，1 个月一疗程，有效继服。

患者服膏方 1 个月后，赴南京某医院复查，宫颈灶基本消失，医师形容病灶如肺结核钙化一样，只留有瘢痕。随访 30 年，患者月经正常，白带不多，一直坚持工作至退休。近访患者宫颈癌又复发，于去年底行手术根治，现病情稳定。

［凌耀星 . 上海名医学术精华 [M]. 上海：上海中医药大学出版社，1990.］

【评析】　本案始终以淋带下血为辨证眼目，抓住主症立法、处方、遣药，方药平正精当，其效自显。

8. 李光荣治宫颈原位癌案

徐某，女，31 岁。2000 年 12 月 10 日初诊。

主诉：小腹胀痛半年。病史：患者于 1999 年 4 月无明显诱因出现小腹胀痛，带下不多，无异味，未诊治。孕 6 产 1，剖宫产。今年 9 月患者因腹胀于我院门诊就诊，宫颈计算机检测涂片细胞学报告：宫颈上皮内瘤变 Ⅱ 级，不排除鳞状细胞癌。10 月 19 日某肿瘤医院病理诊断：慢性宫颈炎宫颈 3°、6°、9°、11°、12°，鳞状上皮中度至重度不典型增生，局灶原位癌变。患者拒绝手术治疗，故来我院诊治。刻下症见：患者小腹胀痛，腰酸，饮食、睡眠好，二便调，舌质黯红，苔薄白，脉滑尺弱。妇科检查：外阴已婚型，阴道畅，宫颈中糜，子宫前位，大小正常，质中，活动差，无压痛，附件右侧增厚，压痛，左侧未触及异常；阴道镜检查 6°、7° 处见粗大血管，9°、11°～1° 处见点状血管，醋酸试验显示 9°～1° 呈白色斑块改变，其点状血管不收缩，碘着色试验显示 9°～1° 处不着色。

西医诊断：宫颈原位癌。

中医诊断：妇人腹痛。

辨证：脾肾两虚，气滞血瘀。

治法：补肾健脾，活血散结。宫颈局部用药以祛腐生肌。

处方：①宫颈 Ⅰ 号栓，局部上药，每周 2 次，经期停用，治疗期间禁止性生活；口服六味地黄丸加减。②山药 30 克，牡丹皮 12 克，熟地黄 20 克，山茱萸 15 克，泽泻 9 克，猪苓 15 克，生薏苡仁 30 克，丹参 25 克，土茯苓 15 克，蛇莓 15 克，夏枯草 10 克，苏木 10 克，莪术 10 克。14 剂，水煎服，每日 1 剂。

12 月 27 日二诊至十诊：口服上方 14 剂，宫颈 Ⅰ 号栓局部上药 4 次，患者小腹胀痛、腰酸消失，宫颈结痂良好。继用上方加减共服药 105 剂，宫颈 Ⅰ 号栓局部上药 10 次。2001 年 4 月 5 日阴道镜检查宫颈光滑。11° 处见点状血管，涂醋酸血管不收缩，涂碘为芥末黄色；3°、6° 柱状上皮涂醋酸后呈现葡萄串，碘着色良好。患者经前乳胀，舌淡红，苔薄白，脉滑。治法：补肾健脾，理气活血。处方：①山药 30 克，牡丹皮 12 克，熟地黄 20 克，山茱萸 15 克，泽泻 9 克，丹参 25 克，蛇莓 15 克，夏枯草 10 克，半枝莲 15 克，橘叶 10 克，制香附 10 克，当归 10 克，生薏苡仁 30 克。加减 42 剂，水煎服，每日 1 剂。②宫颈 Ⅰ 号栓局部上药，方法同前。

2001 年 7 月 5 日十一诊至十三诊：患者口服上方加减 42 剂，宫颈 Ⅰ 号栓局部上药共 26 次。复查阴道镜整个宫颈涂醋酸血管收缩，碘着色良好。常规消毒下，11°、3° 取组织送病理，病理报告提示患者宫颈鳞状上皮黏膜慢性炎。追踪近 3 年，宫颈计算机检测涂片细胞学报告均正常，患者无不适。

［高荣林，姜在旸 . 中国中医研究院广安门医院专家医案精选 [M]. 北京：金盾出版社，2005.］

【评析】　本案以活血化瘀、祛腐生肌的宫颈 Ⅰ 号栓局部上药治疗为主，配合以补肾健脾的六味地黄丸加减口服，共治疗 6 个月，使患者肾健脾运，气血调畅，瘀祛新生，宫颈局部病变组织坏死、脱落，代之以正常组织。

第二节　卵巢癌

卵巢癌是发生于卵巢表面体腔上皮和其下方卵巢间质的恶性肿瘤。其中以黏液性囊腺癌、浆液性囊腺癌、粒层细胞癌、恶性畸胎瘤、未分化癌等多见。浆液性囊腺瘤恶变率较高（约50%），也有组织学为良性而临床表现为恶性者（可以扩散、转移）。卵巢癌的特点是发现晚，扩散快，疗效差。早期无自觉症状，通常在肿瘤体积较大时，才被患者或医生发现。此时可扪及下腹部肿块，多为双侧性，质硬或软硬不匀，表面高低不平，可活动或活动受限，或有疼痛，并可产生各种压迫症状。卵巢癌有腹腔种植的倾向，其结果为出现腹水。

现代医学认为本病病因可能与环境、生活条件及营养因素等有关。

本病的诊断依据为下腹部肿块，腹胀及肿瘤侵犯或压迫盆腔脏器所引起的相应症状；妇科三合诊检查可发现盆腔及附件肿块；X线腹部平片中有巨大软组织阴影，若呈分散或密集的颗粒状小圆形阴影，则提示卵巢恶性肿瘤；B超断层扫描图像可见到肿块图像；腹水中找到癌细胞可作初步诊断；剖腹探查及活体组织检查则能确诊。

现代医学对本病治疗以综合治疗为主，其中手术切除为主要方法，虽然多数患者手术时已属晚期，但尚有不少病例存在手术切除的可能性，因卵巢癌常系种植病灶，一般较易剥离和切除。对切除后或者因故不能手术切除的病例，则予以放疗、化疗。本病就诊时60%～70%的患者已属晚期，所以疗效较差，总的5年生存率约为30%，晚期患者尚不足10%。

本病在中医临床中属"癥瘕""肠蕈"的范畴。中医学认为，寒温失节，致脏腑虚弱，而饮食不消，聚结在内，则生癥瘕；寒气客于肠外，与卫气相搏，留而不去，胎生肠蕈。因此本病病因为寒邪入侵，内为脏腑气虚，营卫失调。

1. 周慕白治卵巢癌盆腔转移案

祝某，女，39岁。

病史：1966年4月初，因"发现小腹包块1年，伴腹痛"就诊。1965年夏，自感小腹部有一包块，时有微痛，1966年4月渐见增大，随之疼痛增剧，遂到县医院检查。疑似子宫肌瘤恶性变，嘱到上级医院做进一步检查。4月下旬到重庆某医院做病理活检，诊断为卵巢黏液性囊腺癌，结论是子宫附件癌，已向盆腔侧壁转移，无法手术。令回家营养调理，以冀带病延年。5月上旬邀余诊治。初诊见患者消瘦，卧床呻吟，小腹可见约两拳大的包块，胀痛，扪之凹凸不平，发热出汗，五心烦热，夜间口干咽燥，纳差，未解大便，舌质偏红、苔薄，脉细略数。

辨证：血滞气瘀癥块。

治法：活血止痛，软坚通便。

处方：桃仁承气汤加味。桃仁15克，生大黄（后下）、芒硝（冲服）、延胡索、当归、木通各12克。

用后症状未减，患者悲伤忧郁，致胁肋胀痛，乃于上方中加入疏肝解郁之柴胡、陈皮，服后胁胀痛减轻，余症如故，且出汗增多，见苔剥舌欠红润，可能为柴陈辛燥伤津所致。遂改增液汤加味，并另用人参10克（炖），嘱其在欲便前服，以防汗出气脱。服后次日大便2次，腹痛稍减，汗出已止，舌红欠津，脉细数无力。即改用固本与扶脾补肾法调治，十数剂后，食欲增强，舌苔已转润，脉沉细数，但较前有力。见其胃气已起，即以抵当汤加味。因缺虻虫、水蛭，故易方。处方：三棱、莪术各15克，土鳖虫、生大黄（后下）、当归、赤芍、红花、桃仁、枳壳各10克，川牛膝12克。

服5剂，未见好转，即嘱继服上方外，加云母石90克，阳起石18克，生研为末混匀，每次用汤药送服12克。3剂后患者阴道有少量恶血流出，色黑，味极臭，小腹阵痛递减。处方：三棱、莪术、土鳖虫各90克，桃仁、红花、当归、赤芍、生大黄、阳起石、川牛膝各60克，枳壳30克，云母石120克。共研细末饭糊丸，每日服3次，每次服18克，温开水送服。

并针对病情，拟用养脾胃、滋肝胃肾为治，前后共服汤药三十余剂，丸药4种。共用云母石一斤九两，阳起石八两六钱，治疗2月余，小腹包块逐渐缩小，饮食如常，后患者因服久厌药，自行停药。小腹包块尚残存如鸡卵大，但无任何不适，后年余复访，残瘤竟不药自消，继两次催促复查，1968年春始到重庆某医院做脱落细胞检查，未发现癌细胞。现历17年仍健在。

［周慕白. 卵巢癌验案一则 [J]. 新中医，1984（10）：17.］

【评析】 本例乃属"石瘕"，因"恶血当泻不泻"得之。而桃仁承气汤原治太阳蓄血证，抵当汤原治"妇人经水闭不利"，今移治妇科肿瘤，血瘀气滞论治，堪称善用经方者！

2. 孙秉严治卵巢癌案

董某，女，44岁。1972年1月27日初诊。

病史： 因"卵巢癌手术及放疗后腹胀如鼓，呕吐不能食2个月"就诊，患者于1969年发现小腹部肿物如拳大，1971年2月16日天津某医院手术治疗，切除肿物，做病理检查，诊为卵巢颗粒细胞癌，在天津某医院放疗50次。至1971年11月头痛，腰腹疼痛，腹胀如鼓，呕吐不能食。经天津某医院复查，卵巢癌复发，建议住院治疗，患者拒绝。查体见消瘦，精神萎靡，腹胀如鼓且右腹部可触及一鸭蛋大肿物，质硬。舌质淡，苔白微腻，脉沉细而微。

辨证： 寒瘀气积毒结。

治法： 温阳解毒，化瘀攻下。

处方： ①成药处方消瘤丸20粒，化郁丸每日半剂；回阳丸每日1剂（附子理中汤内加硫黄）；化坚液每日50mL，口服。②陈皮10克，干姜30克，肉桂（后下）30克，小茴香15克，乌药10克，莪术15克，三棱15克，牵牛子30克，槟榔30克，蟾蜍2个，竹茹15克，菟丝子30克，熟地黄30克，党参15克，黄芪50克，生大黄15克，玄明粉（冲服）10克。水煎，早晚分服，服药后随大便排出很多烂肉状物，至1972年5月，一切不适症状消失，恢复正常。经随访，已12年未复发。

［刘伟胜，徐凯. 肿瘤科专病中医临床诊治 [M]. 北京：人民卫生出版社，2000.］

【评析】 寒主凝涩，寒瘀气积毒结是形成肿瘤，尤其是妇科肿瘤的重要原因。正如张仲景《金匮要略·妇人杂病脉证并治》所谓："妇人之病，因虚积冷结气，为诸经水断绝，至有历年，血寒积结，胞门寒伤，经络凝坚。在上呕吐涎唾，久成肺痈，形体损分。在中盘结，绕脐寒疝；或两胁疼痛，与藏相连；或结热中，痛在关元，脉数无疮，肌若鱼鳞，时着男子，非止女身。在下未多，经候不匀，令阴掣痛，少腹恶寒；或引腰脊，下根气街，气冲急痛，膝胫疼烦；奄忽眩冒，状如厥癫，或有忧惨，悲伤多嗔，此皆带下，各有病因。久则羸瘦，脉虚多寒，三十六病，千变万端，审脉阴阳，虚实紧弦，行其针药，治危得安。其虽同病，脉各异源，子当辩记，勿谓不然。"宋·严用和《济生方》："癥者征也，有块可验。瘕者假也，假物成形。其结聚浮假，推移乃动。此无他，皆由饮食不节，寒温不调，气血劳伤，脏腑虚弱，受于风冷，与气血相结而成也。"圣哲之言，中肯全面，历历在目。但是，近几十年来，对寒邪在肿瘤发生中的作用认识不够，这与寒邪郁久化热的表象有关，也与现代医生对中医古籍的学习不够有关。本案如镜，可照古今得失。辩证准确无疑，方能放胆用药而无虑，本案以温阳解毒立法，高人一筹，而桂、姜、牵牛子、槟榔等味用至一两，非艺高者何敢如斯？

3.魏仲逮治卵巢癌案

杜某，女，59 岁。1977 年 9 月 20 日初诊。

病史： 患者左侧少腹胀痛拒按，痛时胀而有形。白带量多，小腹有冷感，伴有纳呆脘闷心悸。后经多方医治无效，身体日渐消瘦。1976 年 9 月曾经聊城某医院检查：子宫体不清，有结节硬性包块如拳头大，不活动，与骶骨粘连。左侧主韧带粗大，诊为卵巢癌。注射塞替哌无效。望其面色萎黄不泽，舌质淡苔白、脉沉弦而涩，按其少腹有积块如拳头大，按之痛甚。

诊断： 石瘕——当时医者诊断为肠覃。

治法： 温经散寒祛湿，调气散结。

处方： 肠覃汤（家传经验方）。香附 15 克，乌药 9 克，小茴香 9 克，川楝子 9 克，橘核 9 克，荔枝核 9 克，艾叶 3 克，茯苓 12 克，莪术 9 克，甘草 3 克。水煎，每日服 1 剂。

10 月 10 日二诊： 服药 20 剂少腹胀痛减轻，积块依然，上方再加橘核 9 克，荔枝核 9 克，以增行气散结之功。

10 月 25 日三诊： 上方服 15 剂后，腹痛明显减轻，积块缩小，仍心悸头晕，脉沉弱，为血虚之故。原方加人参 6 克，黄芪 30 克，当归 9 克，取其阳生阴长之意。

1979 年 3 月 11 日四诊： 疼痛止，饮食增，扪之腹部包块消失，经妇科检查无异常。1980 年 5 月 6 日随访，其人健在，能操持一般家务。

[魏仲逮.肠覃 [J]. 山东中医杂志，1986（4）：48.]

【评析】 肠覃和石瘕均为少腹肿瘤，以月经是否按时来潮为鉴别的重要指标。但本案患者年已近花甲，月经早已自然断绝。顾名思义，显而易见，石瘕属妇科病，而肠蕈则属大小肠肿瘤。《灵枢·水胀》："黄帝曰：肠蕈何如？岐伯曰：寒气客于肠外，与卫气相搏，气不得荣，因有所系，癖而内著，恶气乃起，息肉乃生。其始生也，大如鸡卵，稍以益大，至其成如怀子之状，久者离岁，按之则坚，推之则移，月事以时下，此其候也。""黄帝曰：石瘕何如？岐伯曰：石瘕生于胞中，寒气客于子门，子门闭塞，气不得通，恶血当泻不泻，衃以留止，日以益大，状如怀子，月事不以时下，皆生于女子，可导而下。"尽管本案误诊为肠蕈，但治疗方法却也大体符合肿瘤病机。肿瘤部位虽然差异很大，其病机不外气滞、血瘀、痰结、寒凝或湿热蕴结数端，治之以祛邪消癥，软坚散结。然祛邪易伤正，久病必致虚，故用参、芪、归补气养血，扶正益元，亦即扶正祛邪，所谓"扶正积自除"也。

4. 贾堃治卵巢癌案

李某，女，53岁。1980年11月12日初诊。

主诉：近几个月经常腹胀、腹痛。病史：1980年5月，因为腹痛，住进西安某医院做剖腹探查。诊断：双侧卵巢乳头状浆液性囊腺癌，大网膜及肠管转移。超声检查：子宫靠上方8.5 cm×9 cm肿块，波形迟钝，出波衰减，呈丛状。意见：盆腔肿瘤；子宫癌。舌绛，少苔。脉沉细数。

辨证：脾肾虚弱，气瘀搏结。

治法：滋补脾肾，软坚散结。

处方：①黄芪60克，丹参60克，蜂房10克，全蝎10克，瓦楞子（先煎）30克，山豆根10克，补骨脂20克，山慈菇30克，党参30克。一剂药煎两遍，合在一起，分3次服。②平消片：每次服8片，每日3次，开水送下。

12月11日二诊：症状无变化。舌脉同前。处方：上方加料姜石（先煎）60克。煎服法：同前。

1981年1月26日三诊：近几日食纳差，盆腔部位疼痛，胸部刺痛，尿道疼痛，大便尚可。苔白。脉弦缓。

处方：蜂房10克，全蝎10克，蛇蜕10克，黄芪60克，瓦楞子（先煎）30克，娑罗子15克，延胡索15克，料姜石（先煎）60克。煎服法同前。平消片继续服。

9月9日四诊：精神好转，食纳增加。9月8日经西安某医院检查，直肠、胃、肝等均已正常。

［贾堃 . 中医癌瘤学 [M]. 西安：陕西科学技术出版社，1996. ］

【评析】 贾堃用药，特点是味少而用量大，如本案两方，前 9 味，后 8 味，全蝎 10 克，山慈菇 30 克就是其例。除配用平消片外，其中奥妙值得研究。

5. 孙秉严治卵巢癌案

黄某，女，52 岁。1981 年 4 月 23 日初诊。

病史： 因 "卵巢二次手术后，腹水、尿少半个月" 就诊，患者于 1975 年 12 月出现腹痛，当月月经量少，活动时腹痛加剧。天津某医院检查诊断卵巢癌，1976 年 4 月手术，卵巢及子宫全切，并行术后化疗。1980 年又出现腹痛。天津某医院复查，发现腹壁转移，于 1980 年 4 月 15 日行第 2 次手术，术中见腹壁、膀胱左右和上方癌转移，只做部分切除。术后切口长久不愈合，病理检查为黏液状乳头卵巢腺癌。病情恶化，出现鼓胀、腹水，小便量少，大便多日不解，纳少无力，行动困难。查体见消瘦，腹胀大（有腹水），面色苍白，两脉细弦无力。

辨证： 寒热交错，瘀滞毒结。

治法： 温阳滋阴，破瘀驱毒攻下。

处方： ①消瘤丸：每日空腹服 30 粒；②化结丸：每日 1 剂；③化坚液：每日 50 mL 口服；④青龙衣糖浆：每日服 30 mL。陈皮 10 克，高良姜 10 克，桂枝 25 克，玄参 20 克，百部 15 克，斑蝥 4 个，滑石（先煎）15 克，三棱 10 克，莪术 10 克，香附 15 克，枳实 10 克，生熟地黄各 10 克，玉竹 10 克，黄芪 30 克，山药 20 克，枸杞子 15 克，牵牛子 30 克，槟榔 30 克，生大黄 15 克，延胡索粉（冲服）25 克。服药后，大小便渐通利，腹胀、腹水消失。3 个月后，一切不适消失。1984 年随访未见复发。

［刘伟胜，徐凯 . 肿瘤科专病中医临床诊治 [M]. 北京：人民卫生出版社，2000. ］

【评析】 扶正祛邪，理法当然。用斑蝥 4 个入煎，亦属艺高胆大之举。考斑蝥有剧毒，多研末外治恶疮顽疾，若大剂内服，非经验丰富者不可为也。然不出奇兵，又难制胜，正所谓论海横流，方显英雄本色！不过，秘方固然是秘方，药后记载当详。

6. 佟蔚廷、敖书泉治卵巢癌术后案

秦某，女，10 岁。1983 年 11 月 2 日初诊。

病史： 因腹痛 2 周，左上、下腹肿块待查，1983 年 11 月入某院。肾盂造影：左肾不显影，膀胱左壁受压。拟诊卵巢肿物及左上腹转移，血常规及生化检查均在正常范围。1983 年 11 月 11 日该院剖腹检查，手术所见：左上腹 18 cm×10 cm 肿物，结节状，硬，固定；左肾受压；肠系膜淋巴结肿大，大网膜布满大小不等的结节；左侧卵巢肿物 8 cm×6 cm×6 cm，表面血管怒张，略活动。行右侧卵巢切除术及左上腹肿物取活检。病理诊断：双侧卵巢生殖细胞癌、淋巴结内瘤细胞浸润。术后西药治疗无效出院，12 月 5 日来本院门诊。检查：一般情况差，面黄消瘦，不能行走。皮肤巩膜无黄疸，浅表淋巴结不大。心肺（－）。腹膨隆，左上腹肿块 12 cm×12 cm，左下腹肿块 4 cm×4 cm，边界不清，质硬，固定，无移动性浊音。脉沉细，苔薄白。

辨证： 正虚邪实，气阴两虚，气滞血瘀。

处方： 党参 20 克，生黄芪 20 克，龙葵 15 克，半枝莲 15 克，白英 10 克，白花蛇舌草 15 克，鳖甲（先煎）15 克，墨旱莲 15 克，川楝子 6 克，生山楂 10 克，每日 1 剂水煎 100 mL，早晚分服。口服 N– 氮甲，每天 2 次，每次 1 片，连服 9 个月。

服药 2 个月后肿物已触不清，5 个月后 B 超探及 8.4 cm×6 cm 低回声团块，9 个月后腹部未触及肿块，直肠指检未发现异常。原方加云茯苓 20 克，生山药 30 克，白芍 20 克，服法同上。另服谷氨酸 50 mg，利血平 20 mg，维生素 C 0.1 g，益肝宁一片，鲨肝醇 25 mg，每日 3 次。继续服 N– 氮甲，每天 1 次，每次 1 片。

就诊后 15 个月 B 超扫描未见肿块，21 个月后复查，未见复发，改中药 2 天一剂。3 年后停服中药及西药。3 年半后复查 B 超扫描未见肿块。

［佟蔚廷，敖书泉. 手术加药物治疗 1 例卵巢无性细胞瘤 [J]. 中西医结合杂志，1988（11）：682.］

【评析】 该患者年仅 10 岁而得此疴疾，诚属可叹。想必术后化疗，致伤气阴，而中药配合西药既可增强疗效，又能补偏救弊。所幸患儿生机盎然，且治疗得法，竟获痊愈，可喜可贺。

7. 郭福魁治卵巢癌案

李某，女，46 岁。1984 年 3 月 10 日初诊。

病史： 因"卵巢癌术后及第一次化疗后，发现盆腔包块 1 月余"就诊。1984 年 12 月 8 日在北京某医院手术。病理诊断为右卵巢颗粒细胞癌Ⅲ期，做双侧附件及部分大网膜切除术。术后化疗 1 个疗程。1984 年 2 月做 B 超，报告结果为：子宫右侧与子宫相连稍偏前上方，可探及一肿块约 4 cm×4 cm。可能为原肿瘤遗留或生长。患者遂来就诊。刻下症见：面色晦黯无华，气短乏力，不思饮食，情志郁闷，语声低微，大便溏薄，舌质淡，边有齿痕。苔白薄腻，脉沉细无力。白细胞 $2.5×10^9$/L，血红蛋白 90 g/L，血小板 $8.0×10^9$/L。

辨证： 气血亏虚，脾肾不足。

治法： 益气养血，补益脾肾，佐以抗肿瘤之法。

处方： 生黄芪 30 克，党参 15 克，太子参 15 克，白术 15 克，黄精 15 克，山药 30 克，砂仁（后下）9 克，女贞子 30 克，枸杞子 15 克，当归 20 克，阿胶（烊化）10 克，桑寄生 15 克，土茯苓 30 克，急性子 15 克，益母草 30 克，水红花子 20 克，楮实子 30 克，生牡蛎（先煎）20 克，葫芦 20 克，茜草 15 克。每日 1 剂，煎药 60 分钟，分 2 次服。

服药 9 天后，患者白细胞升至 $4.3×10^9$/L，血小板 $10.0×10^9$/L，血红蛋白 100 g/L。服药 3 个月后，患者自感体重增加，饮食改善。精神转佳，边服中药边进行化疗，1984 年内共化疗 3 个疗程。根据患者化疗反应、肝功能损伤等症状，随症加减用药。如恶心加竹茹、代赭石、半夏；腰脊疼痛加狗脊、川续断；胁肋隐痛、丙氨酸转氨酶高加石见穿、龙胆草、川楝子、茵陈、五味子。现患者坚持服药已历 3 年，1986 年 4 月北京某医院做 B 超检查，未见肿块。近半年来患者能够坚持半日工作，且自我感觉良好。

［郭福魁，王剑虹，耿燕. 妇科生殖器官恶性肿瘤治验举隅 [J]. 北京中医,1987（2）：44-45.］

【评析】　本案患者证属气血亏虚，脾肾不足，治疗从益气养血、补益脾肾立法，患者在服中药的同时同步进行化疗，中西结合，用药平稳，主次兼顾，疗效颇佳。

8. 吴克仁治卵巢癌案

李某，女，60岁。1984年5月8日初诊。

主诉：不规则发热半年多。病史：咳嗽，喘息，胸闷，气促，不能平卧，腹胀疼痛，有包块，不思食，食后胀甚。1983年2月底于某县医院住院检查，X线片示：两肺野呈大片边缘不规则致密影，肋膈角闭塞，大量胸腔积液。超声示：右侧7～10肋间探及液平7 cm，左侧8～9肋间可探及4 cm左右液平。心电图无异常。诊断为双侧渗出性胸膜炎，住院40日，经青、链霉素等治疗无效。又去合肥某医院，检查发现两侧血性胸腔积液，抽水后水迅速增长。胸腔积液中找到癌细胞。X线片示：右第5前肋以下为一片致密阴影，右近心缘有一块影上缘为内高外低，纵隔无移位，两肺门淋巴结似有肿大，左侧未见明显块影。腹部可扪及14 cm×10 cm×10 cm包块，X线平片下腹影约14 cm×10 cm。穿刺腹水中找到癌细胞。诊断：卵巢恶性肿瘤（卵巢黏液性囊腺癌），已达晚期，胸膜转移，不宜手术。住院17日，予RFD 0.3克，每日1次，泼尼松10 mg，每日3次。经治疗效果欠佳，嘱出院。一度出现类月经式阴道出血，数日自愈。现生命垂危，特来求治。刻下症见：一般状况极差，精神委顿，呼吸迫促，面部轻度水肿，全身淋巴结肿大，肋间饱满，呼吸运动受限，叩呈浊音，肝在肋下2 cm，剑突下3 cm，质软，无压痛。脾肋下可扪及，下腹部扪及14 cm×10 cm×10 cm包块，表面不平，质硬，不活动，无压痛。两下肢中度凹陷性水肿。患者面黯，精神委顿，胸满气促，腹部隆满，可触及积块大如覆碗，坚硬不移，舌质淡紫，舌苔薄白，脉细而数。

辨证：气阴两虚，营卫失和，阴虚内热，湿邪暗侵，久恋入络，脉络阻塞，气滞血凝，日久成积。

治法：扶正固本，祛瘀散积。

处方：家传秘方"消癥散"。①乌梅、红花、龟甲、川芎、鳖甲、地龙各60克，露蜂房、鸦胆子、海螵蛸各30克，海藻、玳瑁各40克。分3次按药顺序置陈古瓦上，再覆盖一瓦，以武火煅焦，共研细末，分120包，每日2次，每次1包。②蟾酥1克，分剪成120小块（约如1/3芝麻大），每日2次，每次1小块，与上方末药同服。③蜂王浆120克或蜂蜜360克，每次以蜂王浆1克或蜂蜜3克加开水半杯送服上方药。

此方有扶正养阴，活血化瘀，软坚散积之功，以蜂王浆水送服。西医给以对症治疗。治疗 5 日后，气促减轻，可以平卧。至 20 日精神状况好转，体温降至正常，呼吸气促减轻。继续服消癥散至百日，胸满气促消失，可以下床活动，扶杖可行数百步。半年后复查，下腹部 B 超探及 5 cm×7 cm×7 cm 包块。继续服用消癥散 5 剂，至 1985 年 7 月 15 日，胸、腹 X 线片示：右侧胸腔积液、上界约第 8 后肋平、左无异常。下腹部块影约 10 cm×10 cm，未见其他异常影。一切症状基本好转，水肿全部消退。现仍继续服用消癥散。

[吴克仁. 治疗卵巢癌胸膜转移一例初步报告 [J]. 四川中医，1988（1）：13.]

【评析】 本案患者证属气阴两虚，营卫失和，湿瘀阻络，治疗从扶正固本、祛瘀散积立法，药物选用家传秘方，其方也确符合本病病机，所以用之有效。

9. 李祥云治卵巢癌案

颜某，女，63 岁。1991 年 11 月 11 日初诊。

病史：患者 49 岁绝经，一切如常。后因丈夫患肺癌手术，日夜操劳，过度疲劳，自感身体不支。丈夫去世后 3 个月即 1989 年 11 月，因阴道流液，且逐渐增多，量多如小便，呈淡红色，神疲乏力，但无腹痛，去上海市某医院检查，发现左侧卵巢有一肿块，经 B 超检查，左侧有直径 10 cm 大的肿块，液性暗区呈半实质性，于 1989 年 12 月 28 日行全子宫及双侧附件切除术，术后病理报告为左卵巢囊性腺癌。因系恶性肿瘤，术后即用放疗 20 个疗程，化疗 10 个疗程。此后多次检查未见复发而停止治疗，并定期随访，一般情况良好。1991 年 10 月 B 超又见 43 mm×33 mm 肿块，又化疗 1 次，自感神疲乏力，腰酸如折，足跟疼痛，无法承受化疗，来求中医诊治。刻下症见：神疲乏力，动则气急，腰尻酸剧，足跟疼痛，晨起为剧，胃纳欠佳，胸闷不舒，肩臂关节酸痛，面色萎黄。苔黄，根厚腻，脉细无力。

辨证：脾虚生湿，湿郁化热，湿热阻郁中焦，湿热蕴毒积于下焦。

治法：健脾化湿，清热解毒。

第一阶段：自初诊至 1993 年 10 月。基本治法与用药如下：①健脾化湿：苍术9克，白术9克，川厚朴6克，猪苓12克，茯苓12克，薏苡仁15克。②宽胸理气：枳壳6克，郁金9克，全瓜蒌12克。③抑癌抗毒：白花蛇舌草15～30克，薜荔果12～15克，石见穿15～30克，白英15克，蟾皮9克，重楼15～30克，菝葜12克。胃纳欠佳加谷芽15克，炒麦芽15克，鸡内金9克，砂仁（后下）6克；咳嗽有痰加桑白皮12克，炙紫菀9克，炙款冬花9克；腰酸足跟痛加杜仲15克，狗脊15克，桑寄生15克；腹泻便溏加怀山药15克，肉豆蔻9克，补骨脂9克，炒白扁豆9克；夜寐欠佳加首乌藤30克，远志9克；扶正益气在舌苔正常后加党参15克，黄芪15～30克，黄精9克，大枣5枚。

服上药1年来，自感精神倍增，可做家务，晨起去公园活动锻炼，胃纳、二便如常，体重增加，面色红润。妇科检查未见肿块，B超检查盆腔亦未见异常。

第二阶段：患者病情稳定，舌苔已正常，唯恐复发，仍坚持服中药，以扶正益气为主。①健脾益气：党参15～30克，黄芪15～30克，太子参30克，炒白扁豆15克，猪苓12克，茯苓12克，大枣5枚，白术9～15克，黄精12克。②补血养血：熟地黄12克，枸杞子12克，白芍9～12克，桑葚12克。③抑癌抗毒：基本同第一阶段用药，有时加夏枯草12克。④软坚散结：龙骨（先煎）30克，牡蛎（先煎）30克。心烦烘热加麦冬12克，菊花9克，黄芩9克，黄柏9克；下腹下坠加升麻9克，柴胡9克；头昏加沙苑子9克，刺蒺藜9克，石决明（先煎）30克；胸闷加枳壳6克。

1994年3月21日复诊：病情稳定，饮食、二便、睡眠均正常，无腰酸，精神佳，一切如常人，并从事一般家务劳动，亦不疲劳。B超检查盆腔无异常。苔薄，脉细。目前仍以扶正为主加减变化治疗之。

［凌耀星．中医治癌秘诀［M］．上海：文汇出版社，1996．］

【评析】　本案中提出扶正时要看舌苔脉象，从而决定用药品种及用量确为临床有得之言。一般而言，舌苔厚腻时，表示体内有痰湿等邪气，扶正时要与祛邪并用，或先祛邪，后扶正。不然，壅邪滞邪，多有不良反应。另外，薜荔果，味甘性平，《本草纲目》谓能"固精，消肿，散毒，止血，下乳"；《本经逢原》谓："治一切风癣恶疮，为利水活血通乳要药。"

10. 顾奎兴、杨桂云治卵巢癌案

张某，女，52岁。1996年8月26日初诊。

病史：因"左卵巢癌术后，第二次化疗后剧烈呕吐、失眠"而就诊。1年前因左侧卵巢癌而行双侧卵巢切除手术，术中见淋巴结转移（3/10）。术后进行了全腹和盆腔放疗，CT 4500 cGy。6个月后，B超见腹水量中等。MRI检查发现，卵巢手术残端有一直径为2 cm的实体瘤，拟诊为卵巢癌复发。采用联合化疗方案治疗。先用CAP方案治疗2个疗程，瘤体未见缩小，腹水反见增多，腹围由78 cm增至81 cm，后改用PVB方案治疗3个疗程，仍未见明显疗效。后因白细胞降低，并有严重呕吐、失眠等症而被迫中止，转投中医药治疗。刻下症见：面色萎黄，目眶黧黑，语声低微，腹胀如鼓，腹围84 cm，恶心频作，烦躁不安，大便旬日未解，小便量少，舌淡有紫斑，苔腻，脉细数。

辨证：脾肾两虚，失于温运，致水湿邪毒内聚。

治法：温补脾肾，通腑泄浊，使脾运得健，腑通气顺，湿浊自祛。

处方：温脾汤合五苓散化裁。党参15克，炒白术10克，猪苓、茯苓各10克，泽泻12克，车前子（包煎）10克，川桂枝6克，干姜3克，淡附片6克，八月札10克，枳壳6克，制大黄10克，仙鹤草15克，土茯苓10克，炙甘草6克。

进药3剂，药效平平。续于原方中加入川厚朴10克，商陆9克，制大黄改为后下，以增强通腑泄浊之力。又取3剂。药进首剂，当日即解大便一次，量多，恶臭，腹胀暂得缓解，但进食后腹胀又起，遂于二诊方中再加甘遂6克继进，并加用黑膏药外敷。黑膏药内加生半夏3克、生川乌3克、甘遂3克、甘草3克、生大黄5克等药末，外敷下腹部，并用热水袋置膏药上加温。敷后2小时，即矢气频作，随即排出大量恶臭粪水，每日3～4次，连续2天，腹胀渐减，腹围自84 cm缩为68 cm。自觉乏力易倦，嘱患者进饮赤小豆粳米粥和乌鱼汤（加少量葱、姜、椒目），病情稳定。后改用参苓白术散合当归补血汤加减，巩固疗效。8个月后因盆腔广泛转移、恶病质而死亡。

［顾奎兴，杨桂云. 相反相畏药对在肿瘤临床的应用举隅[J]. 江苏中医，1998（3）：36-38.］

【评析】 相反相畏药对在肿瘤临床的应用，本案就是一例，值得进一步研究。

第三节　子宫肌瘤

子宫肌瘤是发生于子宫平滑肌的良性肌瘤，中年妇女多发，35 岁以上妇女约 20% 有子宫肌瘤。一般认为长期大量持续的雌激素刺激，尤其在只有雌激素作用而无黄体酮作用时更易发生。子宫肌瘤的典型症状为月经过多和继发贫血。

本病在中医称为石瘕、肠蕈，属崩漏范畴，是由寒客胞宫，气血瘀积，痰湿凝滞，肝不藏血，冲任失调所致。治疗以软坚散结，活血化瘀为主。

1. 钱伯煊治子宫肌瘤案

胡某，女，30 岁，已婚。1974 年 12 月 17 日初诊。

病史：妊娠 4 月余，于 1974 年 11 月 22 日自然流产（死胎），恶露在产后 11 天左右干净。于 12 月 14 日（流产后第 22 天）在某医院检查子宫复旧情况，发现子宫仍如怀孕 10 周大，质硬，做超声检查，确诊为子宫肌瘤。经该院介绍来我院治疗。刻下症见：腰背酸痛，纳差，大便偏稀，舌苔薄白，脉象沉软，治以健脾和胃，益肾软坚。

处方：党参 12 克，茯苓 12 克，甘草 6 克，山药 12 克，生牡蛎（先煎）15 克，白扁豆 9 克，橘皮 6 克，昆布 12 克，川续断 12 克，桑寄生 15 克，6 剂。三七末 9 克，如月经量多，早晚各加服 1.5 克，开水调服。

1975 年 1 月 6 日二诊：服上方 6 剂，月经于 1974 年 12 月 26 日来潮，10 天净，前 7 天量多，有血块，后 3 天量少，色褐，腰酸，纳差，二便尚调。妇科检查：子宫体前位如孕 8 周大，舌苔薄白，脉象沉软，仍从前法。患者将回西安，要求服丸剂。处方：党参 90 克，白术 60 克，茯苓 120 克，橘皮 60 克，生牡蛎 150 克，昆布 90 克，海藻 90 克，山药 90 克，川续断 120 克，桑寄生 120 克，一料。上药研末，炼蜜为丸，丸重 9 克，早晚各服 1 丸，经行照服。

1976 年 3 月 1 日三诊：自服汤剂及丸药 3 个月，检查子宫肌瘤如孕 40 天大小。11 个月后，在解放军某医院检查，子宫已正常大小。现月经周期 28 至 30 天，7 至 9 天净，量不多，色黑有小血块，经期少腹不痛，仅感下腹坠冷，大便偏稀，每日 1 次。末次月经 2 月 15 日来潮，8 天净，平时腰酸背痛，舌苔薄白，边尖刺，脉象细软，治以健脾强肾，理气软坚，仍拟丸剂。处方：党参 90 克，白术 90 克，茯苓 120 克，橘皮 60 克，木香 60 克，菟丝子 90 克，山药 120 克，生牡蛎（先煎）150 克，狗脊 90 克，桑寄生 150 克，一料。上药共研末，炼蜜为丸，丸重 9 克，早晚各服 1 丸，经行照服。

［中国中医科学院西苑医院.钱伯煊妇科医案 [M].北京：人民卫生出版社，1980.］

【评析】 中药用量问题，是一个长久的话题。由于中医是经验医学，不是建立在实验的基础之上，且中药多用复方，又因病种、病情、年龄、地域、药材质量等原因，古今中外，大江南北，用量差异很大。现代用量大，古代用量小；张仲景用量大，李东垣用量小；我国用量大，日本用量小；北方用量大，南方用量小。究竟谁是谁非，恐怕一时难下结论。尽管都能治病，但是，轻巧取胜更能体现医生的水平，减少医源性疾病和资源浪费，值得提倡。钱伯煊先生此案，在用量小方面，给我们提供了一个样板。

2. 赵绍琴治子宫肌瘤案

万某，女，46 岁。

病史：少腹右侧有块，按之作痛，已 3 月余。曾做妇科检查，确诊为子宫肌瘤，建议手术切除。患者不愿手术，前来就诊。近 1 年来，月经紊乱，经期延长，且量多有块，近两三个月，经量尤多，甚至一月二至，以致疲乏不堪。诊脉弦滑细数有力，拟用活血化瘀法。

处方：柴胡 6 克，川楝子 10 克，黄芩 6 克，香附 10 克，三棱 6 克，莪术 6 克，木香 10 克，青陈皮各 10 克，夏枯草 10 克，益母草 10 克。

患者服上方共 3 个月四十余剂，月经恢复正常，小腹之块消失，无压痛，经妇科检查，确认子宫肌瘤已不存在。

［彭建中，杨连柱.赵绍琴临证验案精选 [M].北京：学苑出版社，1996.］

【评析】 子宫肌瘤多表现为月经过多，此为瘀血阻络，血不归经。治疗不必固经止血，只须化瘀通络消瘤，通因通用之法也。若为黏膜下肌瘤，此法甚效，可收瘤消血止之功。消瘤借重三棱、莪术，余药仍以清肝热调气机而已。

3. 赵绍琴治多发性子宫肌瘤案

张某，女，41 岁。1991 年 7 月 10 日初诊。

病史： 多发性子宫肌瘤确诊 3 年余，近日做 B 超确定最大的一个肌瘤直径约 7.9 cm。月经量多，经期延长至十余天。每次月经后一身疲乏无力，面色萎黄，血红蛋白降至 7g/L。诊脉濡滑且数，舌红苔白，夜寐梦多。

辨证： 肝胆郁热，血分瘀滞。

治法： 清泄肝胆，并活血化瘀，以消其瘤。

处方： 柴胡 6 克，黄芩 10 克，川楝子 6 克，荆芥炭 10 克，防风 6 克，生地榆 10 克，赤芍 10 克，丹参 10 克，三棱 6 克，7 剂。

12 月 16 日二诊： 上方服后自觉舒适，夜寐安稳，烦躁减轻，月经量减少。患者每月服上方约 20 剂。近日 B 超检查，肌瘤缩小，最大者直径为 6.7 cm。微觉疲乏无力，诊脉濡滑，按之力弱，舌红苔白且润，络脉瘀阻，气分不足，改用益气化瘀方法。处方：黄芪 20 克，党参 15 克，丹参 15 克，赤芍 10 克，莪术 10 克，茜草 10 克，大黄 1 克，水红花子 10 克，7 剂。

1992 年 1 月 11 日三诊： 上方服二十余剂，自觉气力有增，精神好转，近日夜梦较多，诊脉弦滑，按之濡数，舌红苔白，仍用益气化瘀方法。处方：黄芪 20 克，丹参 10 克，赤芍 10 克，茜草 10 克，夏枯草 10 克，苏木 10 克，马鞭草 10 克，水红花子 10 克，7 剂。

1 月 18 日四诊： 近日 B 超复查，只发现一个肌瘤，直径为 3.1 cm，其余肌瘤均已消失。患者自述原有乳腺增生，两乳房胀痛药后也显著减轻。诊脉濡滑，舌白苔腻，仍用前法进退。处方：黄芪 20 克，牛膝 10 克，丹参 10 克，赤芍 10 克，马鞭草 10 克，苏木 10 克，焦三仙各 10 克，水红花子 10 克，瓜蒌 30 克，7 剂。

五诊： 上方续服至今，经 B 超复查，肌瘤直径已缩至 2.6 cm。脉仍濡滑，继用益气活血通络方法。处方：黄芪 20 克，马鞭草 10 克，苏木 10 克，丹参 10 克，茜草 10 克，水红花子 10 克，瓜蒌子 30 克，丝瓜络 10 克，桑枝 10 克，7 剂。

6 月 20 日六诊： 上方续服 1 个月，一切感觉良好，月经时间、经量均已正常。脉仍濡滑，继用前法增损。处方：黄芪 30 克，苏木 10 克，赤芍 10 克，丹参 10 克，茜草 10 克，焦三仙各 10 克，水红花子 10 克，三棱 6 克，7 剂。

8月15日七诊： 近日复查 B 超，肌瘤全消。月经复常，食眠均佳，脉象濡滑。病已向愈，再以前法加减，以资巩固。处方：黄芪 30 克，马鞭草 10 克，苏木 10 克，赤芍 10 克，丹参 10 克，茜草 10 克，焦三仙各 10 克，水红花子 10 克，当归 10 克，10 剂。

[彭建中，杨连柱. 赵绍琴临证验案精选 [M]. 北京：学苑出版社，1996.]

【评析】 本案为多发性子宫肌瘤，最大者直径 7.9 cm，经过近 1 年的中药治疗，肌瘤全消。本案的治疗可分为两个阶段，第一阶段即初诊以清肝热与活血化瘀并重，用药 5 个月，瘤体已明显缩小。此后为第二阶段，根据脉象濡软，以及病情须长期治疗这一情况，决定改用益气活血通络方法。主用黄芪与活血化瘀药配伍，使气充则血得行，活瘀而不伤正，收到了明显的治疗效果，瘤体日渐缩小，直至全消。其所用活血药物并不多，出入于丹参、茜草、赤芍、马鞭草、苏木、三棱、当归等药之间，每诊必变换数药，而基本治法益气活血化瘀不变，体现了治法不变而用药灵活的特点。总之，像子宫肌瘤这样实质性瘤体的消除需要一个较长的过程，患者必须有耐心坚持治疗。医生则在把握其病机的基础上，确定一个基本的治法，不能朝三暮四。若是打一枪换一个地方，恐怕难以取得理想的效果。

4. 胥受天治子宫肌瘤案

【案一】

林某，31 岁。1992 年 10 月 12 日初诊。

病史： 结婚 5 年未孕，婚前月经届时来潮，婚后半年月经愆期，8 ～ 10/40 ～ 50 天。经前乳房胀痛，烦躁易怒，经行少腹痛甚，经行量多色紫黯，夹有大血块，块下后痛，淋沥 8 ～ 10 天方净。B 超：子宫 7.5 cm×6.4 cm×5.1 cm，在子宫后见 2.8 cm×3.2 cm×2.6 cm 增强光团，提示子宫肌瘤，舌红边有瘀点、苔薄黄、脉弦细略涩。此为瘕积，属肝郁气滞，瘀阻胞宫所致，治以行气活血，化瘀散结。

处方： 柴胡 5 克，赤芍、白芍、陈皮、枳壳、当归、桃仁、红花各 10 克，丹参 15 克，黄药子、八月札各 12 克，甘草 3 克。

上方随症化裁，连续治疗 3 月余，1993 年 1 月 25 日 B 超复查：子宫

6.5 cm×5.4 cm×4.6 cm，宫内光点分布均匀，提示子宫附件未见异常。改用中医周期调经法调治 4 个月后，当年 9 月 8 日停经 2 个月来院复查，妊娠试验：阳性。

【案二】

赵某，43 岁。1993 年 4 月 18 日初诊。

病史：结婚 18 年，生育 2 胎。近半年来，月经先后不定期，经行量少色紫黯，经行淋沥不净，经期延长，甚至整月不净，经行少腹冷痛，得热熨后疼痛缓解，舌淡红苔微白腻，脉沉细略涩。妇科检查：外阴经产式，附件（－），宫体约 60 天妊娠大小。B 超：子宫前壁探及 4.2 cm×3.9 cm 的回声光团，提示子宫肌瘤。

辨证：寒客胞宫，瘀血痹阻。

治法：温宫散寒，活血化瘤。

处方：附子 10 克，桂枝 10 克，当归 10 克，桃仁 10 克，红花 10 克，乌药 10 克，黄药子 12 克，山慈菇 10 克，甘草 3 克，土蟅虫 6 克。

连服 3 月后，来我院复查 B 超，子宫前壁见 1.2 cm×0.9 cm 的回声光团，提示子宫肌瘤已明显缩小，效不更方，继用上方化裁调治月余。B 超复查：子宫肌瘤已消失。

【案三】

秦某，43 岁。1993 年 11 月 7 日初诊。

病史：近年来月经量多色淡红夹小血块，经期延长，淋沥半月方净，头昏眩晕，面色无华，四肢乏力，寐差心慌，舌淡红苔薄边有齿痕，脉细涩。妇科检查：外阴经产式，宫体 70 天妊娠大小。B 超：子宫前壁见 3.2 cm×3.0 cm×2.8 cm 大小、低回声光团，后壁见 2.7 cm×3.0 cm×2.4 cm 大小增强光团，提示多发性子宫肌瘤。

辨证：气虚夹瘀，癥积胞宫。

治法：益气活血化瘤。

处方：党参、黄芪各 12 克，当归、赤芍、白芍、红花各 10 克，丹参 15 克，土鳖虫 6 克，黄药子 10 克，牡蛎（先煎）30 克，炙甘草 3 克。

上方化裁连服 5 个月后，形神渐渐康复，经量渐趋正常，于 1994 年 4 月 25 日在市某院 B 超复查，肌瘤已消失。

【案四】

胡某，35 岁。1994 年 2 月 28 日初诊。

病史： 患者妇科普查时发现子宫肌瘤。16 岁月经初潮，8 ～ 12/40 ～ 50 天。近年来，经量减少，色淡淋沥 10 天左右方净，形体渐肥胖，倦怠乏力，胸闷泛恶，嗜睡，舌苔厚腻，脉象濡滑。妇科检查：外阴经产式，宫颈光滑，宫体约 50 天大小。B 超：子宫内见 3.5 cm×2.8 cm×2.6 cm 回声光团，提示子宫肌瘤。

辨证： 痰瘀夹杂，痹阻胞宫。

治法： 化痰活血。

处方： 苍术、白术、茯苓、半夏、天南星，香附、桃仁、红花、黄药子、三棱、莪术各 10 克，当归尾、丹参各 12 克，陈皮 6 克，甘草 3 克。

上方随症加减，连服 3 月余，来院复查 B 超：子宫正常大小，宫内回声均匀，两侧附件无异常发现，继用健脾调经法调治月余后，月经恢复。

［胥京生．胥受天治疗子宫肌瘤的经验 [J]. 中医杂志，1996（4）：206-207.］

【评析】 子宫肌瘤属于中医"癥瘕"范畴，与《灵枢·水胀》中"石瘕生于胞中……皆生于女子，可导而下"及《金匮要略》中"妇人宿有癥疾，而得漏下不止……其癥不去故也，当下其癥，桂枝茯苓丸主之"等论述相近。此 4 例皆取桂枝茯苓丸方义，或行气，或暖宫，或化痰，或扶正，而不离祛瘀消癥，软坚散结，已得治疗要旨矣。

第四节 绒毛膜上皮癌

绒毛膜上皮癌是起源于胚胎性绒毛膜的恶性肿瘤，包括两层滋养层的全部。常发生于子宫，但并非唯一的原发部位。与妊娠有明显的关系，约 50% 的绒毛膜上皮癌发生于葡萄胎以后，25% 发生于流产后，22% 发生于正常分娩后，其他则发生于异位妊娠时。这是一种少见的恶性肿瘤，患者主要是 35 岁以下的妇女。绒毛膜上皮癌的临床常见症状为阴道持续不规则出血，血量多少不定，有时亦可先出现一时性闭经，然后突然阴道出血，检查时可发现子宫增大且柔软，形状不规则。阴道有酱色而特臭的血性分泌物。全身症状为贫血、消瘦，甚则出现恶病质，并发感染可有发热。因本病恶性程度极高，早期即可发生肺转移，出现胸痛、咳嗽、咯血等症状。其他转移部位是阴道、外阴、盆腔、肝、脑等，并出现各脏器相应的症状。一旦发病如不及时治疗，患者往往于 1 年内死亡。

现代医学认为本病病因尚不清楚，可能与以下因素有关：在短时间内连续妊娠以及蛋白质缺乏性营养不良；近亲结婚者好发；有学者在电子显微镜下见到病毒颗粒，故认为和病毒感染有关。

本病诊断的主要依据：凡是产后或流产后，尤其是葡萄胎后，阴道流血持续不断，子宫复旧不良，宫体较大且软，尿妊娠试验持续阳性，经刮宫症状没有好转，X 线胸片又见肺部有结节状、棉球状或片状转移阴影，即应考虑为本病。绒毛膜促性腺激素（HCG）的测定对诊断本病有重要参考价值。刮宫找到绒毛膜上皮癌细胞即可确诊，但有时肿瘤位于肌壁间可出现假阴性。

现代医学对本病的治疗主要是化疗，在没有转移的情况下，90% 的患者可以治愈，其余 10% 的患者 HCG 滴度显著升高，说明尚有肿瘤残存，须行子宫全切除术。假若 HCG 滴度降至正常后又升高，则是子宫全切除或多种药物合并化疗的指征。若发生脑转移，须加用脑部放疗。

本病在中医临床中多属于"鬼胎""漏下"的范畴。如《证治准绳》记载："坠肉块百余，有眉目状""经断未及三月，而得漏下不止。"中医学认为，本病病因乃冲脉为寒气所客，气机受阻，瘀血凝滞，蓄积成瘤。若不即治，邪毒日渐增长，令人正气表微，甚至不可治。

任国顺治绒毛膜上皮癌案

阎某，女，32 岁，已婚。

病史：患者阴道流血 6 月余。1971 年 2 月月经来潮时量多，此后淋沥不断，始终不止，有 6 个月之久，血色紫黯，时见小黑血块，血量每逢经期或过劳时增多。1971 年 10 月 16 日湖北某医院病理诊断：子宫绒毛膜上皮癌。刻下症见：患者小腹胀痛拒按，头昏神疲，眠食及二便尚调。舌质淡红，有瘀点，脉弦细而涩。

辨证：肝脾不调，气血瘀滞，冲任失固，乃致久漏。

治法：先化瘀散结，养血调经，再补养气血，调理冲任，益阴止血。

处方：丹参 15 克，当归 15 克，益母草 15 克，生地黄炭 15 克，昆布 15 克，海藻 15 克，川芎 8 克，赤芍 8 克，茜草 10 克，牡丹皮 10 克，延胡索 10 克，五灵脂（包煎）10克，蒲黄（包煎）8克，水煎服。

服上药8个月后，阴道流血已止，余症缓解。患者因农忙劳累过度，又致阴道大量出血，当场休克于地旁，面色苍白，大汗淋漓，四肢厥冷，牙关紧闭，血压下降，双脉沉微，经西药输液、强心、止血及中药参附汤煎水频频送下，方才苏醒。

患者于10月16日晚阴道流出两肉块，呈椭圆形，如乒乓球大小，经湖北某医院病理切片检查，确诊绒毛膜上皮癌。患者自肉块从阴道溢出后，症状逐渐好转，阴道血止，但仍有少量血样分泌物，色淡无块，神疲力乏，心慌气短，面色萎黄，口渴欲饮，舌淡无苔，脉沉细。证属流血过多，气血两亏，拟补气血，调冲任，益阴止血。处方：黄芪30克，人参（另炖）15克，鹿角胶（烊化冲服）15克，当归15克，黄精15克，水煎服。

服药10剂，血止，精神转佳，但仍心慌、气短、多梦，改用十全大补汤补气血、扶正气，以善其后。

患者住院3月余，经行如常，痊愈出院。患者于1973年生一男孩。至1987年11月，随访16年，未复发，身体健康。

【评析】 绒毛膜上皮癌简称绒癌，是一种高度恶性的肿瘤。现代医学对本病的治疗以化疗为主，如能早期诊断，及时治疗，预后较佳。自采用化疗后，其病死率由90%下降至20%左右，但临床治愈者，仍有复发可能。本例患者并未模仿西医化疗，采用大量清热解毒草药或虫类药以毒攻毒，而是用传统中药辨证施治，先从血治，用四物汤合失笑散，养血活血、凉血止血。其中四物汤已修改为生地炭、当归、川芎、赤芍，具有养血活血、止血调血的功能；丹参、益母草、五灵脂、蒲黄、延胡索、茜草、牡丹皮均走血分，活血化瘀、凉血止血；昆布、海藻软坚散结。由于患者在中医治疗时并未确诊为绒毛膜上皮癌，任国顺只是凭借自己的临床经验，活血化瘀、益血调经，同样使病情得到控制，最后使肿瘤排出体外。以后任国顺又通过大补气血，扶正善后。其治疗机制肯定不是细胞毒作用，而是通过调节和补益奏效，患者第二年生子，随访16年未复发，疗效确实，其机制值得现代医学进一步研究探讨。

第七章　颅内肿瘤

颅内肿瘤即脑瘤，指生长于颅内的肿瘤，简称脑瘤。可发生在任何年龄，成人与儿童在好发部位和类型上有所不同。在儿童以小脑幕下为好发部位，常见有小脑星形细胞瘤、小脑中线的髓母细胞瘤、第四脑室的室管膜瘤、蝶鞍部的颅咽管瘤等。在成人以小脑幕上为好发部位，常为大脑半球的额叶胶质瘤、额顶部脑膜瘤、垂体腺瘤及听神经瘤等。由于脑瘤发生的部位、病理类型、生长速度及个体差异的不同，临床表现也各异，但可归纳为颅内压增高症状和局部症状两类。颅内压增高所引起的症状有头痛、呕吐、视觉障碍，其他还可出现头晕、耳鸣、嗜睡、复视、精神症状、癫痫发作、颈项强直、角膜反射减退等；局部症状表现随脑组织受损部位的不同而异，最初表现的症状具有帮助定位的意义。如肿瘤位于额叶可见进行性智力迟钝，性格改变，癫痫发作；如额叶后部中央前回运动区受压则产生对侧偏瘫等；肿瘤位于枕叶，表现为对侧同侧偏盲；位于小脑，则可有行走不稳、共济失调等。

现代医学对本病病因认识不明确，可能与脑胚胎组织发育异常、遗传、化学等因素有关。

本病诊断主要依据病史和临床表现，神经系统及眼底检查、头颅 X 线摄片、CT 及磁共振成像检查、超声波、脑电图、脑室空气造影、气脑造影、脑血管造影、同位素扫描及脑脊液检查等，对诊断颅内肿瘤及定位有诊断价值。

现代医学对本病治疗主要采取手术切除，某些肿瘤也可应用放疗。恶性肿瘤多采用手术、放疗与化疗等综合治疗。

本病在中医临床中属于"煎厥""内风""偏枯""头痛""呕吐"等病证范畴。中医学认为脾肾阳虚，清阳不升，痰湿内生，痰阻经络，蒙蔽心窍；或先天不足，劳伤过度，肝血亏虚，肾精不足致肝肾阴虚，肝风内动；或邪毒内侵，肝郁化火，肝火上炎，气血上逆，成为湿热瘀毒蕴居清空而为病；或寒邪客于经脉致气血郁结于脑久而成积，故脑瘤的内因有脾肾阳虚或肝肾阴虚，外因为寒气、邪毒入侵及形成痰湿、瘀毒所致。

1. 朱先保治颅内肿瘤案

熊某，19岁。

病史： 1982年2月因头痛、呕吐、行走不稳向左倾倒数月之久，在某医院住院查治。当时有左向水平眼球震颤，伸舌左偏，左侧指鼻试验不准，龙贝格征阳性；眼底检查：左鼻侧较模糊；脑血管造影检查为幕下占位性病变。手术所见为延髓瘤。行肿瘤大部切除术，病理报告为星形细胞瘤Ⅰ～Ⅱ级，术后可站立和缓走，住院治疗1个月后出院。不久又出现头痛、呕吐等症，并日见加剧，卧床不起，出院1个月后赴上海某医院就诊，眼底检查：双鼻侧稍模糊，症状与术前相差无几，治拟残瘤恶化用环己亚硝脲（CCNU）化疗，因患者头痛呕吐剧烈而拒绝，遂于5月6日来我处就诊。重病容，痛苦貌，步履蹒跚，头痛、呕吐，时有晕厥，痛时汗出以头为甚，头颈不能转动，易于跌倒，颅后术区膨隆、胀痛，口角流涎，纳差。检查：体征同术前，仍见左手轻瘫，脉细，伸舌左偏，苔白厚。拟用"抗脑瘤饮"。

处方： 白花蛇舌草60克，半枝莲30克，野葡萄藤30克，沙氏鹿茸草15克，重楼15克，僵蚕10克，地龙10克，蝉蜕10克，海藻15克，夏枯草15克，牡蛎（先煎）15克。随症加减，每日1剂2次分服。初诊方加法半夏10克，白术10克，陈皮6克，云茯苓15克。

服药14剂后，上述症状有所改善，舌苔由厚转薄，守上方加车前子（包煎）10克，服药21剂后，已不呕吐，头痛减轻。守方照服35剂后，症状日见减轻，仅有时视物模糊，生活基本自理。上方去车前子，加丹参10克，服药56剂后，诸症状明显改善，仅有时头晕，易受惊，左手迟钝。此后患者长期服药善后，1982年9月1日恢复工作，迄今已5年之久，患者健康状况和劳动能力已恢复到病前水平。1985年2月15日复查眼底：视神经乳头境界清楚，无水肿及萎缩现象，黄斑区清楚；脑电图正常，脑血流图正常。头颅X线摄片检查：除因手术遗留的枕后下部骨窗外，余无异常。1986年10月颅脑CT检查：延髓及脑桥后缘欠清晰，正常结构略紊乱。印象：后颅凹呈术后改变，未见明显复发病灶。

[朱先保.中药治疗脑干残瘤1例报告[J].中国中西医结合杂志,1987(6)：337.]

【评析】 本例辨证当属风痰阻络,痰浊中阻。初诊囿于西医诊断,偏重于消肿散结；复诊则针对中医辨证,增以健脾祛湿化痰,至此方转入正途,而终有疗效。及时调整方向,不存成见,乃医家之基本功。

2. 瞿范治颅内肿瘤案

戴某,男,39岁。1985年7月31日初诊。

病史：患者1984年春开始出现头痛、目糊、视力逐渐下降、走路不稳、右半身不遂等症状,曾经多方治疗未见效果,且病情日渐加重。于1985年4月22日至上海某医院做CT检查示：两侧脑室中部透明隔区肿瘤约4 cm×4 cm,累及空间孔,考虑星形胶质瘤可能性大,空管膜瘤不能除外,伴阻塞性侧脑室积水。因限于经济条件而未能接受手术治疗。至1985年7月,病情发展至双目完全失明,四肢瘫痪,卧床不起。初诊时由家属用板车拉来。诊见患者面色黄白无华,神萎倦怠,脘闷,纳少,舌淡、苔白腻,脉濡。

辨证：痰浊阻络,脾气亏虚。

治法：化痰通络,软坚散结为主,佐以补气健脾。

处方：土茯苓30克,制半夏10克,紫菀15克,昆布15克,海藻15克,夏枯草10克,车前草10克,海浮石(先煎)30克,南沙参15克,川续断10克,炙黄芪30克,炒白术10克,茯苓10克。每日1剂,水煎服,每日2次。同时进服成药补中益气丸(每次9克)；另服小金片(消肿片),每日3次,每次3片,饭后开水进服。

10剂药后,自觉头痛减轻,日纳增加,精神稍有改善,眼睛能见到微光。于是信心倍增,不间断服中药。此后方中亦常选加胆南星、远志、菖蒲、煅牡蛎、山慈菇、全瓜蒌等化痰软坚药；当归、川芎、丹参、白芷等活血止痛药；党参、桑寄生、淫羊藿等补益脾肾之品。通常每周服5剂汤药,中成药每天服用。如此治疗,病情日渐减轻,身体逐渐康复。半年后,头痛消失,四肢活动自如,眼睛能看清书报之字,精神饱满,面色转红润。后以服小金片、补中益气丸、肿节风片（每日 3 次，每次 3 片）为主，每逢天气变化、季节变换，感到头昏不清时则加服中药汤剂。如此治疗 1 年多，现仍健在（从发病时算起近 8 年），能从事重体力劳动。

［瞿范. 脑肿瘤 1 例治验 [J]. 中医杂志，1993（2）：121.］

【评析】 虽说胜利者不应受责，但本案总的来说用量偏小，既然痰浊阻络，脾气亏虚，制半夏 10 克，茯苓 10 克，似有病重药轻之嫌。去沙参，以泽泻 30 克代替车前草 10 克，想必更符病情。肾为作强之官，该患者由走路不稳，终至四肢瘫痪，卧床不起，难以作强，必有肾虚，用补肾之桑寄生、淫羊藿虽为惊鸿一瞥，也算点睛之笔。

3. 周容华治颅内肿瘤案

徐某，女，37 岁。1986 年 3 月 24 日初诊。

病史： 3 个月前，患者感头昏，双目视力减退，远视力左眼 0.1，右眼 0.7，在我院五官科住院治疗半个月，未见疗效，出院时双目红赤，视物模糊。1986 年 2 月 25 日到某医院摄片检查，侧位平片示蝶鞍前后径及深径增大，后径突向前稍向上移位；断层片示蝶鞍扩大，鞍底骨质模糊，骨质破坏。诊断：鞍内占位性病变。1986 年 3 月 14 日在该院做 CT 检查。颅脑 CT 扫描，见蝶鞍增大，密度减低。结合平片，诊断为：空蝶鞍；鞍内嫌色细胞瘤。建议住院手术治疗，患者不愿接受而求治于余。刻下症见：头昏，头左侧由太阳穴至头顶至后脑如织布梭来回钻痛，双目红赤，视物不清。精神紧张，舌质紫黯，脉细弦偏数。

辨证： 痰凝瘀阻，清窍闭塞，风火上亢。

治法： 化痰散结，活血祛瘀，平肝息风。

处方： 僵蚕、全蝎各 6 克，当归尾、赤芍、桃仁、红花、天麻、青蒿（后下）、黄芩各 10 克，丹参 15 克，连翘 24 克，金银花、白花蛇舌草、钩藤（后下）各 30 克，每日 1 剂，水煎服。

连服两个月后，自觉头痛渐除，双目红赤已退，视力明显好转，但仍时感头昏、失眠、多梦、倦怠无力。肝肾亏虚之象明显，拟上方去青蒿、黄芩、连翘、金银花，加蜈蚣 2 条，牡丹皮 6 克，女贞子、墨旱莲、沙苑子各 10 克。连服 4 个月，诸症皆失，远视力左眼 1.2，右眼 1.5。后以上方制丸剂一料，服两个月以巩固疗效。1991年1月18日在我院摄片复查见蝶鞍扩大，鞍底骨质清楚，骨质未见破坏。诊断：多为封闭式空蝶鞍。1991年3月随访，病已痊愈，患者已上班工作4年，未见复发。

[周容华 . 脑部肿瘤治验二则 [J]. 中医杂志，1992（1）：24-25.]

【评析】 怪病多痰多瘀。本病仍以阴虚阳亢为主，却施以化痰祛瘀，实属别具慧眼，复诊转入正途，方为治本之法。本案可加白芍、夏枯草。

4. 周仲瑛治颅内肿瘤案

蒋某，男，63岁。

病史： 1994年3月初，突然头痛，左侧瞳孔放大，眼睑下垂，检查不能睁开，复视，伴有恶心呕吐。4月9日在某军区总医院头颅MRI及CT报告提示：斜坡及鞍区块状、异常信号改变，斜坡膨胀，轮廓消失，视神经受压上抬，肿块占据蝶窦，CT平扫示：枕骨斜坡及岩骨尖骨质破坏，密度降低，考虑脊索瘤可能。患者因体虚，畏惧手术，于1994年4月30日来我院就诊。刻下症见：症如上述，伴见面色少华，神疲乏力，舌红、苔黄薄腻，脉细滑。

辨证： 风痰瘀阻，清阳不展。

处方： 天麻、僵蚕、胆南星、川芎、炮山甲、泽兰、地龙、石菖蒲、枸杞子、泽泻各10克，生黄芪20克，葛根15克，炙全蝎、制白附子各5克，制马钱子粉（另吞，每日2次）0.25克。

服药30剂，头痛明显缓解，复视改善、瞳孔大小、左眼睑开合基本如常，稍有头晕，左目视物模糊，畏光，右耳鸣响，神疲乏力，口干，舌黯红有裂纹、苔黄薄腻，脉细。从肝肾亏虚，阴不涵阳，精气不能上承，痰瘀蒙闭清窍治疗。处方：葛根15克，生地黄、枸杞子各12克，黄芪、石决明（先煎）各30克，炙鳖甲（先煎）、石斛、穿山甲、胆南星、僵蚕、天麻各10克，炙蜈蚣、制白附子各5克，炙马钱子粉（另吞，每日2次）0.25克。

服药至10月初，患者自觉体力恢复，精神转佳，复视消失，仅有畏光、右耳鸣响。患者因考虑手术，11月复查头颅MRI，提示：蝶鞍内有异常块状信号，病变累及斜坡，鞍底下陷，视交叉上抬，双侧颈内动脉轻度外移，脑室系统无扩张，线结构无移位。但与4月9日的MRI比较，肿瘤缩小1/3，院方因半年内肿块缩小如此明显，且症状改善，劝患者暂不手术，用原法继续观察。患者于 12 月 7 日又来就诊。因停药月余，加之疲劳、头晕、口干明显，畏光，耳鸣，舌有裂纹、苔薄腻，脉细。治予滋养肝肾、益气升清为主，配以化痰消瘀、解毒抗癌法。上方去石决明、石斛、胆南星，加天冬、天花粉、山慈菇各 10 克，炙鳖甲、葛根改为各 15 克。

服药半年余，畏光、头昏等症状消失，唯感时有耳鸣。1995 年 5 月 27 日第 3 次检查头颅 MRI 并与第 1 次检查头颅 MRI 比较，肿块缩小 2/3。原方加水蛭 5 克，路路通 10 克，磁石（先煎）30 克，调治 1 个月，诸症悉除。目前仍继续治疗，以巩固疗效。

［周学平，王志英．周仲瑛教授治疗颅内肿瘤经验 [J]．新中医，1997（11）：10-11，33.］

【评析】 化痰开窍与益精补髓，是治疗颅内肿瘤的两大法宝，应用先后、主次及选方用药，则由病情和医者素养决定。本案始终以风痰阻络论治，用药精当，力专效宏，及时兼以滋补肝肾，益气升清，其效益显。马钱子有剧毒，必须依法炮制，方可内服，且要严格控制剂量，否则易于中毒。不出奇兵，难以克敌制胜。本例用之，即是出奇制胜之法。

5. 高伟治脑膜瘤案

张某，男，27 岁。1996 年 8 月 27 日初诊。

病史：因头晕、头痛 1 年余，曾昏迷数次，经省某医院头颅 CT 检查：左颞部肿瘤 3.3 cm×4.8 cm，诊为脑膜肿瘤（恶变可能）。经上海、北京多家医院诊治，服用中西药，头痛仍未缓解，患者拒绝手术及放疗治疗。刻下症见：消瘦，面色苍白，左耳后有 4 cm 长外伤瘢痕（昏迷摔倒缝合所致），口干，纳食欠佳，舌淡红，舌体瘦，有齿痕，苔薄白，舌下静脉曲张，脉弦。

辨证：脾肾亏损，邪毒循经入脑，瘀毒互结，阻塞脉道、髓脑。

治法：健脾补肾，活血化瘀，软坚散结

处方：自拟参熟蜈龙汤。太子参、黄芪、鸡内金、北沙参、枸杞子各 20 克，生地黄、熟地黄、炒白芍各 15 克，牡蛎（先煎）、薏苡仁各 30 克，莪术 12 克，全蝎 6 克，蜈蚣 3 条，地龙、白芷、藁本、乳香、甘草、陈皮各 9 克。7 剂，每

日1剂，每剂煎服3次，饭后2小时服。

9月3日复诊：服药3剂后，头已不痛，原方去白芷、藁本，加覆盆子12克，夏枯草30克，郁金15克。

患者一直坚持服药到11月23日，复查头颅CT，肿瘤略有缩小（3.0 cm×4.5 cm），面色改善，纳食正常，体重增加，头痛消失。上方出入，服用至今，病情稳定。

［高伟，高群. 肿瘤及其手术、放化疗并发症辨治体会 [J]. 安徽中医药大学学报，2000（4）：36–38.］

【评析】　脑为髓海，故用生地黄、熟地黄、枸杞子予以补肾填精益髓；巅顶之上，唯风可到，故加白芷、藁本以祛风利窍；其余诸味，不外益气扶正，解毒息风，化痰祛瘀，堪称立法周全，用药得当。获效如此，虽喜出望外，亦情理之中。

6. 刘炳凡治脑部蝶鞍瘤案

肖某，男，48岁。

病史：头部剧痛，眼复视，且顽固性呕吐5个月，曾做头颅侧位X线摄片检查及静脉造影，均确诊为颅底鞍区占位性病变，脑部蝶鞍瘤。患者不愿手术而于1975年5月来所求治，头痛剧烈时，双手抱住后脑，挺向墙壁，头晕，恶心、呕吐与进食无关，眼睛视向右侧，则视物重影，烦躁不眠，大便干燥，口干喜饮，舌质红，苔黄白而干，脉弦劲细数。

辨证：肝风上冒，肝邪犯胃。

治法：平肝降胃，息风通络。

处方：丹参20克，何首乌15克，生地黄15克，白芍15克，女贞子15克，墨旱莲12克，代赭石（先煎）30克，珍珠母（先煎）20克，广陈皮5克，竹茹10克，天葵子10克，蜈蚣1条，蛇蜕（焙）3克，紫草10克，牛膝10克，黄连3克。另用锈铁、灶心土烧红入黄连淬水兑服。

15剂后，痛缓，呕少，大便已润，舌质红，黄苔已退，原方去代赭石、竹茹、黄连，加龟甲（先煎）24克，鳖甲（先煎）20克，茺蔚子12克，石决明（先煎）20克。

服20剂，头痛渐止，呕吐减轻，舌红而干、少津，脉弦带数，原方加减。处方：太子参15克，沙参10克，丹参10克，何首乌15克，生地黄15克，白芍12克，甘草5克，女贞子15克，墨旱莲10克，炙龟甲（先煎）20克，生牡蛎（先煎）20克，紫草10克，牛膝10克，桑叶15克，蛇蜕（焙）3克。

五诊均原方加减，共服80剂。5个月后，头痛复视消失，舌质淡红，苔薄白而润，脉弦不数，以养肝肾药收功。1981年复查，自觉症状完全消失，体重增加，疗效巩固。

[史宇广.当代名医临证精华·肿瘤专辑[M].北京：中医古籍出版社，1992.]

【评析】 湖南省中医药研究院刘炳凡研究员是我国著名的中医学家，著有《刘完素学说研究》《朱丹溪学说研究》等。本案虽未按常规加用抗癌药，也能以平肝降胃、息风通络取效，以养肝肾药收功，反映了继承和发扬传统中医理论的必要性。

7. 周容华治脑血管瘤案

王某，男，58岁。1989年11月20日初诊。

病史： 1989年10月19日晚11时许，患者突然耳鸣目眩，头痛如劈，随后不省人事，经急救苏醒后仍剧烈头痛，呕吐，腰胀，双侧大腿胀痛，不能步履。在我院住院8天，因头痛不减送某医院行脑部CT检查，头部平扫蝶鞍前上方可见1.8 cm×2.0 cm稍高密度灶，边界清楚，CT值约52H^{CC}，增强后病灶密度稍增加，CT值约58H^{CC}，病灶边界清楚，周围未见水肿。诊断：蝶鞍前上方占位性病变、脑血管瘤。该院神经科建议手术治疗，患者因害怕手术而救治于余。刻下症见：巅顶剧痛，同时从太阳穴至下颌角痛如刀割，步履艰难，须人搀扶，饮食少进，肌肉瘦削，舌质淡胖、舌边紫黯、苔白厚腻，脉象弦滑而大。

辨证： 痰瘀互结于脑，脑络痹阻。

治法： 活血化瘀，通络开窍，化痰散结。

处方： 当归尾、赤芍、桃仁、红花、钩藤（后下）、天麻、川贝母、半夏各10克，全蝎、僵蚕各8克，丹参20克，鸡血藤、半枝莲、白花蛇舌草各30克，每日1剂，水煎服。

服药1个月后，头痛减轻，饮食增加，不呕吐，苔薄腻，脉象缓滑，仍肢软乏力。原方去半夏，加女贞子、川牛膝各10克，龟甲（先煎）30克，5剂。服后诸症减轻，效不更方，后以此方出入连服5个月，症状消失，继以上方制丸药一料，服两个月以巩固疗效。并于1990年7月9日在某医院行CT复查，头部CT扫描未见异常。随访至1991年2月未见复发，患者已于1990年恢复工作。

[周容华.脑部肿瘤治验二则[J].中医杂志，1992（1）：24-25.]

【评析】 随着B超、CT等诊断设备的普及，肝血管瘤、脑血管瘤等良性肿瘤的发现率逐年上升，进行询问和要求治疗的患者日益增多。但因其危害性不大，坚持治疗，获效良好且予以发表的病案不多。因此，本案就显得特别珍贵。

8. 席与民治头痛（脑动脉血管瘤）案

袁某，女，33岁。1975年9月3日初诊。

病史： 患者自述5个月前发生头痛头胀，时作时休，发作时无明显诱因，服镇静止痛药稍有缓解。此后，病情逐渐加重，持续性剧烈头痛，痛时恶心，甚则呕吐，且视力逐渐减退，并有复视，遂来兰州某医院住院诊治。经右颈内动脉血管造影、脑脊液检查和颅脑超声检查，诊断为右颈内动脉虹吸部血管瘤，建议手术治疗。因本人及家属拒绝手术，乃转请中医诊治。刻下症见：精神抑郁，抱头流泪，胃呆纳差，恶心呕吐，舌黯少苔，舌边尖有瘀点，脉弦而涩。

辨证： 血瘀气滞，气血逆乱，扰乱清空，脑络被阻。

治法： 活血化瘀为主，疏肝理气为辅。以血府逐瘀汤（《医林改错》方）加减治之。

处方： 生地黄15克，当归10克，白芍15克，赤芍15克，川芎10克，桃仁10克，红花6克，柴胡6克，枳壳10克，丹参15克，半夏10克，蝉蜕6克，川牛膝15克，全蝎（研末冲服）2克，甘草6克。水煎，分2次服，每日1剂。

9月10日二诊： 服药5剂后，头痛逐渐减轻，脉舌如前而舌黯稍减。方宗前法，增祛瘀之品。原方去半夏，加莪术10克，茺蔚子15克。水煎，分2次服。每日1剂，连服5剂。

9月20日三诊： 上方共服10剂，头痛大减，每晚能安睡6小时左右，镇静止痛类西药已停服。视力自觉有所改善，复视亦大减轻，精神较前振作；舌转红润，瘀点减少，脉弦。治法同前，用药略增减。处方：生地黄 15 克，当归 10 克，赤芍 15 克，白芍 15 克，川芎 6 克，桃仁 10 克，红花 6 克，丹参 15 克，莪术 10 克，川牛膝 15 克，柴胡 6 克，枳壳 10 克，蝉蜕 6 克，白芷 6 克，水煎，分二次服。每日 1 剂，连服 5 剂。

10 月 2 日四诊：上方服 10 剂后，头已不痛，视力好转，复视消失，食欲大增，精神转佳。出院时仍遵原意开一处方，嘱回家继续服用，以防复发。以后患者来信云，服药二十余剂后，症状全部消失。多次信访，再未复发。

［甘肃省卫生厅．中医医论医案医方选 [M]．兰州：甘肃人民出版社，1985．］

【评析】 中医学认为"久病入络""痛久必成瘀"，肝为血脏，开窍于目，厥阴肝经之脉上行于头，肝郁则血瘀，血瘀则可影响肝之疏泄功能，而致肝气失调，血流不畅，阻滞经络，不通则痛，故头痛日渐加重；血不上荣于目，则视力减退；肝气横逆，胃失和降，则呕恶纳差，舌黯有瘀点，为血瘀之主症，弦为肝脉而主痛；今脉弦而涩，均为血瘀之征。根据以上辨证，诊为瘀血头痛。头痛既因血瘀而起，治当以活血祛瘀为主，故方以血府逐瘀汤为主随症加减为用。方中用桃仁、红花、当归、黄地黄、赤芍、川芎活血祛瘀以通络，使瘀去而络通；柴胡、枳壳、白芍、甘草疏肝理气以解郁，使气行则血行；牛膝破瘀通经，引瘀血下行；去桔梗以防阳升无制，加丹参、莪术、茺蔚子，益增其活血祛瘀之功，加全蝎、蝉蜕息内风以解痉；加白芷祛外风以止痛。因辨证明确，药证相符，故效果显著。血府逐瘀汤乃清代王清任《医林改错》中治疗瘀血病证的代表方剂，头痛是其主要适应证之一。原著谓："查患头痛者，羌表症，无里症，无气虚、痰饮等症，忽犯忽好，百方不效，用此方一剂而愈。"此患者无表、里、虚、痰诸症，系瘀血头痛，结合西医检查结果，以血府逐瘀汤投之即效。虽因患者病愈后不愿来兰州做脑血管造影复查，无法确定右颈内动脉虹吸部血管瘤是否消失，然席与民用此方治斯病之功则毋庸置疑。

第八章　骨肿瘤

骨肿瘤是指发生于骨骼的恶性肿瘤，主要有骨肉瘤、软骨肉瘤、纤维肉瘤、多发性骨髓瘤、脊索瘤、网状细胞肉瘤等。骨肿瘤的症状和体征主要有贫血、乏力、营养不良和恶病质，局部疼痛和压痛为最常见，可与肿块同时出现或先后出现，开始疼痛轻微，呈间歇性钝痛，继而变为持续性剧痛。浅表部位可触及骨膨胀变形及软组织肿块，皮肤呈黯红色，紧张发亮，皮温增高，短期内形成较大肿块，出现功能障碍、骨骼畸形及病理性骨折等。

现代医学对骨肿瘤发生的病因尚未明确，大致可概括为机体与周围环境多种因素的作用，如遗传学说，化学、物理、病毒、外伤学说等。

本病诊断主要依据临床症状及 X 线、同位素骨扫描、病理检查得以确诊。X线表现一般可呈溶骨性、生骨性或兼有溶骨性和生骨性等不同表现，以溶骨性为多见。骨扫描更具有早诊断的作用。

现代医学对本病主要采用手术治疗为主的综合治疗。放疗对尤因肉瘤、网状细胞肉瘤、多发性骨髓瘤等疗效较为显著。化疗作为辅助性治疗，与手术、放疗并用效果好一些。

中医认为骨肿瘤属于"骨痨""肾虚劳损"的范畴，内因多为禀赋不足，肾精亏损，劳倦内伤，骨髓空虚。因肾主骨，骨生髓，故肾虚骨病外因多为寒湿、热毒之邪乘机入侵，气血凝滞，伤筋蚀骨，经络受阻，蓄结成毒瘤。本病好发于四肢，伴有局部疼痛如刺，久之功能障碍，骨生阴毒。

1. 郭连志治成骨肉瘤案

患者，男，12 岁。

病史： 1970 年 3 月因左大腿肿痛 3 个月入院。体检：左膝关节外上方明显肿胀，局部皮肤紧张发亮，温度增高，可见静脉扩张。左股骨下段外侧可触及 8 cm×7 cm 大小肿块，质硬、不活动、有明显压痛。实验室检查：Hb 10.4 g/L，WBC 7.5×

10^9/L，N 69%，L 29%，血钙 11 mg%，红细胞沉降率 5 mm/h。X 线片示：左股骨干骺端外侧皮质部分缺损，且见不规则的骨膜新生骨，外前方见一肿瘤软组织影，其中有不规则的新生骨化。X 线诊断：骨膜型成骨肉瘤。3 月 24 日做肿瘤活体组织检查，病理诊断：成骨肉瘤。因患者拒绝截肢手术治疗，而进行中西医综合治疗。

（1）深层 X 线照射：放疗肿瘤量 4400 rad，疗程为 5 周。放疗结束时肿瘤由 10 cm×15 cm×5 cm 缩小到 10 cm×9 cm×2 cm，局部疼痛减轻。

（2）中药治疗：口服 681，其片剂处方为精制卤碱粉 100 克，淀粉 10 克，蒸馏水 100 mL，硬脂酸镁 1 mL，每片 0.5 g。方法：每半月为一疗程，共 5 个疗程。第 1 个疗程：681 片 1 g，每日服 3 次。后每个疗程中的 681 用量均较上个疗程的每次用量增加 1 g，至第 5 个疗程时，每次用量达 5 g。连续服此量 70 天后，患儿左腿肿瘤基本消散，疼痛消失，能正常跑步而出院。半年后，因肿瘤复发再次入院。查原肿瘤部位有约 10 cm×10 cm 硬肿块，左腹股沟有两个黄豆大小的肿大淋巴结。患者因疼痛不能站立，仍采取放疗及中药治疗。放疗肿瘤量 3600 rad，疗程 4 周。放疗结束时，自觉疼痛消失，左腹股沟肿大淋巴结消失，肿瘤缩小为 5 cm×4 cm。同时服用 681，每次 5 g，每日 3 次。治疗 3 个月后，施行第三次放疗，肿瘤量 4200 rad，疗程 4 周。放疗结束后肿瘤消失，予以出院。

1 年后，患儿骑自行车不慎摔倒致左股骨骨折入院。经 X 线片检查，系左股骨下段螺旋形骨折，未发现肿瘤复发征象。经牵引、石膏固定 3 个月痊愈。4 年后又因再次外伤致原部位骨折入院治疗。X 线片示：左股骨下段骨质疏松，左股骨下段骨折。给予切开复位钢板内固定。术中探查原肿瘤部位未发现异常，并切取周围多处组织送病理检查均未发现肿瘤细胞。说明先后两次骨折，很可能并非肿瘤所致，而属原肿瘤部位多次放疗致局部血运不良，骨质脱钙萎缩，再加之外伤而致骨折。

［郭连志，刘冬宝．中西医结合治疗成骨肉瘤 1 例 [J]．中国中西医结合杂志，1985（2）：94．]

【评析】 本案是一例典型的中西医结合病案。不管从各方面，均体现了优势互补、各司其职的优选法原则，其疗效明显高于单纯的中医或西医。681 的主要成分卤碱，用来治疗克山病、大骨节病、地方性甲状腺肿、风湿性关节炎、肺癌、宫颈癌、骨肿瘤等，在 20 世纪 70 年代曾风靡一时。可到如今却销声匿迹，泥牛入海，以至在偌大的西安，竟无从寻觅。这种要么一药万能，要么无人问津的盲从用药时尚，实在不是一种科学态度。其实，在《神农本草经》中就有卤碱这味药，《本草纲目》中才有卤碱之名。卤碱中主要含有氯、镁、钠、钾、钙和硫酸根离子，其次还有氧化硅、氟、锶、铁、硼、溴，微量的有锂、铝、锰、锌、铜、钛、铬、硒、碘、汞、银、钍、锗等成分，其药理作用实在不可小视。

2. 史兰陵治骨肿瘤案

梁某，女，18 岁。1972 年初诊。

病史： 左髋下肿物术后 9 年，复发半年。患者 9 岁左右发现左髋下肿物，质硬，不活动，痛甚。经我院检查，X 线片报告为骨软骨瘤。后来出现神经反射痛症状，触之似有触电感，疼痛难忍。1972 年 5 月局部病变明显高起，疼痛加重，卧床不起。故来我院外科就诊，认为肿瘤复发，决定再次手术切除，但患者及其家属要求服中药治疗，拒绝手术。

治法： 壮肾固本，强壮筋骨。

处方： ①狗脊 45 克，骨碎补 60 克，煅自然铜 15 克，甜瓜子 90 克，土鳖虫 15 克，巴戟天 60 克，菟丝子、枸杞子各 90 克，青风藤 60 克，红花 15 克，制马钱子粉 45 克。共研细末，每次 1.5～4.5 克，每日服 2 次，黄酒冲服。1 年半共服 5 料。②黄鼠骨粉 3 克，每日 1 次，共用 20 支。③农吉莉注射液 4 mL，肌内注射，每日 1 次，总量 108 支。上方治疗 1 年半。

1976 年 12 月 16 日二诊： 肿物消失，无疼痛感，活动自如，能做重体力劳动，并已被分配工作。

1979 年 3 月 5 日三诊： 检查情况良好。

按语：骨肿瘤与肾阴虚有关，故主以补肾滋阴，增强肾脏先天之本，抗拒外邪侵害；又辅佐骨碎补、自然铜、甜瓜子、土鳖虫增强修复骨质之力；黄鼠骨粉、农吉莉具有补肾健骨、解毒散结之效。

　　［史兰陵，史培泉 . 癌症中医治验 [M]. 济南：山东科学出版社，1990.］

【评析】　骨肿瘤和肿瘤骨转移造成骨质损害引起的疼痛可谓刻骨铭心，颇难疗治。用西药骨磷类虽有效，但其费用太高，维持时间偏短。本案之方法值得试验、研究。编者也应用此法治疗肿瘤骨转移，确有效验。

3.余桂清治骨肉瘤案

陈某，女，25 岁。1990 年 10 月 3 日初诊。

主诉：右下肢骨肉瘤手术及化疗后 1 月余，右脚疼痛，不能直立行走 3 周。

病史：患者因右腿胫骨肿胀、疼痛 4 个月，于 1990 年 5 月经北京某医院 X 线检查诊断为右腓骨上段骨肿物。于 1990 年 6 月 12 日，患者在该院做切除术，病理诊断为右下肢腓骨肉瘤，术后化疗 3 次，用药不详，现化疗结束，故转中医诊治。刻下症见：患者右脚疼痛，不能直立行走，右下肢水肿，纳差乏力，二便正常，舌淡黯，苔薄黄，脉弦滑。

西医诊断：右下肢腓骨骨肉瘤。

中医诊断：石疽。

辨证：肝肾两虚夹瘀。

治法：滋补肝肾，化瘀解毒。

处方：生黄芪 30 克，生地黄 12 克，熟地黄 12 克，当归 9 克，枸杞子 12 克，女贞子 12 克，杜仲 9 克，桑寄生 9 克，黄柏 9 克，赤芍 12 克，川芎 9 克，丹参 9 克，焦六神曲 15 克，白花蛇舌草 30 克。15 剂，水煎服，每日 1 剂。

10 月 19 日二诊：患者疼痛减轻，精神好，全身乏力好转，右下肢肿胀消退，可以轻微活动，纳差，舌淡，苔白，脉细。证属脾胃虚弱，气血不足。治以健脾养胃，益气补血。处方：党参 12 克，白术 9 克，茯苓 12 克，鸡内金 9 克，陈皮 6 克，姜半夏 9 克，怀山药 12 克，玉竹 9 克，补骨脂 9 克，菟丝子 9 克，鸡血藤 15 克，熟地黄 12 克，麦芽 15 克，谷芽 15 克。15 剂，水煎服，每日 1 剂。

11 月 7 日三诊：患者精神好，面色红润，体质增强，疼痛消失，可行走，舌淡，苔白，脉细数，基本如常人。治以健脾补肾，强筋健骨，兼以抗癌。处方：党参 12 克，白术 9 克，茯苓 12 克，独活 9 克，补骨脂 9 克，女贞子 9 克，枸杞子 12 克，续断 9 克，桑寄生 9 克，牡丹皮 9 克，半枝莲 15 克，焦六神曲 15 克，生薏苡仁 15 克。水煎服，每日 1 剂。另服西黄解毒胶囊，每次 2 粒，每日 3 次。二者交替服用 2 年余。

1992 年于北京某医院复查，未发现复发、转移，至今仍工作，生活正常。

［高荣林，姜在旸．中国中医研究院广安门医院专家医案精选［M］．北京：金盾出版社，2005.］

【评析】　骨肉瘤属中医"石疽""石痈""骨痨"等病范畴，病位在骨，其本在肾，病机主要为肾虚不能主骨生髓，以致寒湿之邪或外力损伤骨骼，气血凝滞，经络受阻，日久不化，蕴结成毒，腐蚀骨骼，邪聚成瘤。骨肉瘤的治疗应正确运用好攻与补及治标与治本的关系，在扶正固本的基础上，处理好骨疼痛、骨肿块、关节功能障碍，以及纳差、乏力等全身症状。应该说在骨肉瘤的综合治疗中，中医药对于扶助正气，增强抗病能力，改善脏腑功能，调补气血，攻伐邪毒，消除症状，减轻患者痛苦，有一定优势。

4. 贾堃治软骨肉瘤案

张某，男，24 岁。1980 年 2 月 6 日就诊。

主诉：左臀下部肿块 1 年余。病史：1 年来左腿痛，进行性加剧，活动受限，坐时感到左臀有肿块。经西安市某医院检查，病理报告：软骨肉瘤。患者拒绝手术治疗。出院后，经放疗，肿块未见消退。X 线片显示：左侧软骨组织块影，骨膜受累，有骨破坏现象。刻下症见：左腿仍痛，行走困难，持双拐可走动。伴有腰痛乏力，饮食欠佳，局部可扪及直径 5 cm 的肿块。大便正常，小便频数。舌质红，有瘀斑，舌苔白。脉弦。

辨证：瘀痰结聚，肾气不足。

治法：补肾化瘀，通络散结。

处方：①黄芪 100 克，威灵仙 30 克，补骨脂 30 克，延胡索 15 克，瓦楞子（先煎）30 克，山豆根 10 克，仙鹤草 60 克，蜂房 10 克，全蝎 10 克，蜈蚣 2 条，枸杞子 30 克，生甘草。一剂药煎两遍，合在一起。分 3 次服。②平消片：每次服 8 片，每日 3 次，开水送下。连续服。

患者经两个月的治疗，来诊 8 次。服汤剂 48 剂后，局部肿块明显缩小。但仍有腿痛，活动受限。舌象同前。脉象同前。处方：上方加三七 6 克，乌梢蛇 10 克。煎服法同前。

患者经 2 年多治疗，服汤剂五百二十余剂。X 线片复查：骨膜已修复，肿块消失，行走如常，并可跳跃活动。但下蹲仍有些不便。

又经过 1 年，间断服汤剂，身体完全恢复，已上班工作。

1986 年 8 月 16 日，复查均正常。

［贾堃 . 中医癌瘤证治学 [M]. 西安：陕西科学技术出版社，1999.］

【评析】 贾堃治疗癌症不仅有药味少而药量大的特点，并且有守方坚持服用的特点，值得汲取。

5. 谷铭三治骨软骨瘤案

宋某，女。

病史：患者半年前右肩部开始疼痛，以后逐渐加重，发病两个月后肩部运动完全受限，在大连某医院摄 X 线片提示：右肩关节囊内可见大小不等 3 处软骨钙化影，诊断为右肩关节骨软骨瘤。X 线片复经北京某医院、上海某医院会诊，均同意上述诊断，建议手术治疗，但患者拒绝手术而求治于中医。

治法：温肾祛寒，活络止痛。

处方：青娥丸化裁。补骨脂 15 克，杜仲 15 克，核桃仁 25 克，威灵仙 50 克，秦艽 15 克，细辛 5 克，川乌 5 克，桂枝 10 克，当归 15 克，青木香 7.5 克。

先后出入百余剂，患者右肩顽痛之疾竟愈。随访 8 年，曾 2 次摄片复查，右肩关节骨软骨瘤钙化影消失，未见异常改变。

［单书健，陈子华 . 古今名医临证金鉴·肿瘤卷 [M]. 北京：中国中医药出版社，2011.］

【评析】 谷铭三认为，骨软骨瘤当属中医"骨疽""骨瘤"范畴，其发病与肾主骨的功能失调及肾气虚有密切关系，即肾气亏虚，风寒客入，寒凝血瘀痰结而成，故以青娥丸为主，温肾祛寒，活络止痛。此后还以此方治疗数例，效果可靠，值得深入研究。

6. 张镜人治多发性骨髓瘤案

【案一】

刘某，女，64 岁。1980 年 6 月 9 日初诊。

主诉：腰背两胁及骶髋疼痛 6 月余。病史：1979 年 11 月下旬起常感腰痛，引及背骶部及两胁，疼痛难忍，影响行动，转侧不利，面色日渐苍白，低热，精神疲乏，胃纳不馨，经 X 线摄片示颅骨、肋骨、髂骨均呈多发性骨髓瘤改变，并伴肋骨骨折，胸腰椎骨质稀疏脱钙，诊断为多发性骨髓瘤，而收入中西医结合病房，在西药化疗（CCOP 方案）的同时，给予中药治疗。舌苔薄，少润，脉象弦大而数。血红蛋白 65 g/L，红细胞沉降率 40 mm/h，血清白蛋白 30.5 g/L，球蛋白 76.7 g/L，硫酸锌浊度试验 > 40 U。血清蛋白电泳：γ 球蛋白 62.9%，本周蛋白阴性。骨髓检查：浆细胞明显增生 21.5%，并且形态异常。

诊断：多发性骨髓瘤（骨痹）。

辨证：年逾花甲，肝肾阴虚，外邪夹瘀热互阻，经络之气失和。

治法：清瘀热，通络脉而益肝肾。

处方：丹参 15 克，赤白芍各 15 克，陈胆南星 5 克，鸡矢藤 30 克，炒桑枝 12 克，制狗脊 15 克，炒续断 15 克，补骨脂 9 克，川石斛 9 克，白石英（先煎）15 克，桃仁 9 克，徐长卿 15 克，香谷芽 12 克，白花蛇舌草 30 克。

11 月 3 日二诊：低热已退，腰胁及背骶部疼痛明显好转，脉虚弦，舌苔黄腻，仍拟养肝益阴，补肾强骨，清热通络。处方：太子参 9 克，炒当归 9 克，生白术 9 克，赤白芍各 9 克，炙甘草 3 克，蛇六谷（先煎）15 克，刘寄奴 9 克，薏苡仁 9 克，炒牛膝 9 克，炒续断 15 克，制狗脊 15 克，补骨脂 9 克，炒陈皮 6 克，佛手 6 克，谷芽 12 克，白花蛇舌草 30 克。患者经中药治疗一个半月后，血红蛋白升至 104 g/L，血清蛋白电泳：γ 球蛋白 54.1%，血清球蛋白 50.5 g/L，低热退尽，骨痛减轻，于是逐渐加强益肝补肾之品，至 11 月初出院，继续门诊治疗，并定期化疗巩固，一年后 X 线摄片复查：见头颅、骨盆、肋骨等骨质结构已基本正常。

[张镜人.中国百年百名中医临床家丛书·张镜人 [M]. 北京：中国中医药出版社，2011.]

【评析】　多发性骨髓瘤与中医诊断的"骨痹""骨蚀"颇相似。本病在治疗上骨痛及骨质破坏的恢复最为棘手，中医治疗痹痛一证，循《黄帝内经》"风寒湿三气杂至，合而为痹"之说，历来偏重祛风、散寒、利湿。李士材则主张参以补血、补火、补脾、补气等法。但实践证明，本病偏热者居多，倘如局限于上述诸法，往往收效不够满意，顾松园曾提出："又当易辙寻之，宣通经络疏散邪滞剂中参以降火清热豁痰之品。"这一观点对多发性骨髓瘤的治疗颇有指导意义。

一般认为"痹者闭也"，气血痹阻"不通则痛"，然而"不荣亦痛"，本病产生疼痛与肝肾阴血不足，筋脉失养密切攸关，因此养阴补血的治疗法不可忽视，同时通过调补肝肾，亦可能有利于骨质损害的恢复。本病内因肝肾气阴亏损，外因邪热夹痰瘀阻络。病情虚实错杂，故治应扶正与祛邪并重，西医化疗对异常浆细胞有抑制或部分杀灭作用。但患者本身免疫功能已紊乱，化疗则免疫功能更趋低下，易并发感染、出血等，配合中药治疗，给予养肝肾益气阴、清热毒化瘀痰、通络脉蠲痹痛之剂，取得较好疗效，尤其被破坏之骨质竟获好转，骨折较好愈合，这是纯用西药化疗难以获得的。

【案二】

邓某，女，62岁。

病史：患者于1976年7月起两侧腰部胀痛，左胸胁疼痛，同时伴尿少，两下肢水肿，查尿常规蛋白（+++），红细胞0～2/HP，白细胞1～3/HP，血常规：血红蛋白6 g/L，白细胞数 4.6×10^9/L。查体见贫血貌，心脏听诊偶有期前收缩，两肺呼吸音清晰，肝于剑突下4.5 cm，质地中硬，脾未及，左侧浮肋处明显压痛，脉弦，舌质胖少润。入院后进一步检查见骨髓象：浆细胞明显增生，占43%，其中原浆9%，幼浆24%，成熟10%。骨盆X线片见骨质广泛疏松。血浆白蛋白2.4 g%，球蛋白3.1 g%，蛋白电泳报告β球蛋白占40%，本周蛋白阳性。诊断多发性骨髓瘤基本确立，给予西药N–氮甲、泼尼松等。

辨证：气阴亏损，湿热留恋。

治法：益气阴而清湿热。

处方：炒白术9克，炒山药9克，川石斛12克，南沙参12克，炒生地黄9克，赤白芍各9克，大蓟30克，薏苡根30克，石韦15克，莲须3克，太子参12克，二至丸（包煎）9克，谷芽12克。2个月后病情稳定出院继续门诊治疗，最近随访病情仍处稳定中。

［张镜人. 中国百年百名中医临床家丛书·张镜人 [M]. 北京： 中国中医药出版社，2011.］

【评析】　多发性骨髓瘤的病因，本虚是重要的方面，但在病变过程中，可因机体虚弱，外邪入侵，寒热相搏，瘀痰阻络或热毒炽盛，深入营血，表现为本虚标实的证候。这种虚实错杂的证候变化，又每随着病程的长短，体质的强弱，因人而异。以虚证为主，则表现肝肾不足，气血亏虚；以实证为主，则表现为邪夹瘀热阻络或热毒炽盛。临床上必须根据邪正消长的关系辨证施治。由于骨髓瘤细胞在骨骼及其他组织大量浸润，如肾实质有浆细胞浸润，以及肾淀粉样变性，发生肾病综合征，血中凝溶蛋白增多，肾脏不能阻止这种球蛋白轻链排泄入尿中，所以尿中出现凝溶蛋白及蛋白质管型等。因此症见面色少华，头晕乏力，汗出较多，骨痛酸软，口干烦渴，腰酸水肿，舌胖苔薄，脉细弱。本案患者证属肝肾气阴亏损，治拟益气养阴，补益肝肾为主。方用太子参、白术、白芍、石斛、麦冬、川续断、补骨脂、狗脊等。水肿较明显时，佐以清利湿热之品，如薏苡根、石韦、泽泻等。

【案三】

徐某，女，58岁。

病史： 患者1年来头晕，耳鸣，乏力，纳差，有时胸胁疼痛，近1周来发热，牙龈出血反复不愈。查血红蛋白低至4～5 g/L。查体见慢性病容，心肺无异常，肝脾未及，脉弦细，苔黄垢。收治入院后多次查骨髓象示浆细胞明显增多且形态异常，血小板值正常，凝血时间15分钟，肝功能检查高田反应阳性，血浆白蛋白1.97 g%，球蛋白5.81 g%，血清蛋白电泳：β球蛋白占6.7%，γ球蛋白占53.3%，β与γ带之间能有清晰界限，本周蛋白阴性。

诊断： 多发性骨髓瘤。

治法： 运用西药同时加用中药凉营清热解毒之剂。

处方： 鲜生地黄30克，炒牡丹皮9克，赤芍9克，金银花9克，连翘9克，人中黄（包煎）5克，大青叶9克，知母9克，全瓜蒌（打碎）12克，白茅根30克，凉膈散（包煎）15克，加减治疗。

2周后身热清，龈血止，以后病情稳定，家属要求出院门诊继续治疗。

西药治疗： 尽量消灭肿瘤细胞，同时减轻不良反应，根据细胞动力学观点，往往采用几种化疗药物联合应用的方法，多采用泼尼松、环磷酰胺、N-氮甲、长春新碱、CCNP等联合治疗方案。

［张镜人. 中国百年百名中医临床家丛书·张镜人 [M]. 北京：中国中医药出版社，2011.］

【评析】 多发性骨髓瘤既表现为虚实错杂的证候，因此，治疗上应该适当掌握扶正与祛邪二法的具体运用。辨证如属肝肾不足、气阴耗伤，当以扶正为主；如属瘀热阻络、邪毒炽盛，当以祛邪为主。笔者认为多发性骨髓瘤的证候是邪正交争的病理反映，正气无疑是指人体抵抗力，代表机体内在环境。《素问·生气通天论》曰："阴平阳秘，精神乃治。"一旦病邪入侵，扰乱或破坏了这一"阴平阳秘"的关系，易发生疾病，治疗的目的是恢复阴阳正常的平衡状态。在中西医结合治疗中，现代医学化疗的联合应用对多发性骨髓瘤的浆细胞可取得抑制或杀灭部分细胞的作用，但由于疾病本身正常免疫功能被扰乱，加上化疗药物的影响，机体的免疫功能更趋低下，易导致机体损伤，骨髓抑制而并发感染、出血等，因此调整阴阳，扶持人体正气，是治疗上的重要环节，但在邪盛势猛时，仍须以祛邪为先，即所谓邪去则正安。由于浆细胞的异常，干扰了正常免疫球蛋白的产生，患者极易发生继发性感染。由于血小板减少以及副蛋白血症和凝血因子聚合，而出现鼻衄等出血症状，高热不解，口干气促，骨骼疼痛等，舌绛起刺，脉细数。本案患者证属热毒炽盛，灼烁营血，治拟清营泄热，凉血止血治标救急为主。方用金银花、连翘、生地黄、白英、白花蛇舌草、蛇莓、土大黄等。

第九章　神经内分泌系统肿瘤

第一节　垂体瘤

垂体瘤是一组从垂体前叶和后叶及颅咽管上皮残余细胞发生的肿瘤，生长缓慢，大多数为良性，少数为增生或腺瘤。临床上并不少见，占成人颅内肿瘤的8% ～ 10%，居颅内肿瘤的第3位，国人的年度发病率为2 ～ 10/10 万人口。男性略多于女性，发病年龄大多在31 ～ 40 岁。垂体瘤（尤其是微小腺瘤）早期很少临床表现，发展到症状明显时，主要有腺垂体本身受压综合征、垂体周围组织压迫综合征和垂体前叶功能亢进综合征三大综合征。腺垂体本身受压综合征临床表现大多为复合性，有时以性腺功能低下为主，有时以继发性甲状腺功能减退为主，偶有继发性肾上腺皮质功能低下，有时肿瘤压迫垂体后叶或下丘脑而产生尿崩症。垂体周围组织压迫综合征主要有头痛、视力减退、视野缺损和眼底改变、下丘脑综合征、海绵窦综合征、脑脊液鼻漏等。垂体前叶功能亢进综合征主要有巨人症与肢端肥大症、皮质醇增多症、溢乳—闭经综合征、垂体性甲状腺功能亢进症、纳尔逊综合征、促性腺激素肿瘤等。根据垂体瘤的临床表现，如头痛、视力障碍、多饮、多尿、肢端肥大、阳痿、闭经等症状，可归属于中医学的"头痛""视瞻昏渺""消渴""闭经"等范畴。

1. 张雪乔等治脑垂体瘤医案

患者，男，38 岁。

病史：主因多饮、多尿、口渴，劳累后心悸，双足面、踝部水肿2 个月，于1994 年7 月26 日入院。查体：T 36.5℃，P 80 次 / 分，R 18 次 / 分，BP 105/59 mmHg，头颅五官无畸形，两肺呼吸音清，未闻及干湿性啰音，心率80 次 / 分，律整，未闻及杂音，腹软，肝脾未触及，双足面、踝部指凹性水肿。实验室检查：空腹血糖、尿常规、肝功能、A/G、T_3、T_4、TSH、GH 等增多在正常范围，禁水试验正常，24 小时动态心电图有 T 波改变，普萘洛尔试验阴性。心功能：左心室功能轻度异常，血渗透压：300 moms/（kg·H_2O），尿渗透压：300 moms/（kg·H_2O），血/尿渗透压比值 1，自由水清除率 0。头颅 MRI 提示垂体瘤，根据临床表现、实验室检查诊断为：垂体瘤；冠心病。给予扩血管及营养心肌药，并加服中药。刻下症见：患者舌质稍黯苔白，脉沉弦。

辨证：肾精不足，气不化水，关门失约。

治法：滋阴助阳，固精缩尿。

处方：熟地黄 12 克，山药 12 克，山茱萸 12 克，天花粉 12 克，菟丝子 12 克，淫羊藿 12 克，乌梅 10 克，益智仁 10 克，芡实 12 克，丹参 20 克，川芎 10 克。

服药二十余剂，多饮多尿及水肿消失，口渴明显好转。

［张雪乔，于敏志. 补肾固涩为主治疗垂体性尿崩症 1 例 [J]. 现代中西医结合杂志，1998（3）：378–379.］

【评析】　本案患者下元虚惫，肾失固摄，约束无权，而致多饮、多尿；气不化水，水湿凝聚，故见指凹性水肿；舌苔白，脉沉弦为肾气虚损之象；舌质黯为有瘀血之征。治当滋阴助阳，固精缩尿。方用熟地黄、山药益气养阴；淫羊藿补肾壮阳；山茱萸、菟丝子、乌梅、益智仁、芡实补肾固精缩尿；天花粉生津止渴；丹参、川芎活血化瘀。标本兼顾，药证相合，故取效甚捷。

2. 张梦侬治脑垂体瘤医案

谢某，男，38 岁。1969 年 7 月 11 日初诊。

病史：患者头痛 6 年，发作无时。1969 年 5 月，转为左偏头痛，经宜昌地区医院检查，疑为垂体肿瘤。后转武汉某医院拍片检查，均疑似蝶鞍瘤，均未作治疗，因来就诊。自觉痛从脑后左侧相当于风池穴处起，循脑空上行，前至左颞颥部，状如针刺、抽掣，常痛不休，午后更剧。左眼时有热气蒸腾感。脉象弦滑而数，苔白厚腻，质嫩色红。

辨证：肝阳夹痰饮上犯。

治法：滋阴潜阳，柔肝息风，涤饮化痰，消肿散结。

处方：制何首乌、白芍、女贞子、磁石粉（包煎）、泽泻、龙骨粉（包煎）、牡蛎粉（包煎）各 15 克，杭菊花、刺蒺藜、石斛、黑豆衣、青葙子各 10 克，珍珠母粉（包煎）、制龟甲（先煎）各 30 克，5 剂。加水 2000 mL，熬至 600 mL，一日分成 4 次温服。

7 月 17 日二诊：服药后头痛显著减轻，因未忌发物，食虾后头痛又加重。以初诊方去黑豆衣，加海藻、昆布各 15 克，蒲公英、紫花地丁各 30 克。用法同前，5 剂。

7 月 22 日三诊：头痛减半，以二诊方加天葵子 15 克。

7 月 30 日四诊：痛减十分之七，如安静不动，则痛全止，如用力或用脑过度，则痛发如前。拟本方加抗肿瘤之品。处方：生何首乌、龙骨粉（包煎）、牡蛎粉（包煎）、制龟甲（包煎）、珍珠母粉（包煎）、磁石粉（包煎）、白茅根、夏枯草各 30 克，杭菊花、关蒺藜、杭白芍、女贞子、昆布、海藻各 15 克，白花蛇舌草 60 克。加水 3500 mL，熬至 1000 mL，去渣，加蜂蜜 60 克，熬令和，分两日 6 次温服。

10 月 21 日五诊：连续服四诊方至 8 月下旬，原有左侧头痛与压重感基本消失。患者为了加速根治达到早日痊愈，于 8 月底入湖北某医院肿瘤科，用 ^{60}Co 放疗及环磷酰胺注射，与中医埋针疗法等同时进行。至 10 月 6 日摄片复查，与 9 月 26 日片及以前 3 片对照检查。意见：原为垂体肿瘤影响蝶鞍破坏，现在发现蝶鞍后床破坏较前明显，鞍底改变同前。因用上述方法治疗，已停服中药 50 天。自觉现在头部左侧又痛，更加眩晕、失眠，两眼有火热感，视物不清。症状较前增剧，因来复诊。仍用平肝潜阳涤饮法。处方：金银花、夏枯草、蒲公英、紫花地丁各 30 克，野菊花、天葵子、煨三棱、煨莪术各 10 克，海藻、昆布、煅龙骨（先煎）、煅牡蛎粉（包煎）各 15 克，白茅根、白花蛇舌草各 60 克，用法同前。每剂加蜂蜜 60 克，30 剂。

12 月 27 日六诊：上方只服 8 剂，所有头痛、眩晕、失眠等症大见好转，拟回秭归县，要求改制丸剂，便于常服。处方：制何首乌 120 克，金银花、紫花地丁、蒲公英、夏枯草、煅龙骨、煅牡蛎、制龟甲、女贞子各 20 克，海藻、昆布、天葵子、菊花、煨三棱、煨莪术、杭白芍、关蒺藜各 90 克，白花蛇舌草 500 克，仙鹤草 250 克。上药 19 味，共炒，研极细，炼蜜为丸，如梧桐子大。每次服 50 丸，每日 2 次，空腹时用白茅根 120 克，温水送下。禁忌发物。

1970 年 2 月 18 日来信云：服丸药后，症状好转，要求再将药方加以改进，以加速疗效。复信在丸药方中另加杭菊花、桑叶各 120 克，为丸常服。

1970 年 9 月 27 日七诊： 连续服丸药至现在。9 月 15 日在武汉某医院摄片复查头项侧位片、蝶鞍侧位片，与以前各次片对照，意见：头颅骨质正常，蝶鞍大小正常。从摄片结果看来，本病已基本好转，唯自觉头部左侧有时仍痛，且性欲减退，乳腺发达，此垂体肿瘤尚未得到根本痊愈。按照 1970 年 2 月 18 日丸方加炒枳实、苦丁茶、杭白芍各 60 克为丸，继续按法常服。

1971 年 5 月 22 日来信，要求加速疗效。处方：制何首乌、夏枯草、金银花、炒橘核、紫花地丁、蒲公英各 120 克，天葵子、重楼、浙贝母、煨三棱、煨莪术、炒枳实、野菊花、海藻、昆布、赤芍、当归尾各 60 克，藁本 30 克，共研末制蜜丸，服法同上。

1971 年 12 月 26 日八诊： 上述症状基本消失，12 月 25 日在武汉某医院复查，摄片对照：蝶鞍尚有轻度改变，余皆正常。视力尚可。据此以观，本病已基本治愈。嘱按 1971 年 5 月 22 日丸方继续服至痊愈为止。另拟一汤方，配合丸剂，每月 6 剂，两日 1 剂，休息 3 日。如此反复每月照法服用，以竟全功。处方：生何首乌、珍珠母粉（包煎）、紫花地丁、白茅根、蒲公英、夏枯草各 30 克，海藻、昆布各 15 克，赤芍、天葵子、野菊花各 10 克。

1974 年 1 月，为了总结肿瘤疗效，去信询问。于 1974 年 2 月 25 日回信云：（摘要）自 1969 年 8 月至 10 月放疗结合化疗（烤电和注射抗癌剂）及埋针等法无效后，下决心改服中药。于 1971 年 11 月八诊后，由秭归县转回广西灌阳县，除用了几十支喜树针药注射外，再未用其他药物，现已停药年余。病况是：左侧头部集中一点痛的情况减少了，但有时还有些痛，睡一会儿就好了。有时基本不痛。视力与视野均无问题，就是有时流热泪，流了觉得舒适。身体仍是白胖，性欲全无。近来脖子不适，经检查为甲状腺功能低下，动脉早期硬化等，要求再用中药方治疗。根据上述病情，判断是垂体肿瘤的后遗症状。拟仍宗六诊丸方加黄药子、白药子各 120 克。共研末制蜜丸，终年常服。

［张梦侬. 临证会要 [M]. 北京：人民卫生出版社，1981.］

【评析】　张梦侬所治谢某案，西医诊为蝶鞍瘤，中医诊为痰瘀内阻，肝风内动型头痛。肝阳偏亢，循经上扰头目，故头痛，眼部发热。脉弦滑而数为肝阳亢盛之征，苔白厚腻为内有痰饮之象。方用制何首乌、白芍养血柔肝；女贞子、磁石、龙骨、牡蛎、制龟甲滋阴潜阳、杭菊花、刺蒺藜、黑豆衣平肝潜阳；青葙子、珍珠母粉清肝明目。全方共奏滋阴潜阳、柔肝息风、化痰散结之效。二诊时，因食虾后头痛又加重，去黑豆衣，加海藻、昆布软坚散结；蒲公英、紫花地丁清热解毒。三诊时，头痛减半，加天葵子增强活血化瘀、软坚散结之功。四诊时加夏枯草清肝火，散郁结；白茅根、白花蛇舌草清热解毒。五诊时因停服中药，单纯西医治疗，症状较前增剧，而来复诊，仍用平肝潜阳化痰法。这从反面证明张梦侬用药精当，疗效明显。六诊时因症状明显减轻，改丸药长期服用。坚持此法2年四个月不间断服药，终得痊愈。

3. 邹云翔治脑垂体瘤案

潘某，男，51 岁。1976 年 9 月 25 日初诊。

病史： 视力减退，视物模糊已 3 个月，性欲减退 1 年，头昏乏力，溲量增加，有滴沥失禁，皮下脂肪增多。有冠心病、心绞痛史。1976 年 6 月中旬经某县人民医院头颅 X 线摄片，发现蝶鞍增大，至某医院 X 线摄片检查，结果同上，并查视野两侧颞侧均缩小近 20%，6 月底又经上海某医院检查，并多次行头颅 X 线摄片，均诊断为垂体肿瘤。建议手术后再进行同位素放疗，但患者未同意上述治疗方法，乃至宁请邹云翔诊治。刻下症见：视物模糊，疲乏无力，性欲减退，口渴不欲饮，大便干燥，小溲滴沥失禁，形体肥胖，左脉弦细，右脉弦滑而劲，苔色灰腻，平时嗜酒，心绞痛近未发，血压正常，血糖正常，尿糖（-）。

辨证： 痰瘀湿郁滞。

治法： 祛风宣湿，化瘀豁痰。

处方： 川芎 5 克，当归 9 克，橘贝半夏曲 9 克，葛花 9 克，枳椇子 9 克，炙蜈蚣 5 克，枸杞子 12 克，桃仁 9 克，红花 9 克，太子参 24 克，炙远志 9 克，丹参 15 克。

11 月 5 日二诊： 自觉视力有改善，精神好转，小溲仍滴沥失禁。原方去葛花，加淫羊藿 30 克。

1977 年 3 月 17 日三诊： 体力增加，视力好转，排尿畅行正常，过分疲劳后觉头部不舒，脉象细缓而和，苔灰薄腻，原方酌加祛风潜阳之品。处方：川芎5克，枸杞子15克，当归9克，枳椇子9克，丹参15克，炙远志9克，红花9克，燀桃仁9克，淫羊藿30克，太子参24克，橘贝半夏曲9克，炙蜈蚣5克，制豨莶草15克。

10月24日四诊：病已稳定，无明显自觉症状，冠心病也未发作，遂以原方巩固。处方：川芎2.4克，当归9克，枳椇子5克，丹参9克，炙远志9克，红花9克，燀桃仁5克，太子参8克，枸杞子12克，淫羊藿18克，橘贝半夏曲5克，炙蜈蚣2.4克。

药后精神好，体力恢复如常，性欲明显增强，工作能力已恢复至病前，皮肤及皮下脂肪与正常男性一样，不头痛，不脱发，不呕吐，视力改善，视野扩大，1978年6月19日复查视力左1.0，右1.5，眼底检查未见异常。

[邹云翔. 邹云翔医案选[M]. 南京：江苏科学技术出版社，1981.]

【评析】 邹云翔所治潘某医案为风痰瘀滞型视瞻昏渺案。因为是1976年就治，当时影像技术尚不发达，故用X线摄片检查。经多家医院多次检查确诊为垂体肿瘤，诊断不谬，关键是治疗。患者视物模糊，口渴，大便干燥，左脉弦细，一派肝肾阴虚之象。然而口渴不欲饮，右脉弦滑而劲，苔色灰腻，形体肥胖，实为风痰湿瘀郁滞之征。若误用滋补之剂，病情必因此加重。邹云翔用川芎、当归、桃仁、红花、丹参活血祛瘀；橘贝、半夏、葛花、枳椇子豁痰化湿；蜈蚣祛风，解毒散结；太子参补气生津；枸杞子滋补肝肾，明目；炙远志祛痰安神。诸药合用，共奏祛风化痰逐瘀之功。二诊时，患者视力改善，小溲仍滴沥失禁，加淫羊藿温肾壮阳。三诊时，视力好转，排尿畅行，疲劳后头部不适，苔灰薄腻，加制豨莶草祛风湿，通经络。四诊时，患者无明显自觉症状，守方不变。此方继续服用1年，症状消失，恢复工作，疗效巩固。

4. 叶伟洪等治脑垂体瘤案

患者，女，48岁。1995年3月初诊。

处方：1987年起出现间歇性头痛，逐渐加重。1990年又出现视力下降，视物模糊。曾经中西医内科、眼科诊治，均未收效。1992年12月头痛加剧，视力下降至0.2（右），0.6（左）；视野缩小。某省医院做CT扫描，诊为脑垂体瘤。

于1993年1月4日在该院行右额开颅垂体瘤摘除术，病理诊断：嫌色脑垂体腺瘤。手术后恢复良好，并进行放疗，视力恢复达1.0。但2年后垂体瘤复发，视力下降至0.5，视野双颞侧偏盲。返手术医院做磁共振成像检查，提示为垂体瘤复发，病灶约2.4 cm×2.2 cm×3.4 cm大小。患者拒绝再行手术治疗，于1995年3月求治于中医。患者面色㿠白，情志抑郁。间歇头痛，视物模糊，1992年停经。全身各系统及妇科检查均未发现异常。舌质淡红，边稍黯滞；舌苔薄白，脉细弦。

辨证：肝肾两虚，脉络瘀阻。

治法：养肝明目，滋肾通络。

处方：通络地黄汤。生地黄20克，云茯苓15克，山茱萸12克，牡丹皮12克，泽泻15克，怀山药20克，玉竹15克，女贞子15克，墨旱莲20克，白芍20克，丹参25克，田七末（冲服）5克。如头痛、口苦比较明显，可选用菊花、麦冬、石斛、牛膝与上方加减运用。每日1剂，复煎再服。

连服半年，头痛消失，视力提高至0.7；自感精神情绪转佳，视力较清，患者信心大增。继续服用上方半年，改为2日1剂，视力提高至1.0。自觉症状消失，恢复正常工作。为巩固疗效，第2年坚持服通络地黄汤，3日1剂，连服1年。1997年7月返原医院做MRI复查，提示脑垂体瘤病灶完全消失。

[叶伟洪，辛霭丽，林志俊，等．通络地黄汤治疗复发性脑垂体瘤1例[J]．中国中西医结合外科杂志，1999（5）：59.]

【评析】　本案患者脑垂体瘤手术后复发，而求治于中医。叶伟洪等认为手术加放疗的患者气阴两虚症候极为明显，故辨证为肝肾两虚，脉络瘀阻型头痛，药用通络地黄丸治疗。方中六味地黄丸滋补肝肾；女贞子、墨旱莲、玉竹滋阴益肾；丹参、白芍、田七活血通络，养血安神。加麦冬、石斛增强养阴生津之力；菊花清肝明目，牛膝引血下行，两药皆可治疗头痛。方药对证，故服用1年，垂体瘤完全消失。

5. 徐浚治脑垂体瘤案

杨某，女，21岁。

病史：无月经史，发现溢乳1个月，伴头痛、头晕。临床检查：幼小乳房，挤压乳头时可见白色乳汁溢出，腋毛阴毛稀疏。内分泌检测催乳素、孕酮均高于正常，头颅侧位拍片示蝶鞍扩大，后床突骨质稀疏，头颅 CT 增强扫描示垂体瘤，故行冠状切口，右额骨开颅，垂体瘤囊内切除。术后予止血、脱水、激素、神经营养、抗感染用药，病情持续稳定，术后 1 周伤口拆线，愈合良好。停脱水药、抗感染药，激素减量，患者一般情况尚好，饮食大小便如常，常规检查正常。但患者术前头痛、头晕之症有增无减。刻下症见：面色不荣，素日头痛且胀，失眠心悸，潮热盗汗，月经不调，舌红苔少，脉弦数。

辨证： 肝肾俱损，阴血亏虚，肝阳上亢。

处方： 天麻 9 克，杜仲 15 克，钩藤（后下）10 克，川芎 9 克，当归 9 克，生地黄 15 克，熟地黄 15 克，白芍 15 克，泽泻 10 克，煅磁石（先煎）10 克，黄芪 9 克，党参 9 克，茯苓 9 克，白术 9 克，炙甘草 3 克，生龙齿（先煎）15 克，栀子 10 克，郁金 10 克，枳实 10 克，水煎服，每日 1 剂，分 2 次服。

2 个月后，诸症皆平，遂将上方加倍后制成丸剂，3 个月后随访，患者告曰头痛、头昏未再发作。

［徐浚. 自拟脑康汤治疗颅脑损伤头痛的体会 [J]. 甘肃中医，1997（1）：31-32.］

【评析】　本案为肝肾阴虚，肝阳上亢型头痛。患者肝阳亢盛，上扰清窍故头痛且胀。肝火偏亢，扰乱心神故心悸失眠。肝肾不足，天癸未至；冲任未通，故闭经。肝肾阴虚，虚火内炽，致成阴虚劳热，则见潮热盗汗。舌红苔少，脉弦数为肝肾阴虚、肝阳亢盛之象。治宜平肝潜阳，养阴补肾。方中天麻、钩藤、煅磁石、生龙齿平肝潜阳，镇心安神；栀子清肝泻火；杜仲、熟地黄补养肝肾；当归、生地黄、川芎、白芍养阴补血；黄芪、党参、茯苓、白术、炙甘草补气健脾；佐枳实行气，郁金活血。本案用药合理，配伍精当，服药 2 个月，诸症皆平。

6. 潘国贤治脑垂体嗜酸性细胞腺瘤案

田某，男，52 岁。1979 年 2 月 3 日初诊。

病史： 主诉头部、手足进行性增粗（大）已 1 年多。近 3 个月来，头痛脑涨，伴紧箍感，乏力、嗜睡日趋加重，行走不稳，须人搀扶。1979 年 3 月 10 日经上海某医院检查，诊断为脑垂体嗜酸性细胞腺瘤伴肢端肥大症。于该院住院诊疗。现神志清，视力减退，右眼 0.4，左眼 0.6，无颞向偏盲。生化检查：嗜酸性粒细胞直接计数 350×10⁶/L；糖耐量试验：半小时后 196 mg%；X 线摄片报告：头颅侧位片显示蝶鞍扩大，鞍背变薄，颅骨内外板及板障均增厚，以额内板为著，两手及两足粗大，指趾骨远端增大，呈丛状改变，两端均增粗，骨干亦见增粗，骨皮质见有小棘状突起。脑电图报告轻度异常，建议手术并加放疗。患者因畏惧手术及放疗，故前来求治。就诊时，情绪紧张，口唇外翻，舌体胖，苔厚腻，舌边紫黯，脉弦滑偏大。

辨证：平素风痰较甚，日久痰气郁结，清阳不开，浊阴不降。

治法：活血通络，化瘀散结。

处方：丹参 20 克，桃仁 12 克，红花 9 克，白术 9 克，半夏 9 克，天麻 9 克，僵蚕 9 克，白芷 9 克，当归 15 克，钩藤（后下）15 克，云茯苓 15 克，云雾草 15 克。

服 14 剂后改方。处方：蜈蚣 6 条，僵蚕 9 克，钩藤（后下）9 克，姜半夏 9 克，藁本 9 克，地龙 9 克，玉竹 9 克，青葙子 9 克，枸杞子 15 克，云雾草 15 克，川芎 4.5 克，全蝎 4.5 克。

服药 25 剂后，头痛减轻，肢端肥大消退，流泪减少，仍有盗汗烦躁，以上方合滁菊花、糯稻根、石决明、天麻、蔓荆子、黄精、玉竹、石斛夜光丸等加减。服药 13 个月，精神佳，行走轻松，头眩目胀等症状消失。1983 年 4 月 12 日复查，视力恢复至左 1.2，右 1.5；摄片报告：蝶鞍像稳定。于 1983 年 10 月 11 日骑自行车来我院欣告病愈情况。

[史宇广.当代名医临证精华·肿瘤专辑 [M]. 北京：中医古籍出版社，1992.]

【评析】 潘国贤教授认为颅内肿瘤一般是髓海受损，痰瘀凝聚，闭阻脉络，痰火化热，热灼津液，引动肝风，伤阴损阳所致。治法当以息风清热、化痰散结、祛瘀通络为主，佐以滋补肝肾。以蜈蚣、全蝎、丹参、川芎、僵蚕、地龙为首选药。本案考虑平素风痰较甚，日久痰气郁结，清阳不开，浊阴不降，故首诊应用活血通络、化瘀散结之法，药力平和，在对病情进一步了解之后，二诊加蜈蚣、全蝎等，增强通络化痰祛风之力，以后又随症加味，步步为营，终获佳效。

7. 凌耀星治脑垂体肿瘤案

罗某，女，50 岁。1983 年 1 月 22 日初诊。

病史： 1982 年 4 月，发现左眼颞侧偏盲，视力减退。经市某医院住院检查，确诊为脑垂体瘤，直径 2 cm，伴甲状腺功能减退。患者有心脏病、高血压、慢性肾盂肾炎病史。住院半年余，曾出现阿—斯综合征，频繁昏厥，多次发病危通知。垂体肿瘤医生建议手术切除。因患者不愿做开颅手术及放疗，主动出院，来我处要求中药治疗。刻下症见：面色晦黯水肿，精神疲惫，左眼稍外突，左颞颊皮肤抽掣发麻，有时刺痛。左臂不能上举，两下肢麻冷乏力，举步困难。心前区时有隐痛，口干不思饮，腹胀，食欲差，大便溏而不爽，夜尿 3 次以上。脉沉细而迟，时有结代，舌质淡胖。

辨证： 肾阳衰微，蒸化无权，血滞痰凝，聚而成积。

治法： 温补肾阳，逐瘀通络，涤痰散结。

处方： ①温补肾阳：淡附片 9～12 克，仙茅 9 克，淫羊藿 12 克，巴戟天 9 克。②逐瘀通络：川芎 9～12 克，茺蔚子 12～15 克，丹参 20～30 克，莪术 9～12 克，三棱 9 克，红花 9 克。③涤痰散结：煅牡蛎（先煎）30 克，海藻、昆布各 12～15 克，僵蚕 9～12 克，皂角刺 9～12 克。脉结代加党参 15 克，全当归 12 克，炙甘草 12 克，川桂枝 9 克；胸闷加瓜蒌皮 15 克，制香附 9～12 克，郁金 12 克；心悸加麦冬 15 克，茯苓 12 克，柏子仁 12 克；四肢凉加肉桂（后下）3～6 克，细辛 3～6 克；眼皮肌肉跳动抽掣加炒白芍 15 克，炙甘草 9 克，地龙 9 克；头昏加制何首乌 15 克，地龙 9 克，明天麻 9 克；眠不安加首乌藤 30 克，五味子 9 克；小便不利、水肿加茯苓皮 15 克，猪苓 15 克，车前子（包煎）15 克；大便溏加焦山楂 15 克，炮姜 6 克，苍白术各 9 克；大便干加火麻仁 15 克，瓜蒌 15 克，生何首乌 15 克，肉苁蓉 12 克。尿路感染发作出现尿频、急、不利、刺痛，尿检出现白细胞及蛋白时改用下方。处方：生熟地黄各 15 克，黄芪 15 克，川牛膝 12 克，车前子（包煎）15 克，猪苓、茯苓各 15 克，冬葵子 12 克，炒白术 15 克，甘草梢 12 克，黄柏 6 克，蒲公英 30 克，石韦 30 克。

服药后，胃纳渐佳，麻木掣痛等症状消失，左上臂活动自如。动作有力。两年后视野、视力恢复正常。1985 年底颅底 X 片与 1982 年 X 片比较，蝶鞍大小无变化。1989 年 11 月 27 日头颅冠状 CT 增强扫描，鞍内垂体瘤消失。1990 年 3 月起停服中药。前后服中药 6 年余。垂体肿瘤压迫症状全部消失。全身情况极为良好，声音洪亮，精神矍铄，行动矫健，能去宁波、镇江、北京、日本东京等地，登山，上长城旅游。1990 年 8 月 25 日，因突发心肌梗死抢救无效去世。

［凌耀星 . 中医治癌秘诀 [M]. 上海：文汇出版社，1996.］

【评析】 本案虽非恶性肿瘤，但因其对生命的威胁大，西医采取手术治疗，容易复发，而中药治疗 6 年，效果良好，已显示了中医治疗脑瘤的潜力。

第二节　嗜铬细胞瘤

嗜铬细胞瘤是嗜铬组织的肿瘤。凡有嗜铬细胞存在的部位均可发生，主要来自肾上腺髓质、交感神经节、旁交感神经节或其他部位的嗜铬细胞。瘤组织持续或间断地分泌多量去甲肾上腺素和肾上腺素，以及微量多巴胺，可引起持续性或阵发性高血压、头痛、多汗、心悸及代谢紊乱综合征。本病可诱发较为罕见的继发性高血压，在高血压中其发病率为 0.05% ～ 0.1%。如不能及早诊断或错误治疗常可导致严重后果，乃至死亡。本病女性患病率稍高于男性，各年龄均可发生，但以 20 ～ 50 岁最多见。临床症状常呈突发性，发作难于预料。主要表现有高血压综合征、代谢紊乱和其他特殊临床表现。高血压综合征主要是持续性或阵发性高血压，阵发性高血压发作历时一般为数分钟，多数少于 15 分钟，但长者可达 16 ～ 24 小时。若不及时诊治，随病情发展，发作越来越频，发作时间越来越长。其他特殊临床表现，尚有低血压及休克、腹部肿块、消化道症状、膀胱内肿瘤、高代谢综合征、高血糖综合征、低血糖综合征、红细胞增多症等。根据本病临床表现，属于中医"积聚"范畴。

1. 徐永昌等治嗜铬细胞瘤案

崔某，男，16 岁。1980 年 2 月 10 日初诊。

病史： 左上腹出现包块渐长大，发作性上腹绞痛并剧烈头痛 3 年。体检：心率 120 次 / 分，血压 140/90 mmHg，左上腹膨隆，可扪及一包块约 15 cm × 10 cm 大小，有压痛，触摸包块可诱使上腹部绞痛发作并血压上升，酚妥拉明抑制试验（－）。临床诊断：嗜铬细胞瘤。于 1980 年 2 月 2 日手术，术中发现肿瘤来自腹膜后，约 20 cm × 15 cm × 10 cm 大小，质软，呈紫红色，肿瘤浸润至邻近器官并与重要大血管紧密粘连无法切除。活检病理切片报告：恶性嗜铬细胞瘤。术后 5

日因缺酚苄明，患者又有腹痛发作并剧烈头痛如术前，血压 140/110 mmHg，即采用中医治疗。刻下症见：患者左胁下包块，腹痛，头痛，头昏，目眩，消瘦，盗汗，神疲乏力，舌红苔白，脉弦数。

辨证：癥块积聚，血瘀伤阴，肝风内动。

治法：活血化瘀，兼以养肝息风。

处方：白花蛇舌草 15 克，桃仁 6 克，红花 6 克，当归 9 克，川芎 9 克，生地黄 9 克，赤白芍各 9 克，三棱 6 克，丹参 9 克，茯苓 6 克，柴胡 6 克，钩藤（后下）9 克，甘草 9 克，每日 1 剂，西药仅用氯丙嗪 25 mg，2 次 / 天，1 周，服药后症状逐渐减轻。

2 月 26 日二诊：于前方中加用炮甲珠 9 克，并将红花、桃仁、三棱加至 9 克，1 个月后腹部包块消失，血压稳定在（90～130）/（80～90）mmHg，诸症消失。带前方出院继服月余外未用任何其他药物，随访至今 17 年无复发，体健，腹部无包块，血压（120～130）/（80～90）mmHg，已结婚生子，胜任日常工作。

［徐永昌，郭帮阳．疑难病验案举隅 [J]. 贵阳中医学院学报，1998（2）：39-40.］

【评析】 徐永昌等所治崔某案，患者气滞血阻，脉络不畅，积而成块，故左上腹出现包块。瘀血蕴久耗伤阴血，肝阴不足，故消瘦、盗汗。肝阴不足，肝阳偏亢，循经上扰清窍，故头痛目眩。舌红，脉弦数为肝阳亢盛之象。治宜活血化瘀，平肝息风。方中桃仁、红花、当归、川芎、赤白芍、三棱、丹参活血化瘀；白花蛇舌草清热解毒；生地黄清热滋阴；茯苓健脾益气，安神；柴胡疏肝清热；钩藤平肝息风；甘草调和诸药。二诊加炮甲珠以滋阴潜阳，软坚散结；并加重桃仁、红花、三棱的用量，增强活血祛瘀的作用。服药 1 个月后，腹部包块消失，诸症消失。本病单纯用中药治疗竟获痊愈，提示中医辨证治疗嗜铬细胞瘤值得进一步探讨。

2. 路志正治肾上腺嗜铬细胞瘤案

陈某，女，49 岁。1977 年 2 月 12 日初诊。

主诉：头晕目眩 5 年余，突然昏仆、抽搐、反复发作 3 年余，加重 7 个月。病史：患者于 1971 年在咸阳劳动时头部受伤，耳鼻出血，昏迷 3～4 天，经治疗脱险，后遗有头痛。1972年出现头晕目眩，血压忽高忽低，极不稳定。1974年1月患者自觉胃脘部疼痛，连及左手指，继则面色苍白，大汗出，口唇发绀，昏不知人，经西安某医院检查血压200/140 mmHg，心电图示心肌梗死，经用西药治疗后缓解。其后晕厥经常发作，病极则昏不知人。1976年以来发作渐趋频繁，最多每周4～5次，即刻血压多波动于（240～280）/（120～230）mmHg，舒张压曾超过300 mmHg。近5个月来，患者胸闷气短，腹胀，胃脘刺痛如刀割，向左胸、肩、面部放射，每次约数分钟。按摩腰部则血压升高，并立即出现头晕、胸闷、心悸、恶心等症，甚则晕厥，尿蛋白（++++），红细胞10～20个/HP，白细胞0～3个/HP，胸透见主动脉增宽延长，向左膨隆，心电图示窦性心动过速，心律失常，心电轴左偏，肾盂造影显示右肾下移至小腹，组胺激发试验阳性，儿茶酚胺增高。腹膜后充气造影，西安、北京的医院皆诊断为右肾上腺嗜铬细胞瘤，建议手术切除。患者拒绝手术，遂转中医诊治。刻下症见：患者时而突然昏仆，面色苍白，口唇发绀，牙关紧闭，两目上视，汗出肢厥，抽搐，每因气恼、劳累及按压腰部等原因而反复发作。患者平素头晕头痛，两眼发黑，胸闷，心悸，气短，烦躁易怒，时有胸痛，向肩面部放射，左面发麻，左半身发凉，胃脘痛，吞咽困难，流口水，口干而苦，欲饮水，饮食减少，夜寐多梦，下肢水肿，大便干，小便黄，舌体瘦，向右侧歪斜，尖红少苔，脉弦细而数。血压180/120 mmHg。右肾区有叩击痛，右中下腹可扪及一香蕉状拳头大的包块，边缘不清，压痛明显，活动度不大，双下肢有凹陷性水肿，右膝腱反射亢进，巴宾斯基征阳性。

西医诊断： 右肾上腺嗜铬细胞瘤，高血压，动脉硬化，肾病综合征。

中医诊断： 晕厥。

辨证： 肝肾阴虚，心火偏亢，阴虚火旺，心肾不交。

治法： 泻南补北，滋阴降火。

处方： 黄连阿胶汤合二至丸加味。川黄连3克，黄芩6克，阿胶（烊化）9克，杭白芍12克，生地黄12克，夏枯草15克，益母草12克，墨旱莲12克，女贞子9克，生牡蛎（先煎）30克，鸡子黄（冲服）2个。10剂，水煎服，每日1剂。

2月23日二诊： 服药后患者精神转佳，头痛、心悸、腿肿减轻，夜寐稍安，饮食有增，但憋尿时仍头晕，尿量少而不黄，下肢肿胀于午后稍重，舌尖红，苔薄黄而腻，脉细数。患者心阴见充，心火渐敛，肝肾亏乏，龙雷之火莫制，兼夹湿邪。治以滋阴潜阳，清热利湿。处方：以大补阴丸、知柏地黄丸、二至丸合方变通。生地黄12克，熟地黄12克，制龟甲（先煎）12克，盐知母6克，盐黄柏6克，墨旱莲12克，女贞子9克，牡丹皮9克，泽泻9克，桑葚12克，车前子（包煎）9克，益母草15克，豨莶草12克。5剂，水煎服，每日1剂。

2月28日三诊：患者于23日晚因急躁患恨而致头晕目眩加重，晕厥1次，过后心悸，大汗淋漓。上药尽剂后，左下肢麻木已除，水肿再减。现自觉四肢乏力，纳谷稍增，微恶油腻，寐安，舌尖红，苔薄白，脉弦细，左尺脉独弱。治宗前法，原方去豨莶草，加山药15克，枸杞子12克，再进10剂。水煎服，每日1剂。

3月10日四诊：进药10剂，患者左面部发凉、吞咽困难、流口水、恶心等症已查。每日进食量达400克左右，仍有时憋尿后头晕汗出，活动腰部则头晕加重，下肢微肿，舌尖红，苔白，脉象两寸沉滑，关脉弦，尺弱。血压150/84 mmHg。既见效机，谨守前法，仍以前方进退。处方：熟地黄12克，山药15克，牡丹皮9克，泽泻12克，茯苓15克，盐知母6克，盐黄柏6克，制何首乌12克，制龟甲（先煎）12克，益母草15克，车前草12克，豨莶草12克。

4月6日五诊：上药连服17剂。自3月29日，患者右中下腹包块逐渐上移，缩小，以至消失，血压稳定，未见上升。前日患者因劳累后偶见汗出、心悸，未出现晕厥，须臾症状消失。现胸闷，心烦急躁，腹胀腿肿，偶有头晕恶心，舌体略胖，尖红苔薄白，脉左寸略大，右寸弦滑，关尺部沉细弱。患者胸闷烦躁，舌红，脉左寸大，右弦滑，系心火夹痰欲炽之证。再以清心除烦、宽胸化痰之剂，加肉桂少许以引火归原，交通心肾。处方：淡豆豉9克，川黄连3克，栀子9克，瓜蒌皮15克，半夏9克，肉桂（后下）3克。3剂，水煎服，每日1剂。

4月11日六诊：患者胸闷、烦躁、腰痛诸症消失，叩击肾区不再头晕，小便如常。血压142/82 mmHg。唯近日感冒风寒，右脉曾有歇止。舌胖淡而有齿痕，右脉沉细，左弦滑。憋尿后身冷，此肾阴日充，而肾阳不足之象渐露。治以调补肝肾，于阴中求阳。处方：桑寄生12克，川续断9克，菟丝子12克，淫羊藿9克，枸杞子12克，墨旱莲12克，女贞子9克，熟地黄12克，盐知母6克，盐黄柏6克，泽泻9克，楮实子9克。水煎服，每日1剂。

4月18日七诊：上药进服5剂，患者晕厥未作，诸症若失。因其母病故，回西安处理丧事。建议患者继服前药以资巩固，回原确诊医院进行复查。经服 4 月 11 日方 17 剂，患者去西安某医院复查右肾上腺嗜铬细胞瘤已消失。1980 年 3 月患者来信言已恢复工作，身体健康，随访至 1984 年 6 月，未见复发。

[高荣林，姜在旸. 中国中医研究院广安门医院专家医案精选 [M]. 北京：金盾出版社，2005.]

【评析】　嗜铬细胞瘤是现代医学的病名。本例患者以突然昏仆，面色苍白，口唇发绀，牙关紧闭，两目上视，汗出肢厥等临床表现为主要特征。《素门·大奇论》说："暴厥者，不知与人言。"《类经·厥逆》也说："厥者，逆也，气逆则乱，故忽为眩仆脱绝，是名为厥。轻则渐苏，重则即死，最为急候。"本例与文献所述相仿，当属中医之厥证范畴。厥证总由脏腑阴阳失调，气机逆乱所致，每因气、血、痰、湿、食、暑、虚等病因而成。患者系由肝肾之阴亏，心肝之火亢，阴阳失调，水火不济，气机逆乱所为。患者年至七七，肝肾匮乏，故平素头晕头痛，目眩，多梦，腰痛，下肢水肿；肝肾亏虚，水不济火，则心火独亢，肝阳上扰；心火上炎，直冲巅顶，故晕厥暴致。《灵枢·卫气》说："下虚则厥"此言厥之本。《灵枢·五邪》说："邪在心，则病心痛喜悲，时眩仆。"此正是心火独亢而致眩仆晕厥之论。心火亢盛，故口干而苦，大便干，小便黄，舌瘦红，脉细数；劳累则肝肾之阴愈耗，气恼则气逆更甚，按压腰部则气机愈乱，故晕厥发作。剖析本例治疗全过程，可将治法分为清心、滋阴、调阴阳三法。一为清心，初诊时，患者心火独亢，肝肾阴虚，用泻南补北、滋阴降火法，以黄连阿胶汤合二至丸加减。黄连阿胶汤是张仲景治疗肾水不足，真阴不升，心肾不交，心火独亢而致不寐之方。本病案与此病机相通，故活用经方以治晕厥，方用黄连、生地黄、黄芩以清心火；阿胶、鸡子黄血肉有情之品以峻补肾阴；墨旱莲、女贞子、益母草平补肝肾、调冲任；白芍配生地黄以养肝血；夏枯草伍生牡蛎而清肝潜阳。诸药合奏清心泻火、滋补肝肾之功，俟心火清、肝阳平，肝肾之阴得复，心肾相交，水火既济，其病自减。五诊时见胸闷烦躁，舌红脉大，心火夹痰再炽，大有死灰复燃之势，故投以清心除烦、宽胸化痰之剂。二为滋阴，二、三、四诊俱以滋阴为主，兼以降火。心火既敛，肝肾阴虚上升为主要矛盾，法随机转，故主以滋阴。阴虚则阳亢，故佐牡丹皮、盐知柏以清相火。滋阴系本案治本之大法，故服药过程中腹中包块逐渐上移、缩小，以至消失。三为调阴阳，阴阳共寓于下焦，受之父母而滋养于后天。肾阴渐充，而阳虚之象显露，故六诊时再从阴中求阳，予以调补，加用桑寄生、川续断、菟丝子、淫羊藿之属。前用牡丹皮、知柏清相火，邪火不去，肾阴难复，此以桑寄生、川续断、菟丝子、淫羊藿温肾阳，阳生阴长，相辅相成。从治法和方药推测，此患者之嗜铬细胞瘤当系肝肾之阴阳失衡，因正虚而生，在肝肾之阴阳恢复正常、正气得复之后，其瘤亦自消失。

第十章　皮肤肿瘤

第一节　皮肤癌

皮肤癌是指发生于皮肤的鳞状细胞癌和基底细胞癌。此外还有附件癌，如汗腺癌、原位癌、黑色素瘤等。鳞状细胞瘤，临床表现初期为皮肤的疣状角化斑，边缘颇硬，呈黯红色，中央部有时可见痂皮，其基底部粘连，不易剥离，强剥出血，成为小的淡红色或黄色小结节，表面顶端角化层脱落后破溃，形成溃疡，露出渗液或渗血的糜烂面，底部高低不平，坚硬而脆，触之易出血，并有恶臭分泌物，常呈乳头状或菜花样。基底细胞癌，初起为粉红色或淡黄色微透明的小结节，如针头到黄豆大，略高出于皮肤表面，渐渐生长，或其旁再生小结，融合成盘形斑块，经过反复结痂脱屑，中央部发生侵蚀性溃疡，溃疡面扁平坚硬呈珍珠样外观。边缘参差不齐，并向内卷而形成隆起的溃疡。

现代医学认为本病原因尚不清楚，可能与皮肤病（如着色性干皮病、瘢痕疙瘩、顽固性溃疡等）和物理化学性刺激（日光、紫外线、X线、煤焦油等）有关。

本病诊断主要依据病史和临床表现，可做病灶刮片及钳取活体组织做病理检查确诊。

现代医学对本病主要采用手术切除、放疗以及激光和冷冻外科、化学药物动脉灌注、局部注射及局部敷贴等方法。

本病在中医临床中多属于"翻花""石疔""黑疔"等范畴。中医学认为，皮肤癌是风毒燥热之邪久羁留恋，内耗阴血，夺精灼液，致肝血枯燥，肌肤失荣，肺气失调，皮毛不润，易招外邪，皮生恶疮。

1. 叶怡庭治皮肤癌案

张某，男，40岁。1970年8月6日初诊。

刻下症见： 左上臂三角肌下端肿块呈菜花状，周围皮肤坚紧，腹壁肿块突出，时有腹痛下利。形容消瘦，面色苍黄，纳谷不香。脉弦细，苔垢腻，舌质偏红。

辨证： 脾虚湿聚，热毒内蕴。

治法： 扶正抗邪，清热消肿。

处方： 没药 12 克，瓜蒌 12 克，丹参 12 克、牡丹皮 12 克，川黄连 5 克，黄芩 12 克，知母 12 克，天花粉 15 克，黄芪 20 克，党参 12 克，茯苓 12 克，赤白芍各 20 克，紫草 10 克，重楼 10 克，甘草 6 克，夏枯草 10 克，薜荔果 12 克，共服 14 例。

8 月 20 日二诊： 手臂、腹壁肿块有所软化，腹痛、下利好转。苔垢腻渐化，舌红未减。当增养阴之品。原方加北沙参 10 克，生地黄 12 克，服 14 剂。

9 月 6 日三诊： 两处肿块渐见缩小，纳可，便调，气色日见好转。苔薄腻。原方再服 30 剂。

本例皮肤癌与腹壁癌，在某医院治疗两年无起色，经叶怡庭治疗，病情日见起色。治疗 2 年，皮肤癌、腹壁瘤肿块完全消失，迄今十余年一直健康生活，显示了中药的疗效。

［刘伟胜，徐凯 . 肿瘤科专病中医临床诊治 [M]. 北京：人民卫生出版社，2000.］

【评析】 薜荔果，味甘性平，《本草纲目》谓之能 "固精，消肿，散毒，止血，下乳"，《本经逢原》谓："治一切风癣恶疮，为利水活血通乳要药。" 现代药理学研究证实本品具有一定的抗肿瘤作用。

2. 王品三治皮肤癌案

金某，男，61 岁。1970 年 11 月 19 日初诊。

病史： 口唇右上方生一肿物四十余年，近 1 年来因经常碰破出血，肿物逐渐增大，无痒痛。1970 年沈阳某医院病理检查示：基底细胞癌。初诊见口唇右上方（鼻唇间）有一肿物约 2.5 cm×4.0 cm 大小，高 2.0 cm，触之坚硬，伴触痛，剥去痂皮见凸凹不平的粉红色糜烂面，有臭味，颌下右侧淋巴结肿大。

辨证： 热毒湿浊内蕴，上攻头面肌肤。

治法： 清热清毒，祛腐生肌。

处方：①白砒条。白砒10克，淀粉50克，加水适量，揉成面团，捻成细条状，待自然干燥备用。②一效膏。朱砂、冰片各50克，炙炉甘石150克，滑石粉500克，粟粉100克，麻油适量，调成糊状。局部常规消毒后，于肿瘤周围间隔0.5～1.0 cm处刺入白砒条，深达肿瘤基底部，在肿物周围形成环形之后，外敷一效膏。1970年11月19日开始治疗，局部常规消毒后沿肿瘤边缘插白砒条，中心插入2段，露出部分折断，外敷一效膏，每日换药（一效膏）1次（因服用内服方恶心而停用）。

11月24日复诊：肿瘤变软变黑，形成坏死组织，与健康皮肤组织分离，局部清洁后，剪除坏死组织，露出新鲜面，外敷一效膏。

12月21日复诊：伤口愈合平坦，颌下淋巴结肿大消退而告愈。1980年7月复查，身体健康，能劳动，原瘢痕恢复平坦，10年无再发。

［刘伟胜，徐凯. 肿瘤科专病中医临床诊治 [M]. 北京：人民卫生出版社，2000.］

【评析】 中医治疗皮肤癌的医案尚少，王品三这种以外治法治疗皮肤癌，疗效可靠，也简便易行，值得推广。

3. 王品三治皮肤癌案

李某，男，87岁。

病史：自诉左侧面部生肿物3个月，开始为一痣样损伤，有痒感，搔后逐日增大、结痂，搔出血后增大迅速。检查见左面耳前方有1/2鸡卵大小的肿物，呈菜花状，色鲜红，有少许分泌物，有臭味。颌下淋巴结及左面部淋巴结无肿大。舌红，苔黄，脉弦。1980年5月9日辽宁省某医院病理检查示：癌细胞为多边形或不规则形，核大小不一，有巨细胞形成癌巢浸润生长。

辨证：热毒内蕴。

治法：清热解毒，祛腐生肌。

处方：清热解毒汤。生地黄15克，赤芍15克，连翘15克，茯苓15克，泽泻15克，马齿苋30克，蒲公英30克，忍冬藤30克，甘草6克，水煎服，每日1剂。

外用：①白砒条。白砒10克，淀粉50克，加水适量，揉成面团，捻成线条状，待自然干燥备用。②一效膏。朱砂、冰片各50克，炙炉甘石150克，滑石粉500克，粟粉100克，麻油适量，调成糊状。用法：局部常规消毒后，于肿瘤周围间隔0.5～

0.1 cm 处插入白砒条，深达肿瘤基底部，在肿瘤周围形成环形之后，处敷一效膏。

[刘伟胜，徐凯.肿瘤科专病中医临床诊治[M].北京：人民卫生出版社，2000.]

【评析】 王品三亦是外科名家，两例所示白砒条堪称秘方，弥见珍贵。本案内服外用并进，虽未说明效果，自在不言之中。

4.赵章忠治皮肤癌案

徐某，男，63岁。

病史： 1986年3月间，发现额右方皮肤隆起，逐渐增长，至7月大如蚕豆，无疼痛感，按之坚硬。7月18日由苏州某医院行手术切除术，肿块组织切片诊断为皮肤基底细胞癌。术后曾化疗两周，由于白细胞下降至 2.2×10^9/L 而中止。继之间断服中药56剂。1986年11月又发现左侧颈部淋巴结肿大，逐渐增大，至1987年1月，该肿块大至鸽蛋样，按之甚为坚硬，确诊为癌肿淋巴转移灶。患者自诉近月来低热持续，神疲乏力，纳呆，体重逐月减轻，大便干结，口渴欲饮，夜寐多梦。脉细带数，舌光红无津。

辨证： 阴虚内燥，痰热互结。

治法： 养阴润燥，清热化痰。

处方： ①养阴润燥：南沙参、北沙参各15克，生地黄15～24克，天冬、麦冬各12克，玉竹12克，川石斛12克，龟甲（先煎）15克，鳖甲（先煎）15克，天花粉12克；②清热解毒：焦栀子10克，玄参15克，黄芩10克，白菊花10克，生石膏（先煎）15～30克，夏枯草30克，白花蛇舌草30克，半枝莲30克，蒲公英30克；③化痰软坚：川贝母9克，天竺黄10克，海藻15克，海蛤壳（先煎）15克，黄药子15克，山慈菇15克；低热持续加知母12克，青蒿（后下）12克，桑白皮10克；纳呆加谷麦芽各15克，炙鸡内金10克，神曲10克；大便干结加生大黄（后下）9～12克，火麻仁（打）12克，瓜蒌子（打）10克；夜寐多梦，加首乌藤30克，合欢皮15克，酸枣仁10克，五味子6克，莲子心6克。由上药组合加减变方连续服用，曾同时服用牛黄醒消丸，每日2次，每次3克，共服6个月。

服药1个月后，胃纳渐增，口渴减轻，大便已调，3个月后身热已退，1年后体质增强，体重增加，神疲乏力减轻，肿块逐渐缩小。坚持服药5年4个月，肿块缩如蚕豆大，临床症状基本消失，唯略感乏力。停药后，嘱间断服用西洋参，每日3克。

患者皮肤癌术后淋巴转移，由于体质甚差，白细胞下降至 2.2×10^9/L；不能再用化疗或放疗。而低热持续不退，日渐消瘦，稍做室内活动则觉劳累殊甚，预后甚忧。自持续服用中药后，病情逐渐平复，体质渐强，低热消退，血象复常，肿块由鸽蛋大缩到蚕豆大，质地坚硬逐渐变软，虽未能完全消退，但已不再发展，停药后亦未见增大或发现其他转移病灶，疗效可以肯定。本例在手术后，肿瘤扩散，而体质日衰，邪热日甚，以致阴液有涸竭之虑，麦冬、天花粉、玉竹、石斛益肺胃之阴；龟甲、鳖甲、天冬滋肝肾之阴，阴液渐复，阳气随胃气之醒得以增长，且有依附之所，故亦能渐复，阴阳互生，则气阴皆与日俱充；同时适当给予清热解毒之栀子、玄参、生石膏、夏枯草、白花蛇舌草、半枝莲等；化痰软坚之川贝母、海藻、海蛤壳、黄药子、山慈菇等，其中诸药同时又多有抑制癌细胞生长作用，故能正气日益强盛而邪气逐渐衰弱。用药虽无偏倚，借其持之日久，竟能得以收功，亦可谓平淡出神奇之法。

［刘伟胜，徐凯. 肿瘤科专病中医临床诊治 [M]. 北京：人民卫生出版社，2000.］

【评析】　本例正虚显然，非但阴虚，而兼气虚，故以南、北沙参为主，气阴双补。非但正虚，而兼邪实，故养阴益气基础上加清热解毒、化瘀散结之品。处方用药贵在平和，补养不滞腻，消散不峻烈，深得中庸之道。

5. 顾乃强治皮肤癌案

林某，女，75岁。

病史： 自诉右颜面部发现黄豆大小的结节状赘生物，表面皮色黯红，赘生物高出皮肤，微痒不痛，渐渐长大，已有3个月。近2周结节增大明显，中央溃破，且向四周浸润，渗流污秽血水，溃口四周边缘隆起呈环堤状，缺口外翻，质硬。经病理证实为颜面部鳞状上皮细胞癌Ⅰ级。刻下症见：头昏乏力，精神萎靡，纳呆不香，夜寐不安，颜面如核桃大小肿块，呈菜花样增长，表面高低不平，质地坚，四周坚硬，中央破溃，渗流浆液秽血水，颌下淋巴结肿大。舌质淡红，苔薄黄腻，脉细数。

辨证：风毒之邪客于肌肤，内耗阴血，夺精灼液，肝血枯燥，肌肤失荣。

治法：养血祛风，活血化瘀，利湿解毒。

处方：①养血活血：当归 12 克，白芍 12 克，丹参 12 克；②祛风解毒：防风 9 克，白芷 9 克，蟾皮 9 克，茯苓皮 12 克；③软坚破瘀：三棱 12 克，莪术 12 克，鬼箭羽 15 克，山慈菇 12 克，海藻 12 克；④利湿解毒：生薏苡仁 30 克，土茯苓 30 克，金银花 15 克，夏枯草 15 克，半枝莲 15 克；头晕加生黄芪 30 克，女贞子 12 克，制何首乌 15 克，党参 12 克；疮面溃烂加连翘 15 克，栀子 12 克，蜀羊泉 30 克，生薏苡仁 30 克；阴伤精少加生地黄 30 克，玄参 15 克，石斛 15 克，白茅根、芦根各 30 克，天花粉 12 克；大便燥结加全瓜蒌 15 克，枳实 12 克，火麻仁 30 克，玄明粉（冲服）12 克；纳呆加谷芽 9 克，砂仁（后下）3 克，白术 10 克，鸡内金 9 克。

外治法选用：去腐拔毒千金散（制乳香 15 克，制没药 15 克，轻粉 15 克，朱砂 15 克，煅白砒 6 克，赤石脂 15 克，五倍子 15 克，雄黄 15 克，醋制蛇含石 15 克，研末涂于结节溃疡面上，外用金黄膏覆盖），每日 1 次，直至瘤体蚀尽脱落。止血桃花散（白石灰 45 克，牛大黄片 45 克，先将大黄煎汁，白石灰用大黄汁泼成末，再炒，以石灰变成红色为度，筛细备用）。凡赘生瘤体蚀尽，疮面渗血，或瘤体溃烂渗流污血不止，可将药末撒于患处。

本例皮肤癌治疗上取内服与外治相结合，经治瘤体消失，疮面平复愈合，经病理复查患处，已无瘤细胞存在。随访 5 年，病灶无转移和复发，疗效肯定。

［刘伟胜，徐凯. 肿瘤科专病中医临床诊治 [M]. 北京：人民卫生出版社，2000.］

【评析】 顾乃强乃中医外科大家。以风毒论治，实高人一筹，所谓"巅顶之上，惟风可到""伤于风者，上先受之"。其处方用药犹如精兵强将，更兼外治以祛腐拔毒，如此里应外合，自然稳操胜券。

第二节 恶性黑色素瘤

恶性黑色素瘤简称"恶黑瘤"，是一种来源于黑色素细胞的高度恶性肿瘤。

起病隐匿，误诊率高，预后很差。常发生在皮肤和邻近皮肤的黏膜、眼球的眼球血管膜和脑膜的脉络膜丛，也可见于消化道黏膜及手足等处。恶性黑色素瘤、鳞状细胞癌和基底细胞癌均最常见于浅肤色人种和长期受紫外线照射的皮肤。受紫外线照射的强度与发病率有明显关系。恶性黑色素瘤发病率近年不断地上升，不同人种有很大差异。澳大利亚、新西兰的恶性黑色素瘤死亡率最高（5～6人/10万），日本和香港最低（0.2人/10万）。据报道，恶性黑色素瘤的发病率远不如基底细胞癌和鳞状细胞癌，约占皮肤恶性肿瘤的1%。现代医学对它的治疗主要是行广泛手术切除及淋巴清扫，外加免疫治疗、化疗、放疗等，早期预后良好。

中医文献中虽然没有恶性黑色素瘤的病名，但是有不少类似本病临床表现的记载。明代陈实功著《外科正宗》一书中提到"多生于足……初生如粟，色似枣形，渐开渐大，筋骨伶仃，乌乌黑黑，痛割伤心，残残败败，污气吞人，延至踝骨，性命将倾……古人有法，截割可生"。恶性黑色素瘤的发生多由于风邪搏于血气，变化所生；或脉络之血，滞于卫分，阳气束结而成；肾中浊气混于阳，阳气收束所致，和血凝气滞等因素有关。《诸病源候论·黑痣候》谓："有黑痣者，风邪搏于血气，变化生也。夫人血气充盛，则皮肤润悦，不生疵痕。若虚损则黑痣变生。"《外科正宗·黑子》曰："黑子，痣名也。皮肾中浊气混滞于阳，阳气收束，结成黑子，坚而不散。"这些论述表明，恶性黑色素瘤之基本病因乃在虚损的基础之上，或外邪搏于血气，或阳气束结而致血瘀气滞。瘀血结聚，乌黑肿块，瘀久化热，热毒瘀阻，则色红溃烂，流污黑血水。虚者，血气虚，肾气虚；实者，血瘀气滞，瘀毒壅阻。

1. 高伟治恶性黑色素瘤案

张某，77岁。1997年9月18日初诊。

病史：患者右足跟长一绿豆大黑痣，因经常下田劳动，摩擦溃烂，1年后溃烂逐渐增大，距今已7～8个月，经省某医院病理切片检查为恶性黑色素瘤，拟截肢。因年老体弱，又因经济困难，不愿手术及化疗，求治于中医。检查：左足跟溃烂6 cm×6 cm，溃疡面高低不平，流黄水，患部已失去知觉，自觉口干，饮水不解渴，舌淡，苔薄，脉细弱。

辨证：年老体衰，久病气血两亏，肝肾不足，热毒瘀结。

治法： 益气养血，滋补肝肾，佐以清热解毒。

处方： 参芍杞英汤。党参、黄芪、白术、茯苓、怀牛膝、半枝莲各15克，薏苡仁、白花蛇舌草、牡蛎（先煎）各30克，神曲、枸杞子、蒲公英各20克，炒白芍、甘草各9克，陈皮6克。7剂，每日1剂，每剂煎服3次，饭后2小时服用，剩下药渣再煎1次，泡足，每次30分钟，每日早晚各1次。外用锡类散1/2支，六神丸（研碎）10粒，二药混合撒于患处。

四诊： 创面已不流黄水，并逐渐收口。

五诊： 患处已知疼痛。

1998年1月13日复诊： 溃疡处已愈合，无任何不适。为巩固疗效，又继服中药10剂，前后服药78剂。1999年7月10日随访，患者仍健在。

［高伟，高群．肿瘤及其手术、放化疗并发症辨治体会 [J]．安徽中医药大学学报，2000（4）：36-38．］

【评析】 三因制宜，医家必须。该患者年至耄耋，治疗自然不能无所顾忌。所幸医家识此，处方用药自有法度，结合外治，顽疾恶候亦得告愈，令人称道。

2.肖梓荣治黑色素瘤案

【案一】

严某，女，64岁。1972年6月19日入院。

病史： 患者3年前，发现左足底生一黑色结节，如绿豆大，增长较快，后溃破，有奇臭。经某医院病理切片诊断为恶性黑色素瘤，转来我院医治。入院检查：左足底第二趾基底部肿块约3.5 cm×3 cm×1 cm大小，疮面有少量黑色分泌物，奇臭，左侧腹股沟淋巴结肿如蚕豆大小。

处方： 上五虎丹糊剂2次。2周后，肿瘤组织坏死脱落，继上红升丹，每2天换药1次，内服菊藻丸，3个月后疮面完全愈合。切片复查报告为：大量炎性细胞，未见恶性黑色素瘤细胞。出院时检查，原左腹股沟肿大的淋巴结已消失，共住院118天。临床治愈出院。

多次随访，患者全身情况好，局部组织柔软、光滑、平整，未发现转移现象。

【案二】

欧阳某，男，58岁。1973年5月14日入院。

病史：患者1年前于右足跟长一新生物，小而色黑，继而溃烂，久不愈合。经某医院病理切片检查，报告为右足跟恶性黑色素瘤。入院检查：右足跟黑色溃疡约3.5 cm×2.5 cm大小，有少量黑色分泌物。右侧腹股沟淋巴结稍肿大。

处方：共上五虎丹糊剂6次，3周后肿瘤组织全部坏死脱落。继上红升丹，内服菊藻丸。

半年后疮面逐渐愈合，切片2次，均未见黑色素瘤细胞。共住院230天，临床治愈出院。

【案三】

孙某，男，47岁。1973年6月2日入院。

病史：患者3年前于左背部长一新生物。如绿豆大，增长迅速。以后在周围出现几个卫星病灶，最大的约3 cm×4 cm×0.5 cm大小，色紫红，不疼痛。经某医院病理切片检查，报告为恶性黑色素瘤。

处方：局部上五虎丹钉剂2次，每次上2.5支，含丹量约3克，肿瘤坏死组织脱落，继上红升丹以促使疮面愈合，每2天换药1次，内服菊藻丸及破瘀软坚，抗癌解毒的中药。生地黄2克，金银花12克，紫草9克，漏芦9克，三棱9克，莪术9克，当归尾9克，菊花9克，土茯苓15克。

共五十余多剂，疮面愈合。住院70天，临床治愈出院。

【案四】

李某，男，35岁。1974年6月11日入院。

病史：患者10年前，发现右大腿生一黑色肿块，经某医院病理切片报告为恶性黑色素瘤，分别于1964年和1972年两次行局部切除；第二次术后仅1个月又复发，右侧腹股沟淋巴结肿大，曾赴杭州某医院做局部广泛切除，并给予博来霉素治疗。3个月后，左臀部又生一黑色肿块。入院时该肿瘤约2.5 cm×1.5 cm大小，质中等硬，边缘清楚，与皮肤不粘连。

处方：上五虎丹糊剂2次，约含丹药15克，2周后肿块组织坏死脱落。继上红升丹，内服菊藻丸。

2个月后，疮口完全愈合，瘢痕平整。切片复查，未见癌变。住院81天，临床治愈出院。

【案五】

王某，男，70岁。1976年3月2日入院。

病史：患者半年前，发现左脚掌接近小趾处长一新生物，初为黄豆大，增长颇快，局部疼痛，溃破后流黄水样分泌物，经某医院病理切片报告为恶性黑色素瘤。入院检查，左脚掌近小趾处肿块约为2.5 cm×2.5 cm大小，溃破流黄黑水，量少而臭，体表淋巴结不肿大。

处方：局部上拔毒钉3次，每次上2.5支，约3周后，肿瘤组织坏死脱落。继上红升丹，2天换药1次，内服菊藻丸及祛瘀散结、抗癌解毒的中药（基本同第三例）120多剂，疮面愈合平整。

切片复查，未见恶性病变。共住院202天，临床治愈出院。

【案六】

刘某，男，46岁。1978年5月12日入院。

病史：患者两年前发现左脚背外侧生一肿块，如蚕豆大，色红不痛，增长较快，溃破后肉芽组织色黑，呈菜花样外翻，约2.5 cm×2.5 cm大小，经某医院病理切片确诊为恶性黑色素瘤，曾服中药、西药，无明显疗效，建议截肢。入院时左右腹股沟及左锁骨上淋巴结肿大。

处方：经上五虎丹钉剂3次，每次3.5支，3周后，肿块组织坏死脱落。继上红升丹，内服菊藻丸及软坚散结、抗癌解毒的中药（紫草、天葵子、牡蛎、夏枯草、山豆根、金银花、白石英、薏苡仁、香附、甘草）五十余剂，疮面基本愈合，腹股沟淋巴结明显缩小。

共住院64天，治疗有效后出院。

［史宇广．当代名医临证精华·肿瘤专辑[M]．北京：中医古籍出版社，1992．］

【评析】　湖南中医学院肖梓荣教授，对体表恶性肿瘤的研究曾获1987年湖南省科学大会成果奖。他主张以毒攻毒，以五虎丹（水银180克，白矾180克，青矾180克，牙硝180克。食盐90克。按降丹法炼制，炼成白色结晶者为佳，炼成150～180克）为主，内服自拟经验方——菊藻丸（菊花、海藻、三棱、莪术、党参、黄芪、金银花、山豆根、山慈菇、漏芦、黄连各100克，重楼、马蔺子各75克，制马钱子、制蜈蚣各50克，紫草25克，熟大黄15克，共研细末，用紫石英 1000 克煅红置于 2000 克黄醋水中，冷却后将其过滤，以此醋为丸，如梧桐子大，每日 2 ～ 3 次，每次 25 ～ 30 粒），治疗体表恶性肿瘤 115 例，总有效率为 79.1%。其中恶性黑色素瘤 6 例，均获满意疗效。治疗恶性黑色素瘤，具有以下特点：一是外治为主以毒攻毒，拔除病灶。所用的五虎丹制剂，善于去腐拔毒，涂上或插入肿瘤组织后 1 ～ 3 周，癌瘤病灶即坏死脱落，继用去腐提脓的红升丹以促使疮面愈合。据临床观察，五虎丹制剂除作用于病灶局部外，还可清除潜伏或残留在周围组织甚至已向淋巴转移的毒素。曾治疗 55 例鳞状细胞癌，治疗前附近淋巴肿大的有 18 例，治疗后有 14 例消失。二是外治与内治相结合，菊藻丸是自拟经验方，能活血化瘀、软坚散结、清热解毒、祛风止痛，治疗癌肿有一定疗效。只有内外夹攻，才能彻底清除潜伏在机体内的余毒，以绝后患。

【附录】

（1）五虎丹糊剂：五虎丹结晶 1.2 克，蟾酥 0.5 克，红娘 0.5 克，斑蝥（去头足）0.5 克，洋金花 1 克，以糯糊 2 克调成糊状，涂于溃疡面，以普通膏药覆盖之。五虎丹组成：水银 180 克，白矾 180 克，青矾 180 克，牙硝 180 克，食盐 90 克，按降丹法炼制，炼成白色结晶者为佳，以上配料可炼五虎丹 150 ～ 180 克。

（2）五虎丹钉剂：药物组成及分量同糊剂，用米饭赋形，搓成两头尖的棱形钉剂，阴干备用，每支长 4 cm，中间直径 0.3 cm，重约 0.72 克，多用于突出皮肤的癌肿，在癌肿的基底部平插入癌肿的中央，视癌肿的大小可 1 次插入 2 ～ 5 个半支，癌肿大的分期插药，待第一次插药处肿块组织坏死脱落后再上第二次，然后用外科膏药覆盖之。

（3）红升丹（又名三仙丹）：水银 30 克，白矾 24 克，火硝 21 克，按升丹法炼制，研末待用。癌瘤组织上五虎丹坏死脱落后，改用此丹，每次以少许撒于疮面，外贴普通膏药保护，每 2 天换药 1 次，直至疮面愈合。

（4）菊藻丸：菊花 100 克，海藻 100 克，三棱 100 克，莪术 100 克，党参 100 克，黄芪 100 克，银花 100 克，山豆根 100 克，山慈菇 100 克，漏芦 100 克，黄连 100 克，重楼 75 克，马蔺子 75 克，制马钱子 50 克，制蜈蚣 50 克，紫草 25 克，熟大黄 15 克，共研细末，用紫石英 1000 克，煅红置于 2000 克黄醋水中，冷却后将其过滤，以此醋为丸，如梧桐子大，每日 2 ～ 3 次，每次 25 ～ 30 粒，饭后 1 小时温开水送服，禁食刺激性食物。

第十一章 其他系统肿瘤

1. 胡安邦治腹膜后转移性透明细胞癌案

魏某，男，40岁。1961年9月28日初诊。

病史：患者两个月前在当地某医院因腹部肿块做手术探查，发现腹膜后转移性癌。无法切除，乃来我院治疗。刻下症见：左胁部硬块如橘子大小，不能推动，腹部疼痛，食欲不振，口渴，苔黄腻。切片会诊为（腹膜后）转移或浸润性透明细胞癌。

处方：炙鳖甲（先煎）18克，全蝎6克，炒枳实4.5克，青皮6克，焦山楂9克，桃仁9克，杏仁9克，全瓜蒌9克。

10月5日二诊：7剂药后睡眠胃纳均好，脉软滑。苔黄腻。上方加减续服，共35剂，病情逐渐好转。

11月2日三诊：腹部肿块胀痛，并无其他不舒，仍予通散。处方：青皮6克，橘叶6克，广木香4.5克，大腹皮6克，川楝子9克，丹参9克，红花4.5克，桃仁9克，赤芍9克，白芍9克，全蝎粉（冲服）1.5克。

11月9日四诊：调理以来，精神食欲较好。目前腹部仍有胀痛，头晕耳鸣，舌中、舌后面有黄腻苔，脉象浮滑。再守前法兼入养阴疏肝息风之品。处方：制何首乌9克，菊花9克，沙苑子9克，刺蒺藜9克，橘叶6克，桃仁9克，红花4.5克，赤芍6克，白芍6克，全蝎粉（冲服）1.5克，鳖甲煎丸（吞服）12克。

11月16日五诊：服7剂后，头晕耳鸣减轻，食欲增进。原方续服7剂。

11月28日六诊：左腹胀痛，头晕耳鸣，舌赤，脉象虚弦。处方：牡蛎（先煎）15克，穿山甲12克，鳖甲煎丸（吞服）12克，全蝎6克，青皮6克，木香4.5克，五灵脂（包煎）9克，桃仁9克，杏仁9克。

此方每天服1剂，共计100剂左右，并未接受任何其他疗法或单方治疗，腹块消失，情况良好。1962年4月10日开始半天工作。1963年3月7日又经外科检查，左上腹肿块未扪及。1970年起恢复全天工作。

[史宇广.当代名医临证精华·肿瘤专辑[M].北京：中医古籍出版社，1992.]

【评析】 患者正值中年，体质尚好，正气未衰，故以通散为主，直捣穴巢。用药轻清精练，也是取得全胜的一个重要方面。

2. 关幼波治胚胎型肝母细胞瘤术后复发案

王某，男，2岁。1982年10月8日初诊。

病史： 因发现患儿上腹部有一包块而来诊。患儿面色萎黄，精神怠倦，食欲不振，二便正常。无黄疸、发热、呕吐等症状。查体：体温36.7℃，脉搏90次/分，体重9千克，发育营养尚可，轻度贫血征，皮肤及巩膜无黄染，浅表淋巴结未见肿大，无颈静脉怒张，心肺未闻异常杂音，剑突下肝体可触及一5 cm×6 cm包块，边界清，质硬，表面不光滑，稍可移动，触之不哭闹，右肋下可触及肝脏1 cm，质软，叩诊肝上界位于右锁骨中线第5肋间，脾脏可扪及边缘；余未见异常。实验室检查：血红蛋白10.8g/L，红细胞$2.9×10^{12}$/L，白细胞$6.35×10^9$/L，肝功能正常；甲胎蛋白（对流电泳法）呈阳性，B超探查发现肝左叶占位性病变，疑肝左叶肿瘤。1981年9月9日在全麻下行剖腹探查术。术中见肿瘤位于肝脏左外叶，约7 cm×5 cm×5 cm大小，肝右叶正常，肝门及胃周围未见肿大淋巴结。行肝左叶切除术。病理报告：胚胎型肝母细胞瘤。

术后患者情况尚好，但于手术5个月后B超复查时，又发现肝右叶有新的占位性病变，回声特点与1981年8月26日肝左叶包块特点相同，经多次定期B超复诊，根据肝母细胞瘤发病特点，结合病史考虑，诊断肝母细胞瘤复发是有依据的。患儿不适宜进行第二次手术，故进行保守治疗。虽用中西药治疗半年余，病情不见好转，1982年9月27日B超肝右叶锁骨中线附近可见2.8 cm×2.4 cm及1.6 cm×1.6 cm占位性病变两处。于1982年10月8日请关教授会诊。刻下症见：患儿发育正常，营养尚好，但精神欠佳，面色萎黄少泽，精神怠倦，食欲不振，舌苔薄而微黄，脉沉弦。

辨证： 肝郁血滞，毒邪未清，阳气受损，本应标本兼治，毒热未清。

治法： 先活血解毒，再以扶正祛邪。

处方： 重楼 10 克，山慈菇 6 克，全瓜蒌 10 克，野菊花 10 克，焦白术 10 克，酒黄芩 10 克，赤芍 10 克，白芍 10 克，全当归 10 克，泽兰 10 克，香附 10 克，生牡蛎（先煎）10 克，鸡内金 10 克，鳖甲（先煎）10 克。连服 14 例，每日 1 剂，水煎分 2 次服。

1983 年 1 月 17 日二诊： 患儿于 11 月初开始服药，服 5 剂后，食量增加，精神好转，服 20 剂后，饮食正常，精神饱满，苔薄黄腻，两脉弦。B 超复查：肝右叶较大，回声欠均匀（未拍片）。脉症合参，肝郁缓解，气滞渐舒。故而继服活血解毒之剂，佐以扶正之品。处方：生黄芪 10 克，重楼 10 克，山慈菇 6 克，瓜蒌 15 克，野菊花 10 克，山楂 10 克，白芍 10 克，焦白术 10 克，酒黄芩 10 克。生牡蛎（先煎）10 克，鸡内金 10 克，丹参 10 克，醋香附 10 克，鳖甲（先煎）10 克，藕节 10 克。14 剂。每日 1 剂，水煎分 2 次服。

3 月 1 日三诊： 服药 25 剂，精神及食欲均已正常，但时有低热，苔薄黄，两脉弦滑。B 超复查，肝右叶较大，右叶较强回声区性质待定。患儿毒热内蕴，气阴受损，但经祛邪扶正治疗，体内阴阳正处在消长之中，低热是客观反应，故治法不变，稍佐解肌退热之品，以促阴平阳秘，气血调和。处方：生黄芪 15 克，重楼 10 克，山慈菇 10 克，瓜蒌 20 克，野菊花 10 克，泽兰 10 克，丹参 10 克，生牡蛎（先煎）10 克，鸡内金 10 克，赤芍 10 克，白芍 10 克，牡丹皮 10 克，鳖甲（先煎）10 克，香附 10 克，银柴胡 3 克。20 剂。每日 1 剂，水煎分 2 次服。

服药 2 剂后，患者始有轻度腹泻，清水样便，每日 2～3 次，服药 5 剂后，腹泻次数明显增多，甚则日 10 次以上。这是加用银柴胡伤伐胃气所致，故减去。而加用炒苍术 10 克，炒白术 10 克，以增强健脾止泻之力。然而服药后，腹泻却有增无减，故服 2 剂后嘱患儿停药观察。患儿精神及饮食均正常，毫无体倦疲乏之征象，较前却更加活泼，低热也明显减退，服药则泻，停药则当日即止。关教授指出：患儿虽日泻十余次，但精神、饮食、活动均正常，低热也有减退，说明胃气未乏，正气未损。腹泻是由瘀血散、毒邪去所致，因此不减银柴胡，继服 10 剂观察疗效。患儿服药 3 剂后，腹泻次数逐日减少，服 9 剂时腹泻已止。

3 月 27 日四诊： 患儿虚热已退，腹泻止，纳食佳。精神好，舌苔薄黄，两脉弦滑。结合脉症，患儿正气已复，瘀邪已散。治法应以益气扶正为主，软坚化瘀为辅。处方：生黄芪 15 克，炒苍术 10 克，炒白术 10 克，青皮 10 克，陈皮 10 克，藿香（后下）

5克，茯苓10克，瓜蒌10克，赤芍10克，白芍10克，泽兰10克，香附10克，山慈菇5克，鳖甲（先煎）10克，山药10克，生姜3克。20剂。每日1剂，水煎分2次服。

4月26日五诊：服药20剂后，精神饮食甚佳，舌苔薄白，两脉沉滑。B超复查，肝内未见占位性病变（未拍片）。仍宗前法化裁以巩固疗效。处方：生黄芪15克，炒苍术10克，炒白术10克，青皮10克，陈皮10克，藿香5克，重楼10克，泽兰10克，生牡蛎（先煎）10克，香附10克，丹参10克，山慈菇10克，鸡内金10克，赤芍10克，白芍10克。20剂。每日1剂，水煎分2次服。

6月15日六诊：经过8个月治疗，患儿自觉症状消失，精神及饮食甚佳，体重明显增加，舌苔薄白，两脉沉滑。B超复查，肝内未见占位性病变，回声正常。治法依然同前。处方：生黄芪15克，炒苍术10克，炒白术10克，藿香5克，茯苓10克，重楼10克，牡丹皮10克，泽兰10克，香附10克，生牡蛎（先煎）10克，丹参10克，青皮10克，陈皮10克，山慈菇10克，鳖甲（先煎）10克，鸡内金10克，赤芍10克，白芍10克，土贝母5克，瓜蒌10克。30剂。每日1剂，水煎分2次服。

10月10日复查：患儿无所苦，发育良好，精神、体力甚佳，纳食正常。B超复查，肝内仍未见占位性病变。

［史宇广．当代名医临证精华·肿瘤专辑[M]．北京：中医古籍出版社，1992.］

【评析】　疾病复杂，体质不一，即使用药无误，也往往有某些不适，这就要全面分析，正确判断。本案出现低热，关教授指出，低热是客观反应，故治法不变，出现腹泻，经过观察，也认为是瘀血散，毒邪去所致，非专家难以及此。临床上常有抗癌药用后疼痛反而加重，或瘀血溃出者，只要辨证用药无误，可以"药非眩瞑，其疾弗瘳"作答，也可取得患者及其家属的理解与支持。当然，在判断未决的情况下，停药观察，是最简单的办法。

3. 钱伯文治脊索瘤案

裘某，男，18岁。

病史：患者骶尾部疼痛逐渐加剧，大便溏薄，小便淋沥，于1976年2月至某医院摄片检查，诊断为骶尾部脊索瘤或骶骨巨细胞瘤，要求用中药治疗。刻下症见：患者除骶尾部疼痛外，每次大小便都感到困难，尤其是小便时，每次须蹲下后才能淋沥不断地解出一些小便。骶尾部疼痛严重时，步行艰难，精神萎靡，胃纳不佳。舌苔薄腻，脉象细濡。

辨证：肾气不足，气虚血衰。

治法：益气养血补肾。

处方：怀山药 12 克，茯苓 12 克，生熟薏仁各 24 克，生熟地黄各 12 克，山茱萸 9 克，桑寄生 24 克，淫羊藿 24 克，赤白芍各 9 克，川牛膝 9 克，丹参 9 克。

二诊：服药后症状未见减轻。舌苔薄腻，脉象细弦。治以活血消肿，佐以补肾。处方：莪术 12 克，赤芍 12 克，丹参 12 克，生大黄（后下）9 克，蜈蚣 2 条，怀山药 24 克，生熟地黄各 12 克，桑寄生 24 克，淫羊藿 24 克，川牛膝 9 克，生熟薏苡仁各 24 克。牛黄醒消丸（分吞）3 克。

三诊：脉症如前，治法仍宗上意加减。原方加三棱 12 克，牡丹皮 12 克，牛黄醒消丸（分吞）3 克，六味地黄丸（分吞）12 克。

四诊：患者骶尾部疼痛有所减轻，胃纳尚可，唯大小便仍感困难。苔薄，脉细弦。前方稍有见效，治法仍宗上意。处方：莪术 12 克，赤芍 12 克，丹参 12 克，生大黄 9 克，桃仁泥 12 克，蜈蚣 3 条，生熟地黄各 12 克，桑寄生 24 克，补骨脂 9 克，川牛膝 9 克，生熟薏苡仁各 24 克。牛黄醒消丸（分吞）3 克，六味地黄丸（分吞）12 克。

五诊：上方药连服 1 个多月之后，骶尾部疼痛减轻，大小便困难亦有好转，胃纳尚可。前方既效，毋用改辙。原方加红花 6 克，生黄芪 12 克。小金丹，每日 3 次，每次 3～4 片。六味地黄丸（分吞）12 克，牛黄醒消丸（分吞）3 克。

嗣后基本上按照上述方法治疗，连续服药 1 年多，骶尾部疼痛消失，大小便完全正常。1977 年 X 线摄片复查，骶骨中部原有大片破坏，现破坏区域出现钙化。

［董建华 . 中国现代名中医医案精华二 [M]. 北京：北京出版社，1991.］

【评析】 以肾虚论治，自在情理之中，小便困难，显系肾气虚膀胱气化不利，用八味肾气丸或济生肾气丸温阳化气利小便似乎更为合适。既然"气虚血衰"，为何在五诊才用了生黄芪 12 克，值得推敲。

4. 夏少农治血管瘤案

【案一】

时某，女，25 岁。

病史： 患者右腮起一肿块，约 3 cm×3 cm，质软如绵，按之肿势可转平坦，有轻微压痛。诊为海绵状血管瘤。脉细，舌红。

辨证： 气虚不能帅血，阴虚血热，而致血热妄行，瘀阻血脉。

治法： 益气养阴，凉血行瘀，佐以攻毒之品。

处方： 黄芪 15 克，党参 12 克，赤芍 12 克，白芍 12 克，麦冬 12 克，北沙参 12 克，紫草 12 克，牡丹皮 9 克，蜀羊泉 30 克，夏枯草 15 克。

二诊： 7 剂药后肿块即得缩小。因气虚得充，血热得凉，瘀血行散，血行通畅，肿块自然消小，前法既合，可遵原意进之。原方加桑叶 6 克，14 剂。

三诊： 腮面部肿块明显缩小，压痛轻微，精神较振，毋庸改弦易辙，继以上方连进。

【案二】

陶某，女，40 岁。

病史： 患者背部红丝密布，自幼迄今，近年来逐渐扩大延及整个背部，虽经中西治疗均无效。诊见整个背部皮肤呈紫红色斑片，按之无痛感，诊为毛细血管瘤。

辨证： 气虚失帅血之权，血得热则妄行，瘀阻脉络、肌表。

治法： 益气养阴凉血，和荣行瘀。

处方： 黄芪 15 克，党参 15 克，白芍 12 克，当归 9 克，红花 6 克，牡丹皮 9 克，丹参 12 克，生地黄 12 克，蒲公英 15 克，赤芍 9 克，紫草 12 克。

二诊： 服 14 剂，背部紫红色斑片转淡，血瘀得行之兆，治以原法出入。上方加土茯苓 15 克。按上方连服 2 个月，背部红斑全部消失。

［史宇广. 当代名医临证精华·肿瘤专辑 [M]. 北京：中医古籍出版社，1992.］

【评析】 夏少农在临床中曾治疗多例血管瘤，究其病因多为气不帅血，阴虚血热，致血热妄行，瘀阻血脉。治宜益气养阴，凉血行瘀，每能取效。

5. 俞岳真治软组织腺泡状肉瘤案

梁某，男，35 岁，1972 年 11 月 20 日初诊。

病史： 患者因左大腿外侧无痛性包块渐进性增大 2 年，伴行走时酸胀感，1972 年 10 月 27 日于县医院住院，要求手术切除。入院检查：一般情况佳，心肺（－），左大腿中外侧可见核桃大小包块，表面光滑，边界清，基底活动，无压痛及实质性包块。入院拟诊：左大腿外侧肌纤维瘤。入院后 4 天，于局部麻醉下行左大腿外侧包块切除术。术中见肿块与大腿外侧肌纤维有粘连，分离后切除，并送病理切片。11 月 8 日某医院病理检验报告为软组织腺泡状肉瘤。11 月 9 日患者住入某医院外科。入院后曾做左股淋巴结活组织检查，结果为慢性炎症。患者经考虑，决定进行中草药治疗，于 11 月 18 日拒绝手术，自动出院。11 月 20 日坐手拉车来我院中医门诊，其人形体憔悴，面色无华，股上刀口久不愈合，流出淋巴液样似脓非脓之物，股骨沟淋巴结肿大，脚难行走，目视无力，汗出淋漓，脉虚涩，拟为气血衰少。《黄帝内经》上曾说："邪之所凑，其气必虚"。此证不特气虚，阴亦不足。

治法： 补气益阴，活血和营，佐以散结软坚。

处方： 党参 12 克，黄芪 12 克，当归 12 克，白芍 9 克，熟地黄 12 克，枸杞子 12 克，夏枯草 9 克，生牡蛎（先煎）18 克，红花 2.4 克，炙甘草 3 克，生姜 3 片，大枣 3 枚。

11 月 25 日二诊： 服药 5 剂后，精神情况好转，继续原方加减。处方：党参 12 克，黄芪 12 克，莪术 9 克，炙甘草 3 克，当归身 9 克，熟地黄 18 克，枸杞子 12 克，白芍 9 克，川石斛 9 克，夏枯草 9 克，红花 2.4 克。

11 月 30 日三诊： 5 剂药后，精神虽逐日好转，发现两腿足一时觉寒，移时又热，此为久病入络，血络通涩无定，故寒热互异。拟前法参入通络之品。处方：丝瓜络 9 克，忍冬藤 12 克，全当归 12 克，白芍 9 克，桂枝 5 克，党参 12 克，熟地黄 18 克，炒黄芪 12 克，怀牛膝 9 克，炙甘草 3 克，红花 2.4 克。

12 月 5 日四诊： 服前药后，两脚寒热调和，原法加减。处方：丝瓜络 9 克，忍冬藤 15 克，全当归 12 克，白芍 9 克，赤芍 5 克，黄芪 12 克，熟地黄 18 克，枸杞子 9 克，木瓜 12 克，党参 12 克，红花 2.4 克，炙甘草 3 克。

12月10日五诊：服上药后，能扶杖步行，前来门诊，病情大有好转，续用原法加减。处方：丝瓜络9克，忍冬藤9克，全当归12克，白芍9克，桂枝5克，太子参15克，熟地黄18克，炒黄芪15克，怀牛膝9克，炙甘草3克，红花2.4克，木瓜12克。

12月15日六诊：上药服后，能弃杖行走。继服上药原方去桂枝，5剂。

12月20日七诊：药后精神情况一切都已转好，刀口愈合，步行轻便。拟服下药调养。处方：党参15克，当归身9克，熟地黄18克，白芍9克，炙甘草3克，木瓜12克，枸杞子9克，忍冬藤9克。

［史宇广. 当代名医临证精华·肿瘤专辑 [M]. 北京：中医古籍出版社，1992.］

【评析】 综观上述病例，用药以初方为主，药用参、芪、归、芍、炙甘草补气益营；熟地黄、枸杞子以养阴；牡蛎、夏枯草软坚散结；少入红花活血；大枣以安内；生姜以攘外。三诊发现两足寒热不和，认为血络通涩无定，故寒热互异，这是关键问题，加入丝瓜络、忍冬藤于温和气血之药中，不特调和营卫，且可通行经络，所以疾病日渐好转，以后始终以原法加减收功。从初诊日服药起共服中药33剂，终于治愈。由于气滞血瘀，气血流行失其常度，肿瘤因而得以赘生。中医的治疗方法，不外是使血无凝者，气可宣通，即是《黄帝内经》上所说的"疏其气血，令其条达，而致和平"。只要这样辨证施治，对轻浅程度的肿瘤病，或许是可以治愈的。

6. 秦厚生治滑膜肉瘤案

高某，女，13岁。

病史：自1977年2月初，左下肢内踝上方约3寸处出现一肿物，不痛不痒，至4月肿物逐渐增大破溃，有少量分泌物恶臭，自觉局部麻木痒感，无明显疼痛，于4月初到某医院肿瘤门诊就诊。曾取活体检查，病理报告为左下肢滑膜肉瘤（纤维型），该院建议手术治疗，又到某医院检查诊断仍同上，建议截肢治疗，患儿家长不愿手术，遂于1977年4月27日来我院门诊就诊。刻下症见：患者一般情况好，浅表淋巴结不大，心肺（－），腹平软，肝脾未及，左下肢内踝上方有3 cm×3 cm肿物高出皮肤，基底部发硬，表面有清稀血性分泌物，有恶臭味，腹股沟淋巴结未及，舌苔薄白微腻，脉细滑。

辨证：蓄毒日久发而成疮。

治法：扶正祛毒。

处方：生黄芪 15 克，透骨草 30 克，忍冬藤 15 克，川牛膝 30 克，伸筋草 30 克，白术 10 克，党参 10 克，紫草 18 克。内服出毒片 500 片，早、中、晚各服 5 片，温开水送下。外敷出毒散，每日换药一次或隔 2～3 日一次。

经上方治疗至 1977 年 7 月 5 日，肿物已缩小至 2 cm×2 cm 仍未收口，有少量血性分泌物，分泌物已变黏稠且无臭味，苔薄白，脉细滑。按下方继续治疗。白术 10 克，合欢皮 15 克，首乌藤 15 克，炒薏苡仁 30 克，稻芽 30 克，竹茹 10 克，陈皮 3 克，全瓜蒌 30 克，赤芍 10 克。继内服出毒片 500 片，早、中、晚各服 5 片，外敷出毒散。

经上方治疗至 1977 年 9 月 5 日，肿物已平，并已收口，唯时感头晕，夜寐不安，苔微黄，脉弦滑，正气已复，再拟清调肠胃，兼除余毒。处方：竹茹 10 克，陈皮 30 克，珍珠母（先煎）30 克，稻芽 30 克，陈麦芽 15 克，忍冬藤 15 克，焦槟榔 10 克，赤芍 10 克，神曲 12 克。继服出毒片 500 片，早、中、晚各服 5 片。

患者经服清调肠胃兼排余毒之剂，进行调理数月，已获临床治愈，经 1 年的随诊观察，患者未见复发及转移，目前身健，无任何不适，发育正常，身高增加 17 cm，体重增加十余千克与正常人相同。

附注：出毒片，系独角莲研末制片备用（每片 0.3 克）。出毒散，系独角莲 30 克加轻粉 6 克同研备用。

［北京市老中医经验选编委员会 . 北京市老中医经验选编 [M]. 北京：北京出版社，1980.］

【评析】　中医学中虽无"滑膜肉瘤"记载，但从临床表现属于中医"痈疽"范围，如古代医籍中有这样的记载："痈之深者曰疽，疽深而恶，痛减而大。"《灵枢·痈疽》记有："热气淳盛，下陷肌肤，筋髓枯，内连五脏，血气竭，当其痈下，筋骨良肉皆无余，故命曰疽。疽者，上之皮夭以坚，上如牛领之皮。"《医学入门》谓："疽者，沮也，为阴，属五脏毒攻于内，其发缓而所患深沉。"可见"疽"是包括"滑膜肉瘤"在内的一些疾病，如厉疽、缓疽、石疽等。中医学认为肿瘤病因是毒邪和邪气，如《灵枢》谈及瘤之病因是："虚邪之入于身也深，寒与热相搏，久留而内着。"是说虚邪侵入人体深部，寒热相互搏结久留不去，停着于内而得瘤疾，华佗的《中藏经》曾说："夫痈疽疮肿之作，皆五脏六腑蓄毒不流，非独因荣卫壅塞而发也。"《诸病源候论》在论积聚时说："诸脏受邪，初未能为积聚，留滞不去，乃成积聚。"因此在治法上，扶正祛邪是治疗"恶性肿瘤"的主要方法之一。本例患者就诊时面黄，肿物渗出清稀的血性分泌物，说明患者有气虚之象，所以方中用黄芪、党参益气托毒，渗出物有恶臭说明有毒热，故用忍冬藤、紫草清热解毒；内服出毒片解毒攻毒，该片为独角莲制成，医籍中曾指出，独角莲根性味辛温有毒，主治功用为逐邪解百毒、治邪疟痈疽等，外用出毒散亦主要是独角莲增加病灶局部的逐邪解毒作用。治疗至 1977 年 7 月 5 日，肿物已缩小，分泌物已变黏稠，且已无臭味，说明气虚见复，毒热已消大半，内服以清调肠胃汤剂，继服出毒片，外用出毒散。经过 5 个月治疗肿物复平已获临床治愈，1 年来随访无复发。通过本例也可看到体表肿瘤整体治疗与局部治疗相结合，补与攻相结合能取得较好的疗效。

第十二章　息肉类疾病

各种器官的息肉属良性肿瘤类疾病。临床上常见的有胃息肉、胆囊或胆管息肉、子宫息肉、鼻息肉、肠息肉、声带息肉等。目前认为此类疾病除了手术之外，无特效疗法。许多名老中医在多年的临床实践中，对部分患者采用中药疗法，获得了一定疗效。息肉产生的基本病理是痰瘀凝结，消痰祛瘀是治疗息肉的主要法则。生薏苡仁健脾渗湿，祛痰散结，木贼消积块，退翳膜，二者合用可以化痰、腐蚀息肉，是治疗息肉类疾病的主要药物。乌梅可祛痰，增强蚀恶肉功效，僵蚕化痰散结，藕节炭消瘀血，合力可消痰祛瘀。

由于息肉产生的部位不同，因此须辨证施治。如胃息肉常伴有脾虚湿困的症状，如胃脘痛、恶心、呕吐、便溏等，因此应在上述药物的基础上加用黄芪、白术、茯苓、太子参、姜半夏、三棱、莪术等健脾益气、化痰渗湿、祛瘀散结药进行治疗。

胆囊及胆管息肉常伴有右胁疼痛、心烦口苦、后背及肩痛等肝郁气滞症状，谷铭三常加用延胡索、柴胡、郁金、茵陈、金钱草等疏肝利胆止痛药。肝郁犯脾则适当加一些健脾理气药，如党参、白术、木香、鸡内金等。

肠息肉常表现腹痛，偶有便血，便秘与便溏交替出现，因此治疗应据证分期进行。腹痛应用枳壳、大量白芍、青皮理气止痛，同时加用三七粉，重用藕节炭祛瘀止血，防止出血的产生。便秘用火麻仁、柏子仁等润下药，便溏配参苓白术散健脾利湿止泻。

声带息肉多由肺阴不足，虚火煎熬成痰所致。故以滋阴润肺、化痰散结法进行治疗。多选用生地黄、玄参、麦冬、天冬、沙参滋补肺阴，再加浙贝母、夏枯草化痰散结，配伍射干、胖大海清热利咽，常可收到嘶哑症状消失、息肉痊愈的效果。

1. 谷铭三治结肠息肉案

潘某，男，62岁。1994年4月10日初诊。

处方：患者习惯性便秘十余年，反复发作性地腹部隐痛，偶有便血，阶段性出现黏液便，口臭明显。1994 年 3 月被收入市内某医院，经电子结肠内窥镜检查，横结肠可见一枚息肉 0.5 cm×0.5 cm，表面光滑，颜色不变。诊断为结肠息肉。刻下症见：时有腹痛，纳呆，倦怠乏力，少寐多梦，舌质红，苔白腻，口味臭秽，脉沉缓。

诊断：腹痛。

辨证：脾虚失运，痰湿内生，气滞血瘀，痰瘀互结，息肉乃生，气机受阻。

治法：健脾化痰，祛瘀止痛。

处方：乌梅 20 克，僵蚕 15 克，木贼 15 克，香附 20 克，生薏苡仁 40 克，藕节炭 20 克，三棱 20 克，莪术 20 克，黄连 5 克，肉桂（后下）5 克，炒酸枣仁 20 克，远志 15 克。水煎服，每日 1 剂。

5 月 4 日复诊：患者服上方 24 剂，自觉腹痛症状有所缓解，纳食增，口臭减轻，仍夜寐不安，舌苔腻，脉弦缓，仍宗上述化裁治疗。处方：九节菖蒲 20 克，远志 15 克，炒酸枣仁 20 克，首乌藤 20 克，乌梅 20 克，僵蚕 15 克，木贼 20 克，生薏苡仁 40 克，香附 20 克，藕节炭 20 克，三棱 20 克，桑葚 20 克，灵芝 15 克，五加皮 15 克，莪术 20 克。水煎服，每日 1 剂。

患者服上述化裁方 65 剂后，腹痛症状消失，纳佳，体力明显恢复。于 1994 年 7 月 13 日做结肠电子内窥镜复查，横结肠息肉缩小到 0.3 cm×0.3 cm。谷铭三嘱其继续服用健脾利湿、祛瘀散结的处方。黄芪 40 克，白术 20 克，茯苓 20 克，生薏苡仁 40 克，乌梅 20 克，僵蚕 20 克，木贼 15 克，香附 15 克，何首乌 15 克，肉苁蓉 15 克，浙贝母 10 克，灵芝 15 克，三棱 20 克，莪术 20 克。

[谷言芳，张天文，牛煜，等. 谷铭三治疗肿瘤经验集 [M]. 上海：上海科学技术出版社，2002.]

【评析】 结肠息肉属肠道良性肿瘤，系由脾虚失运，聚湿化痰与血瘀互结而成。谷铭三重用生薏苡仁、僵蚕健脾利湿，化痰散结；三棱、莪术活血祛瘀。配木贼消积块，乌梅去青黑痣、蚀恶肉，藕节炭解热毒，消瘀血，止血而不留瘀。诸药配合，持续应用，可祛瘀化痰，腐蚀息肉。谷铭三指出，在肠息肉的治疗中，尤以生薏苡仁、木贼与乌梅作用明显。

2. 谷铭三治胃息肉案

张某，女，59 岁。1990 年 6 月 23 日初诊。

病史： 患者两年来胃部隐痛不适，饥饿与饱胀均加重，晨起恶心，呕吐黏液，口有辣味，纳呆，大便稀溏。于 1990 年 6 月 23 日在市内某医院做胃镜检查，发现胃窦部大弯侧黏膜隆起约 0.3 cm×0.3 cm，光滑，充血，周围红白相间。诊断为慢性萎缩性胃炎、局限性息肉增生。遂求治于谷铭三。刻下症见：胃脘隐痛，便溏，舌紫苔白腻，脉弦细滑。

诊断： 胃脘痛。

治法： 益气健脾，化痰利湿。

处方： 白术 15 克，党参 15 克，黄芪 30 克，当归 15 克，茯苓 15 克，炒酸枣仁 15 克，白及粉 10 克，枳壳 10 克，陈皮 15 克，姜半夏 15 克，首乌藤 15 克，生薏苡仁 20 克，鸡内金 10 克。

8 月 21 日复诊： 服上方五十余剂，仍有恶心，吐黏液，大便稀溏。脾虚湿困症状仍存，继服健脾利湿方药。处方：姜半夏 15 克，陈皮 15 克，茯苓 15 克，甘草 10 克，竹茹 10 克，枳壳 15 克，首乌藤 15 克，龙胆草 7 克，鸡内金 10 克，黄芪 20 克，甘松 15 克，生薏苡仁 40 克。水煎服，每日 1 剂。

11 月 10 日复诊： 又服上方加减近 70 剂，患者诸症明显好转。胃镜复查：胃息肉消失，仍为萎缩性胃炎。为巩固疗效，患者服药至 1991 年 4 月 3 日止停药。

[谷言芳，张天文，牛煜，等. 谷铭三治疗肿瘤经验集 [M]. 上海：上海科学技术出版社，2002.]

【评析】 胃息肉为胃的良性肿瘤，此患者自始至终表现为脾虚湿困，脾胃不和之证。谷铭三用六君子汤加黄芪、鸡内金健脾益气，利湿化痰，白及主恶疮、死肌，重用生薏苡仁健脾渗湿，全方共奏健脾利湿醒脾的作用，使脾运恢复，息肉消失。

3. 谷铭三治声带息肉声音嘶哑案

刘某，男，55 岁。1994 年 9 月 9 日初诊。

处方： 患者于 1988 年起出现声音嘶哑，当时病理诊断为声带鳞状上皮增生。

近半年来,症状逐渐加重,1994 年 7 月再次做病理检查,诊断为声带鳞状上皮增生、上皮下水肿,符合息肉改变。刻下症见:声音嘶哑,咽喉发干,纳可便调,少寐多梦,舌红苔薄白,脉沉细数。

诊断:声带息肉声音嘶哑。

辨证:肺阴不足,煎熬成痰,痰浊上壅。

治法:滋阴利咽,清热化痰。

处方:生地黄 20 克,玄参 15 克,麦冬 15 克,射干 20 克,木贼 20 克,香附 15 克,乌梅 30 克,僵蚕 20 克,生薏苡仁 40 克,蜀羊泉 20 克,白花蛇舌草 20 克,炒酸枣仁 20 克,合欢皮 20 克。水煎服,每日 1 剂。另用拳参 15 克、藿香 10 克煎水含漱。

9 月 29 日复诊:服上方 20 剂,患者声音嘶哑症状略有好转,仍宗前法。处方:山豆根 20 克,玄参 15 克,麦冬 20 克,射干 20 克,木贼 20 克,生薏苡仁 40 克,香附 15 克,乌梅 20 克,蜀羊泉 20 克,石菖蒲 15 克,远志 15 克,炒酸枣仁 20 克。水煎服,每日 1 剂。继续用拳参、藿香煎水含漱。

10 月 19 日复诊:患者声音嘶哑基本消失,声音较为洪亮。要求其再做病理,被患者拒绝。为巩固疗效,坚持中医药治疗至 11 月 7 日停药。嘱其用胖大海、拳参、麦冬煎水含漱以善其后。

[谷言芳,张天文,牛煜,等.谷铭三治疗肿瘤经验集 [M].上海:上海科学技术出版社,2002.]

【评析】 声带息肉系喉部良性肿瘤,其主要临床表现是声音嘶哑。根据此患者咽喉发干、舌红、脉沉细数等症,属肺阴不足,虚火煎熬成痰,结于声带所致。谷铭三用生地黄、玄参、麦冬滋阴润肺,射干清热解毒、祛痰利咽,加乌梅蚀恶肉,木贼消积块,僵蚕化痰散结,以增强祛痰利咽功效。重用生薏苡仁配白英、白花蛇舌草清热健脾利湿,化解声带息肉。终使患者声音嘶哑消失,临床获愈。

4. 颜正华治疗胆囊息肉案

王某,男,43 岁。1992 年 1 月 9 日初诊。

病史:3 个月来右胁胀满不适,西医诊为脂肪肝、胆囊多发小息肉。肝功能正常。服西药治疗无效,遂来求治。刻下症见:除见上症外,又见口苦,心慌心悸,尿少而黄，大便正常，舌红苔黄腻，脉弦。腹部柔软，肝脾未触及，胆区无压痛。

辨证： 肝郁化火，夹湿夹瘀。

治法： 疏肝清热，除湿化瘀。

处方： 柴胡、青皮、枳壳、郁金、姜黄、法半夏、黄芩各10克，丹参24克，当归6克，赤芍15克，桃红6克，茯苓20克，12剂，每日1剂，水煎服。忌食辛辣油腻，免生气。

二诊： 药后心慌心悸除，口苦胁胀减，胃中不适，时有反胃，小便稍黄，苔黄腻。近日又见咳嗽，晚重，吐少许白黏痰，治宗原法并佐以清肺化痰。原方去青皮、姜黄、当归、桃仁，加浙贝母、旋覆花（包煎）、陈皮各10克，生牡蛎（打碎，先煎）30克，茵陈（后下）20克，续进7剂。

三诊： 咳止，仍口苦，胁下不适，又见心悸，治以疏肝、利胆、活血、安神。处方：刺蒺藜12克，丹参30克，牡丹皮、郁金、川楝子、枳壳、赤白芍各10克，桃仁、青陈皮各6克，茵陈20克，茯苓20克，生龙骨、生牡蛎（打碎，先煎）各30克，首乌藤30克。

连服十余剂，诸症基本消失后可停服。并嘱其定时去医院检查，观察胆囊息肉有无变化，平日少食肥甘，以防脂肪肝加重。半年后来告，药后果如其言，胆囊息肉无大变化，而胁胀未发。

［常章富．颜正华临证验案精选[M]．北京：学苑出版社，1999.］

【评析】 本案为肝郁化火夹湿夹瘀所致。右胁为肝脏所居，今肝郁不疏，故胀满。火邪灼液扰心，故心慌心悸，尿少而黄。郁久必瘀，故见脂肪肝、胆囊息肉。脉弦为肝郁之征，苔腻为夹湿之兆。鉴此，初诊以柴胡、青皮、枳壳、郁金等疏肝理气解郁；黄芩、赤芍清肝火；当归、丹参、桃仁、姜黄等活血化瘀；半夏、茯苓除湿宁心。二诊肝郁化火虽减，而湿热未尽；又见咳嗽吐痰，乃肝火扰肺之象。故去青皮、当归、桃仁、姜黄，加浙贝母、旋覆花、茵陈等，意在清肝肺之火与增疏肝清利湿热之力两相兼顾。三诊咳已，知肺热已去；仍口苦心慌心悸，知仍当清肝疏肝利胆宁心。依此用药，终使胁胀得除。胁胀虽除而脂肪肝和胆囊息肉非短期能愈，故在诊毕又告诫患者要时时检查，以防不测。

附录　名老中医治疗肿瘤经验选粹

一、钱伯文治疗胃癌的经验介绍

（一）调理气机

1. 积聚之成乃气滞之故

钱伯文明确指出：气机失调是诱发胃癌的一个重要因素，其中主要是肝气郁结。从大量的临床资料分析，患者在发病前（即癌前期）常有长期的郁闷忧愁，或蒙受打击而不得解脱等肝气郁结的现象。历代医家也有相同的观点，如张鸡峰云："膈噎是神思间病。"巢元方云："此由忧患所致……使塞而噎。"张从正在解释积聚的成因时也认为"忧思郁怒，气机不和，日久聚成积"。据此，钱伯文进一步解释说，长期的情志抑郁不舒，肝气郁滞，导致了脾胃气机不畅，由气滞进而导致血瘀、痰凝等一系列病理变化，致使肿瘤形成。

钱伯文又指出，气机失调也是胃癌发病过程中的病理变化。从其临床表现看，脾胃气滞的现象可出现于胃癌的早、中、晚各期。如早期脘腹胀满等气滞之象往往先于其他症状而出现；中期出现嗳气、恶心呕吐等气逆之象；晚期则诸症加剧，常见胸脘胀闷疼痛，进食困难，甚至食入即吐等。这些临床表现都可反映出气机失调是胃癌的重要病理变化。

2. 理气乃治本之法

古代医家对用理气法治疗噎膈、反胃等病是有所认识的。宋代严用和论治噎膈"化痰下气……噎膈之疾，无由作矣"。清代徐春甫论治反胃宜"调气养胃……则无反胃之患"。清代董西园论治积聚也说："气滞而积聚则块硬而现形，若气通行，则散而无迹。"然而他们对于理气的具体用法并未阐述，有的医家则认为理气仅是改善症状的治标之法而已，如朱丹溪觉得理气药仅能取"暂时得快"之效，并非治本之计；徐彦纯亦认为理气的"辛香之药尽是治标"。

然而，钱伯文力排众议，把理气作为胃癌的治本之法。他指出，中医治病之所以能通过辨证求因、审因论治，说明"证"的表现正是"因"的实质反映。理气法既能改善气滞之证，足以证明是一种病因疗法。况且理气法对于协调气机的平衡，促使血瘀、痰凝的逆转都能发挥作用，可以控制胃癌的形成和发展，临床上不乏使用该法治疗后肿块缩小，乃至消失的例证。足见调理气机对胃癌的治疗具有十分重要的意义。

此外，现代医学有观点认为，癌变的原因是致癌因素引起细胞基因的调控失常，癌症能否逆转也取决于调控能否恢复正常。已有研究表明，中医学的"气"与"气机"，与人体正常的基因调控有共同的物质基础和生理功能。这为用理气法治疗胃癌，能使失常的调控恢复正常，从而使癌变逆转，提供了有力的依据。

3. 理气不避香燥

理气药大多辛香而温燥，难免有耗气、伤津、助火之弊，况且胃癌在临床上除见气滞之象外，尚常兼见气虚、津伤、血瘀、火热之象，故古代医家多竭力反对用这类香燥理气之品。如朱丹溪告诫道："若服之必死。"方贤认为治反胃用香燥"如抱薪救火"。刘宗厚甚至认为："咽嗌闭塞……有服耗气药过多，中气不运而致者。"更有张鸡峰等因畏用香燥之品，而放弃药物治疗，仅仅采用"内观自养"法来治此险恶痼疾。

钱伯文指出，尽管从理论上讲，前人之说不无道理，但实际上理气药使气机恢复正常，从而促进了正气的生成和邪气的祛除，而收正气复、津液生、瘀血去、火热退之效，何来"服之必死"之恶果？如枸橘，世人多因其破气辛燥而畏用，钱伯文则根据病情，放手用至 24 克，每每获取良效，且未见任何不良反应。临床实践表明，只要辨证准确，配伍恰当，即使较长时间服用理气药，也不会产生耗气、伤津、助火等不良反应。钱伯文告诫后学者，要重视理气药的应用，"切不可因噎废食，而贻误病机！"

（二）消坚散结

1. 坚者必削之

目前中医临床治疗胃癌，一般多在"噎膈""反胃"之证中寻找理论依据和治疗方法，往往忽视了胃癌与积聚的密切关系。钱伯文则明确指出，胃癌实际上也是中医病症"积聚"之一，从而将消坚散结法作为胃癌的一个重要治则。他认为，肿块（积聚）是胃癌的主要表现，只有尽力设法缩小或消除肿块，才能有效地控制病情，防止发展，以臻痊愈。他十分赞同清代程钟龄所说"脏腑、筋络、肌肉之间，本无此物而忽有之，必为消散，乃得其平"的观点，对胃癌的整个治疗过程都贯彻"坚者削之"的原则。他说胃癌到了中、晚期，肿块已十分明显时，应用消坚散结，这是大家都已知道的治法，但往往忽视在胃癌早期应用。虽然早期肿块仅能借助现代医学检查得以诊断，然而必须承认积聚已成，应果断地应用消法，以达及早消除的目的。

至于一般认为，消坚散结必用克伐之品，难免伤正，恐病未去而正已亏的观点，钱伯文则认为治胃癌不用消坚非其治也，不能因噎废食。

2. 消坚散结之活用

钱伯文认为，消坚散结乃为治疗原则，有其丰富的内涵，应灵活地针对病因，采用各种相适应之消坚散结法，如祛瘀消坚、化痰消坚、清热解毒消坚，以及攻毒消坚等。虽为消坚，又不是一概地滥用有毒之品，如斑蝥、马钱子等，而习用蜈蚣、露蜂房等药性较缓者。同时十分注意患者的体质情况，讲究应用的时机、药物的用量，乃至与其他治法的配合应用等，故而经常收其功，而未见其害。

（三）扶助正气

1. 扶正对治疗胃癌的作用

钱伯文治疗胃癌又十分重视患者的正气，强调扶正药物的应用。

（1）扶正有利于消坚。他指出，正气是机体对病邪的抵抗力和自然修复力，正气的恢复有助于肿块的控制、缩小或消除。他十分赞赏李时珍"养正破坚积"的提法。近年来有医师认为正气包括人体的免疫功能，而后者防止肿瘤生长的机制已得到公认，因此养正破积与现代的免疫疗法，具有某种共同的理论基础。

（2）扶正有利于患者接受各种治疗。钱伯文认为，在胃癌尚未被真正攻克之前，采用多种疗法是理智做法，而各种疗法均有其利弊，中医扶正治疗能增强患者体质、升高白细胞、减轻其他治疗的不良反应等，从而使患者获得了接受手术、放疗、化疗的机会，并能较顺利地完成全部疗程。

（3）有利于改善患者体质，促进康复。延长生存期。

2. 扶正着重脾胃

钱伯文认为，胃癌中、晚期的虚弱，主要是脾的运化失司这一局部的病理变化及于全身所致。如窦材在《扁鹊心书》中说："翻胃，乃脾气太虚，不能健运也。"因此，他赞同程文圃的观点："必以扶助正气，健脾养胃为主……方是救本之治。"

（四）擅用枳术

枳实为行气药，白术为益气药，二者配伍，由于药物用量的不同，组成了功用迥异的枳术汤与枳术丸。枳术汤出自《金匮要略》，枳实用量二倍于白术，主治气滞水停之"心下坚，大如盘，边如旋盘"之水饮证，法在以消为主，消中寓补。枳术丸出自《脾胃论》，白术用量二倍于枳壳，主治脾虚食滞之纳差、腹胀证，功在以补为主，补中寓消。故张璐说："二方各有深意，不可移异。"钱伯文熟谙其理，师古而不泥古，灵活运用二方于胃癌的治疗配伍中，并根据胃癌的病机特点及枳壳与枳实功用的差异，以枳壳易枳实，临证获得了良好效果。现将钱伯文经验，介绍如下。

1. 脾虚气弱，健脾益气，重白术而轻枳壳，使气旺而不壅滞

临证所见，胃癌患者属脾虚气弱者占较大比例。此类证候，法当补益，可遣党参、白术、茯苓、黄芪、薏苡仁、白扁豆、山药、炙甘草之类施治，这是通常

的用药方法。但钱伯文认为，虚证治虚，仅为大法，乃在示人以规矩，不应拘泥。灵活变通，知常达变，才是获效的关键。钱伯文体会到，胃癌病机复杂多变，邪气的影响及脾胃功能的障碍，往往使患者虚无纯虚，因虚致"实"。治疗宜扶正、泻实两相兼顾。例如，脾虚气弱之胃癌患者，除见面色苍白无华、少言懒动、食少纳差、泄泻、脉虚弱等纯虚征象外，还常有胃脘胀满、食入胀甚，或肠鸣作响、嗳气、矢气多等"实象"。对此情况，则不宜专用益气健脾之品。钱伯文强调，此胀之"实象"虽本质上是因气虚无力以运所致，但若徒以补气，往往随脾气的恢复而患者腹胀尤甚，这是气骤生而滞于中、不得运行的表现，反给患者带来不利影响。针对上述现象，钱伯文临证每于健脾益气时，以白术等配少量枳壳疏导气机，所谓补中寓通，动静结合，这就消除了虚胀，避免了"呆补"的不良反应，从而促进了胃癌患者脾胃虚弱、胃肠功能紊乱的恢复。

益气健脾之用白术、枳壳配伍，实为枳术丸之含义。此时，钱伯文白术用量一般为15克，若患者有舌燥、口干，则用至24克；而枳壳充其量不过6克。通观整个方剂，则补消之功彰然。

关于脾虚之虚胀，也有配木香、砂仁、陈皮之求效者。钱伯文以为，此用于一般的中虚证或可，但对于肿瘤患者，则嫌力强，有耗正气之虞。即使虚胀较甚，也不可妄执，可选佛手、八月札等药性平缓之品以助枳壳之功。

2. 脾胃气滞，宽中理气，重枳壳而轻白术，使气畅而不耗气

中焦气机不行，脾胃气滞，亦是胃癌患者常见的证型。脾主健运，主化物，主升；胃主受纳，主腐熟，主降。脾胃功能的正常发挥，有赖二者的协调统一。若受肿瘤、邪毒等损伤，脾不运化升清，胃不腐纳降浊，气机运行逆乱，壅塞于中，则形成脾胃气滞证，表现为脘腹满闷、胀痛、气窜不定，或胀痛连及两胁、胸膈，纳呆食少，食入后胸脘堵塞感，或恶心、呕吐、嗳气、呃逆等。

气滞在中焦，则宜宽中理气。对此，钱伯文用药也善在配伍中加入枳壳、白术，且常以枳壳为主组方。钱伯文认为，枳壳功专入中焦，善宽中理气、消胀除满，是治疗各种原因所致的气滞作胀之要药。因其性和缓，不偏寒热，祛邪而不伤正，故凡实胀、虚胀皆为不可缺少之品。又因中焦为气机运转之枢纽，调中焦则脾升、胃降，气机畅达，故无问胀之在上、在中、在下，亦皆相宜。钱伯文用

药，如胀在胸膈，以枳壳配瓜蒌皮；胀在胃脘，配佛手、香橼、八月札；胀在两胁，配合欢皮、香附、柴胡；胀在小腹，配大腹皮、炒莱菔子；食后胀甚或胀由食滞者，配焦楂曲、鸡内金、炒麦芽；胀由痰阻者，配制半夏、陈皮、茯苓；胀由肿瘤进展所致者，配莪术、昆布、海藻、蜈蚣；胀而兼痛者，配广木香、延胡索、川楝子；胀而呕恶者，配姜半夏、陈皮、代赭石；胀而泄泻者，配煨木香、白扁豆；胀甚不解者，配厚朴等。

钱伯文强调，理气药多耗气、散气，用之权衡失当，易生弊端，故临证还应少佐益气健脾之品以调和之。白术为益气佳品，善固中土而又具走散之性，得诸辛香之品，散中有守，守而不碍散，理气不虑伤气，从而更有助于提高治疗效果。

鉴于此，对脾胃气滞之证，钱伯文组方，每以枳壳为主，并根据患者的病情特点及病变部位，辅以相应的理气或其他药物，最终佐少量白术而求全功。钱伯文枳壳用量为 15～24 克，白术为 6 克左右。

3. 湿浊中阻，祛湿运脾，枳壳、白术并重，使湿化而中健

湿浊内阻之证，一在苦温燥湿，一在运脾化湿，同时前人还强调，气能化湿，气化则湿化。白术禀甘、苦、温之性，归经脾胃，善燥湿并健脾助运；枳壳辛散理气，调气机而助三焦气化功能。故钱伯文认为，二者配伍，相辅相成，相得益彰，是祛湿之良好药对，对胃癌证见湿阻、脾困者，具有重要作用。

湿浊内阻之证，临床所见有二：其一属外湿内侵，即先有湿浊困遏，而后中焦壅滞，脾失健运，此谓外湿困脾；其二属湿由内生，即先有脾失健运，脾不化湿而后湿浊滞留，此谓脾虚湿阻。属外湿困脾者常有四肢困重酸痛、精神萎靡不振、头重或头晕、头痛、腹胀食少或大便泄泻等以外湿留滞为主的症状；属脾虚湿阻者多呈脘腹胀满或痞闷，身倦无力，肢体重着、面色晦黑、食少纳呆、恶油腻、口淡无味或口中黏腻、恶心呕吐、泄泻或水样便，一日数行等脾不化湿为主的表现。钱伯文辨治，则以枳壳、白术相结合，再酌加相应药物以奏效。例如，对于前者配藿香、佩兰、苍术、土茯苓、砂仁、厚朴，或再少佐桂枝以通阳气；对于后者，配薏苡仁、党参、茯苓、苍术、厚朴、佛手、大腹皮、陈皮、制半夏等。至若病情发展，外湿、内湿区别已不明显，湿阻、脾困并重，钱伯文用药则多为白术、枳壳、厚朴、苍术、生熟苡仁、制半夏、白扁豆、炒莱菔子、佛手、大腹皮、

陈皮、茯苓、藿香、佩兰等。湿浊中阻，钱伯文一般用枳壳、白术各15～24克。

4.胃津不足，益胃生津，枳壳、白术皆轻，使纳开而食化

胃癌见胃津不足者，治宜益胃生津，而用沙参麦冬汤、养胃汤等。但钱伯文除此之外，还时常配以少量枳壳、白术以理气健脾，其用意颇深：盖脾胃为气血生化之源，主化万物，津液亦来源于水谷精微。若胃津亏虚，胃气受伤，势必损及脾胃生化功能，致使脾胃无力腐化水谷精微以生阴津。以枳壳、白术调中气，既可改善食欲、促进胃纳，又能助化源，使胃津滋生，含从本求治之义，此其一；其二，滋阴生津之品多阴柔黏腻，易致脾胃功能呆滞，藉枳壳、白术之功，可使补而不滞，滋而不腻，则寓动静相合之理。

胃津不足，主要见症有口干、口渴、唇燥、便秘、胃脘虚痞、食少、舌苔薄或少苔、无苔、脉细等。宜益胃生津，钱伯文习用南北沙参、天花粉、石斛、玉竹、太子参、芦根、麦冬、生地黄等甘寒之品治疗，通常还配伍酸味之白芍入上述诸药中以酸甘化阴。如此，再兼之枳壳、白术，则相合之方配伍精当，理法明确，用药独到，相辅相成，验之临床，确有理想效果。在此种情况下，枳术用量多为6克左右。

胃阴津不足而用枳壳、白术，是否有伤阴之虑？钱伯文认为关键在于处理好枳、术用量。在大宗滋阴生津之品中配少量枳、术，无须嫌其伤阴，仍是利多弊少。至于病情出现转化，阴津不足而又有虚火之象，如虚热、五心烦热、盗汗等，则枳、术已非所宜，此时可易之为焦楂曲、炒谷麦芽等。山楂善消食除腻化滞，其酸味合诸甘寒之品亦能养阴；炒谷麦芽助纳化而益气，二者可作为胃癌阴虚变证的另一种用药方法。

［单书健，陈子华．古今名医临证金鉴·肿瘤卷［M］．北京：中国中医药出版社，2011.］

二、顾丕荣治疗肝癌的经验介绍

（一）三辨三法

癌症的成因，是由正气先虚，而后邪气凑之，导致气滞血瘀，聚痰蕴毒，相

互搏结而成。故在治疗中，早期宜攻中寓补；中期宜攻补兼施；晚期宜补中寓攻，但也不能强求分期。总之，因人、因病灵活应用，方可克敌制胜。所用药物，不论补泻消散，尽量选用具有抗癌作用之品，可取事半功倍之效。

1. 辨虚扶正以抗癌

"养正则积自消"，可见扶正法在肿瘤治疗中的重大意义，而扶正首先应辨明气血阴阳亏损，以便"损者益之，虚者补之"，调和阴阳，生化气血，促进人体的免疫功能，增强自身的抗癌能力。每当发现肝脏癌变，大多已属中、晚期，所以更宜峻补，扶正以祛邪。

气虚证见神倦懒动，语声低怯，头晕自汗，面色㿠白，舌淡苔薄，脉虚。宜选用：人参、党参、太子参、黄芪、白术、山药、甘草等。黄芪宜生用，用量为30～60克；党参或太子参，可用20～30克。如防其壅滞，则加莱菔子，清代傅青主已将人参与莱菔子同用，且莱菔子也有制癌作用。

血虚证见头晕乏力，心悸少寐，爪甲无华，舌淡失荣，脉细。常选用：当归、川芎、白芍、熟地黄、丹参等。

阴虚证见午后发热，虚烦少寐，盗汗遗精，头晕目涩，口干咽燥，舌红少苔或剥苔，脉细数。可选用：天冬、麦冬、沙参、玉竹、女贞子、墨旱莲、生鳖甲、龟甲等。

阳虚证见形寒肢冷，面色惨淡，大便溏泄或完谷不化，舌淡胖、苔白滑，脉沉迟。当选用：肉桂、淫羊藿、补骨脂、鹿角片、五加皮、韭菜子等。其他如百合、白扁豆、桑寄生、续断、杜仲、大豆、核桃枝（夹）、火麻仁、豌豆等，都具有扶正抗癌作用，可随证选用。

2. 辨证祛邪以制癌

肝癌治疗中，祛邪的目的，在于化积，包括行气散结，活血消肿，化痰软坚，以及虫类搜逐，清热解毒等法。《黄帝内经》有"坚者削之""客者除之""结者散之""留者攻之"的论点，使邪去则正自安。

气滞证见脘腹胀满或气体攻痛，嗳气矢气则舒，舌苔薄白或微腻，脉弦。宜选用：木香、乌药、香附、小茴香、枳壳、八月札、郁金、莪术等。

血瘀证见痛有定处，按之有块，压之更痛，或痛如针刺，逢夜加重，舌质紫黯，或有瘀斑，脉涩。应选用：乳香、没药、桃仁、红花、延胡索、大黄、川芎、三七、石见穿、蜂房、蟾皮、壁虎、牡丹皮、铁树叶、虎杖、天葵子、鬼箭羽、姜黄等。

湿痰证见胸脘痞闷，恶心呕吐，大便溏泄，或肢肿腹大，苔腻或黄，脉濡或缓滑。可选用：厚朴、枳壳、猪苓、茯苓、土茯苓、车前草、薏苡仁、生半夏、石菖蒲、生天南星、瓜蒌、薤白、瞿麦、石韦、墓头回、荸荠、海藻、海蛤壳、牡蛎、常山、防己、徐长卿、山慈菇、黄药子等。

尚有清热解毒之品，也是抗癌的重要组成部分，如重楼、半枝莲、蒲公英、白石英、龙葵、鱼腥草、紫草、牛黄、青黛、败酱草、半边莲、野葡萄根、地锦草等。可以酌情选用。因肿瘤是由邪毒致病，大凡邪毒每易化火，正如尤在泾所谓："凡瘤结之处，必有阳火郁伏于中……宜以苦辛寒药，清之开之，然非易事也。"

3. 辨病选药以治癌

因肿瘤的发病部位和性质有所不同，根据肝癌的特殊情况，选用相应药物，如莪术、石见穿、虎杖、生鳖甲、龟甲、八月札、猫人参、凤尾草、夏枯草、龙胆草、郁金、生姜、铁树叶、熊胆、牛黄等，其中以生鳖甲、鹿角片、八月札、石见穿、白花蛇舌草、虎杖、猫人参等为主选药物，所谓"治病必求其本"。

肿瘤一证，实为难治之疾，除中西医采用各种治法之外，还应用辅助疗法与注意事项相辅而行，相得益彰。

（二）三忌

一忌破血：在祛邪化积法中，宜活血不宜破血。通过临床观察，施用破血之品，如三棱、水蛭、穿山甲、皂角刺等，对肿瘤虽有消坚止痛作用，但应用过久，每易导致肿瘤扩散或转移，盖因破血之药，能使瘀毒在脉络中随波逐流，到处乱窜，联系临床本病生存的病例来看，大多未投破血方剂，或虽用而未久；相反地，若持续用之，虽能取效一时，但预后不良。

二忌烟酒：烟之为害，前人早有"耗血损气"之训。近代发现若吸烟多者，不仅损折其寿，且因香烟产生的焦油（明显致癌因素），除与肺癌有直接关系外，还能导致喉癌、食道癌、膀胱癌、胰腺癌等多种癌症的发生，若肿瘤患者吸之，犹如抱薪救火，自取速亡。

酒之为害，比烟稍逊一筹，因酒辛热有毒，烈酒更甚，扁鹊谓："过饮腐肠烂胃，溃髓蒸筋，伤神夺寿。"李东垣谓："酒大热有毒，饮酒入胃，先走肝胆二经。"肝癌者饮之，扇动内风相火，风得火势，火借风势，因而昏迷、抽搐、失血等险象叠生，祸不旋踵。

三忌讳医：古有成语，"讳疾忌医"。现代忌医者仍不乏其人，在农村中仍有"信巫不信医"之俗，也有信中医不信西医，或信西医而不信中医，从而贻误中西医两法治疗的优越性，不胜叹惜！

（三）三要

一要食疗：古人有言，"园蔬胜珍馐"。这对肿瘤患者更相适应，应多食用新鲜蔬菜、水果、萝卜、薏苡仁、白扁豆、百合、海带、紫菜和菌类中的猴头菇、银耳、香菇、松蕈等，也可吃些蛤类（软体动物）、龟、鳖及硬壳果实等。

二要摄养：肿瘤患者，常因忧患惶恐，导致病情恶化。医者根据《灵枢》"告之以其败，语之以其善，导之以其所便，开之以其所苦"，务使患者心情旷达，乐观对待，树立战胜疾病的信心，并嘱家属精心护理，宽慰患者。

三要练功：《黄帝内经》谓"百病皆生于气"，气为血之帅，血为气之母，练气功，能使气血调和，阴阳平衡，促进新陈代谢，达到自我调节的目的。

（四）验案举例

【案一】

夏某，男，40岁。

病史：患肝炎已2年，初诊为慢性肝炎。于1980年春初检验，甲胎球火箭免疫电泳为530，甲胎定性对流阳性、扩散阳性，血凝法为1∶1000，经某医院确诊为肝癌。住院用化疗2个月，火箭免疫电泳上升至14 000，因而停用化疗，未行手术，改用中草药治疗，未见改善。7月注射白蛋白后，火箭电泳下降至9000，1980年10月13日来本院肝病门诊，肝区微胀，精神不振，舌质淡红，苔黄腻，脉弦滑。肝功能：胆红素 3.0 mg，丙氨酸转氨酶（－）。

辨证： 早年肝受邪伤，初病在气，久延入络，络痹血瘀，与邪毒湿热互凝成癖，结于右肋之下。

治法： 补肝健脾，化湿解毒，以抗其癌。

处方： 炒党参，焦白术，生黄芪，当归，炒白芍，茯苓，薏苡仁，枳壳，川厚朴，黄芩，八月札，郁金，鳖甲（先煎），牡蛎（先煎），土鳖虫，莱菔子，白花蛇舌草，猫人参，茵陈。

随症加减，服药 30 剂。火箭免疫电泳下降至 182，对流为（±），精神渐振，但口干舌燥，此为瘀毒化火耗津，前方加麦冬、天花粉等。又服 30 剂，甲胎对流、扩散均转阴性，火箭免疫电泳为 250，症状明显改善。仍以前方出入，服至 1981 年 12 月，火箭免疫电泳正常，血凝转阴，B 超检查未见明显团块。迄今 9 年来一切正常，患者自述 1980 年曾用化疗 3 个月，未再用西药。

【案二】

王某，女，58 岁。

病史： 患者于 1979 年 6 月自觉中上腹隐痛，进食后稍缓解，未医而安。1980 年 3 月旧病复发，并伴有嗳气吞酸，来本院就诊，做 CT 等检查，诊断为胃小弯巨大溃疡 4.5 cm×4.5 cm。11 月 30 日收入病房，行胃次全切除术，标本病理切片提示为未分化腺癌，手术时发现肝右叶顶部 2 cm×2 cm 结节，诊断为胃癌肝转移。1981 年 4 月 30 日出院，因用化疗后胃纳减少，白细胞下降而停药，改用中药治疗。患者神疲纳少，舌质红，苔根花剥。大凡剖腹之后，正气已虚，气阴两伤，瘀毒由胃累及于肝脏，前途未可乐观。书云："壮人无积，虚人则有之"，治当大剂扶正以固本，化瘀解毒以抗癌。处方：党参，生黄芪，白术，麦冬，玉竹，八月札，石斛，生鳖甲（先煎），生牡蛎（先煎），石见穿，白花蛇舌草，地骷髅，生甘草。

上方随证加减，连服至 7 月中旬，自觉症状消失，B 超提示，肝内未见占位性病变，舌质淡红微黯，苔薄而润，气阴渐复，余毒未尽，再以前方出入，减石斛，加猫人参、败酱草等。服至 1984 年 3 月身体健壮，胃纳正常。

［单书健，陈子华．古今名医临证金鉴·肿瘤卷 [M]．北京：中国中医药出版社，2011．］

三、刘嘉湘治疗脑瘤的经验介绍

恶性脑瘤的产生，多因正虚邪实。正虚多属气虚或肝肾阴亏，邪实多为瘀血或痰凝胶结。从临床上看，肢体偏瘫者以气虚血瘀为主，眩晕头痛者以肝肾阴虚居多。对于气虚，运用益气行瘀、软坚化痰的方法，以补阳还五汤为基础方；对肝肾阴虚者，应用滋阴平肝、软坚化痰药治疗。通过治疗，大多数患者症状改善明显，一些患者肿块缩小，已存活多年。

（一）益气化瘀，软坚消肿

【病案】

舒某，男，73岁。

病史：患者自1981年10月起常有左侧肢体抽搐伴短暂意识消失，小便失禁，口眼㖞斜。1981年11月去某医院诊治。检查：左侧鼻唇沟变浅，舌向左侧歪，肌力Ⅴ级，左肌张力＞右，膝反射左＞右，右侧巴宾斯基征阳性，霍夫曼征阳性。1982年2月某医院脑CT扫描报告，在5cm、7cm层面上顶见颞区有范围较大的低密度区，压迫脑室系统向左移位，增强后见顶区有一个高密度阴影，内有囊腔。结论：右顶区占位性病变，恶性肿瘤可能（转移？）。患者于1982年2月18日来我院初诊，见左下肢跛行，左手有时抽搐，抬举受限，脉细软，苔薄滑腻，舌质淡红，舌体胖。

辨证：中气虚弱，痰瘀互结，清阳受扰，络脉痹阻。

治法：益气化瘀，软坚消肿。

处方：生黄芪30克，当归9克，赤芍12克，白芍12克，瓜蒌皮15克，王不留行15克，夏枯草15克，海藻15克，生牡蛎（先煎）30克，生天南星30克，蛇六谷（先煎）30克，蜂房12克，白芷12克，补骨脂12克，薜荔果15克。9剂。另7011药水口服。

二诊：服药诸羔减轻，但夜尿较频，予原方加菟丝子30克。摄胸片发现左肺门旁有一较大阴影，密度较深，边缘清楚，但不光滑。诊断：左肺癌颅内转移。

服上药年余后，抽搐明显减少，可自行千米之多，纳食渐馨。1982年12月16日在某医院做脑电图检查，示两半球明显不对称，右侧慢于左侧。有大量S波，以右中央区后颞部明显。1983 年 12 月 3 日来诊时，诉行走如常人，左手能抬举到头上。脉细，苔薄，舌质淡红伴有齿痕。再拟补阳还五汤加味。处方：生黄芪60 克，当归 9 克，白芍 12 克，王不留行 15 克，川芎 9 克，地龙 30 克，蜂房 12 克，重楼 15 克，鬼箭羽 15 克，菟丝子 30 克，锁阳 15 克，薜荔果 30 克，炮山甲 12 克，刺蒺藜 15 克，白芷 12 克。

10 月 9 日复诊：家属代诉服药后患者面色红润，能打 25 分钟太极拳，迄今为止，服中药已达 3 年 10 个月之久。

朱丹溪论中风偏枯多属气虚血虚。王清任在《医林改错》中明确提出了偏枯的病机为"气虚血瘀"。刘嘉湘汲取了王清任治疗偏枯的经验，重用生黄芪益气托毒。由于恶性脑瘤有毒邪胶结，故黄芪不用"炙"而多用生，取其扶正托毒之功。

（二）滋阴养肝，软坚消肿

【病案】

钟某，女，42 岁。

病史：患者于 1981 年 3 月 24 日因脑内占位性病变行开颅手术，病理报告为左颅脑膜瘤部分肉瘤变。1981 年 6 月 11 日来我院诊治。1981 年 11 月 29 日某医院脑 CT 扫描报告为左中颅窝脑膜瘤残留。自诉头痛阵作，有时难以忍受，或间有头目昏眩，腰酸腿软，口干目糊，咽中常觉有痰，脉细带数，苔薄，舌质偏红。

辨证：肝肾阴虚，水不涵木，肝阳上亢，木火上扰。

治法：滋阴养肝，软坚化痰消肿。

处方：生地黄 30 克，熟地黄 24 克，女贞子 15 克，枸杞子 9 克，生天南星 15 克，蛇六谷 30 克，天葵子 30 克，夏枯草 12 克，海藻 12 克，生牡蛎（先煎）30 克，赤芍 12 克，牡丹皮 6 克，刺蒺藜 15 克，浙贝母 12 克。

经用上方连续治疗，病情好转明显。1983 年 9 月 29 日、1984 年 6 月 6 日两次 CT 检查示残留灶明显缩小。1984 年 10 月 6 日、11 月 3 日在某医院两次 CT 复查，均未见肿瘤复发。患者活动如常人，面色红润，食欲、睡眠均好，生存已达 4 年6 个月。目前依上法服药，以巩固疗效。

《黄帝内经》曰："诸风掉眩，皆属于肝""髓海不足则脑转耳鸣"。上述病案，刘嘉湘运用补肾填精、滋水涵木的法则而取效。在补益肝肾之阴的同时，每酌加淫羊藿、肉苁蓉等温壮肾阳之品，旨在"阳中求阴"，使阴得阳升而泉源不竭。痰凝胶结，也是形成脑瘤的一个重要因素，所以治疗脑瘤必用软坚化痰药，如蛇六谷、生天南星、天葵子等。《本草求真》指出："南星专走经络，故中风麻痹亦得以之为向导。"《珍珠囊》亦有天南星"去上焦痰及眩晕"之说。蛇六谷消肿解毒、化痰散结作用较强，近年来用于脑肿瘤，常常取得良好疗效。

　　[单书健，陈子华.古今名医临证金鉴·肿瘤卷[M].北京：中国中医药出版社，2011.]

四、吴一纯行气蠲浊治疗肺癌的经验介绍

　　肺癌的部分内涵，散见于中医"肺积""肺胀""息贲""咳嗽""痰饮"等文献之中，未成系统。吴教授经过多年探索，认为肺癌多因正气先伤，邪毒犯肺，以致肺气郁滞，宣降失司，气机不利，致气、血、痰、食、郁胶结，积聚于肺，形成肺癌。其病机以气滞为主，其发病是全身疾病的局部反映。本病从动态观察其标、本矛盾双方的变化随疾病的发展而变化，即在疾病发展的不同阶段，癌组织（邪）与自身的抵抗能力及反应状态（正）的标本地位有所不同。肺癌的早、中期，正气可支，胃气、神气尚存，应以癌组织为病本；而疾病晚期，正气不支，全身衰竭时，以正气及机体的反应状态为病本。

　　吴教授根据肺癌病本的认识，以行气蠲浊为治病法则，自拟平消片为治病专用药。处方：炒枳壳50克，郁金30克，仙鹤草30克，白矾30克，火硝30克，制马钱子20克，五灵脂（包煎）25克，干漆10克。制成片剂，每片0.5克，每次4～8片，每日3次。

　　方中枳壳质轻量重，配郁金、仙鹤草、马钱子共奏行气通络之功；郁金、五灵脂、干漆活血破瘀；白矾、火硝化湿祛痰消瘀。诸药合用，行气蠲浊，攻坚破积，推陈出新，用治肺癌，经临床和实验证实有较好的疗效。

　　辨证施治原则：疾病早、中期以祛邪为主，晚期以扶正固本为主。具体分为5型。

阴虚毒热型：症见咳嗽，少痰，或痰中带血，或为脓痰腥臭，便干溲赤，舌红而干，脉细数。治宜养阴清热，解毒散结。药用南沙参、北沙参、天冬、麦冬、百部、天花粉、桑叶、鱼腥草、阿胶、白扁豆、金银花、白花蛇舌草、半枝莲、浙贝母、川贝母等。

脾虚痰湿型：症见咳嗽痰多，胸闷气短，乏力倦怠，纳少腹胀，面色萎黄不华，或见肢体水肿，大便溏薄，舌淡胖边有齿痕、苔白腻，脉濡细。治宜健脾燥湿，清肺化痰。药用党参、黄芪、苍术、白术、茯苓、陈皮、半夏、薏苡仁、桔梗、白前、百部、紫菀、甘草等。

气滞血瘀型：症见咳嗽不畅，气急胸闷或胸痛，痛有定处，大便秘结，舌有瘀斑或瘀点罗布，脉弦。治宜理气化滞、活血化瘀。药用仙鹤草、五灵脂、郁金、三棱、莪术、制马钱子、黄芪、枳壳、降香、桔梗、紫菀、桃仁、杏仁等。

毒热瘀阻型：症见咳嗽，痰黏色黄，或咳吐腥臭脓血痰，胸闷气喘，便干溲黄，舌红或有瘀斑、苔黄干，脉滑数。治宜清肺化痰、解毒逐瘀排脓。药用金银花、连翘、芦根、薏苡仁、冬瓜子、桃仁、浙贝母、桔梗、甘草、鱼腥草、牡丹皮、丹参、半枝莲、白花蛇舌草等。

气血两亏型：症见咳嗽，咳声低微，气短不足以息，乏力倦怠，动则自汗，纳呆食少，面色苍白，消瘦神疲，舌淡或黯淡，或舌体瘦小，脉沉细无力或虚大无根。治宜益气养血，扶正固本。药用黄芪、当归、党参、白术、茯苓、鸡血藤、黄精、何首乌、女贞子、百合、补骨脂等。

【案一】原发性支气管肺癌案

王某，男，43岁。1964年5月26日入院。

病史：患者咳嗽、胸闷半年余，经门诊胸部透视，初诊为升主动脉瘤收住院。住院后经多次X线胸片证实为右侧支气管肺癌，有两侧纵隔淋巴结及右侧胸膜转移。痰中查见雀麦型癌细胞。服氮芥20 mg，放射5600 tad后，出现严重的放疗后肺炎，咳嗽咳痰加重，被迫放弃放疗，于1965年2月12日起请中医诊治。刻下症见：面色紫黯，呼吸急促，舌绛紫，脉细滑略数。

辨证：肺经气滞血瘀，痰浊阻滞。

治法：宣肺行气，祛瘀化痰解毒法。

处方：①长期服用足量的平消片，每次6～8片，每日3次；②间断服用中药汤剂：生艾叶 20 克，大蒜 20 瓣，木瓜 12 克，百部 12 克，瓦楞子（先煎）30 克，陈皮 10 克，全蝎 10 克，山豆根 10 克，蜂房 10 克，生姜 10 克，田三七 5 克，甘草 3 克。

持续治疗至 1965 年 10 月，症状基本消失，一般情况好，恢复了司机工作。仍遵医嘱坚持服用平消片，定期住院复查，生活、工作一如常人。但于 1992 年 2 月 16 日死于心肌梗死，已带瘤生存 27 年。

患者有胸部 X 线片和病理学检查结果，诊断明确。现代医学根据其为小细胞未分化癌，且已有转移，认为预后较差，不宜手术，但放疗又出现严重的放疗性肺炎而放弃，故请中医诊治。经以行气蠲浊为主法、以平消片为治病药结合辨证施治治疗 8 个月后，体征消失，恢复工作，疗效满意。需要特别提出的是，本例患者的情绪乐观开朗，对治疗和预后至关重要。

【案二】肺转移癌（骨巨细胞瘤肺转移）

苏某，男，34 岁。

病史： 患者 1957 年因右股骨下端巨细胞瘤在长春市某医院行刮骨移植术。1 年后复发，在沈阳市某医院截肢，术后病理诊断为骨巨细胞瘤。1961 年出现咳嗽胸闷，X 线胸片示右肺块状影，经抗结核等治疗无效。1962 年症状加剧，在痰中数次查到癌细胞，结合病史与 X 线片结果等，先后在西安、上海、北京等多家医院会诊，确诊为肺转移癌。于 1963 年 2 月请中医诊治。刻下症见：见患者精神萎靡，表情痛苦，体形瘦削，胸闷气短，咳嗽胸痛，腰酸膝软，头昏健忘，食欲不振，乏力倦怠，唇舌黯红、苔白而腻，脉沉细弦。

诊断： 肺积。

辨证： 肺经气滞血瘀痰凝，真元受损。

治法： 行气蠲浊法为主，佐以益肾扶正。

处方： ①平消片 8 片，每日 3 次；②补骨脂、何首乌、郁金、瓦楞子（先煎）、鹿角霜（先煎）、土贝母、露蜂房各 30 克，蜈蚣 2 条，莪术、没药各 10 克，山慈菇 15 克，甘草 3 克。6 剂，水煎服。

患者坚持服用平消片，汤剂据证以调整。连续治疗 5 个月后，胸痛消失，咳痰减少。继续服平消片至 1964 年 6 月，X 线片示病灶吸收，病情基本控制。嘱继服平消片治疗，病情一直稳定。于 1968 年停药 6 个月，期间又出现胸部剧烈疼痛、咳嗽及全身衰竭症状，胸片示右肺门阴影（密实影）大如拳头。于 1969 年初，重新服用平消片，5 个月后症状消失。5 月 21 日复查胸片，见右肺原肿瘤阴影基本消失，一般情况好，恢复全日工作。以后每年住院复查体检 1 次，胸片、心、肝、肾均无异常。嘱坚持服用平消片，每次 4～6 片，每日 3 次。至 1993 年 2 月 2 日随访，患者尚健在。

患者有胸片及病理学检查，诊断明确，为骨巨细胞瘤肺转移。经以行气蠲浊为主要治法、以平消片为治病药物的治疗，病情较快得到控制。以后坚持服用平消片，至今存活已 30 年之久，一般情况好，未见不良反应，疗效非常满意。患者曾停服平消片半年后病症复发，用药 5 个月后疾病控制的事实，证明了平消片与行气蠲浊法对肺癌的治疗作用。同样，本例患者情绪乐观开朗，心理压力较小也是一个重要的积极因素。

［单书健，陈子华．古今名医临证金鉴·肿瘤卷 [M].北京：中国中医药出版社，2011.］

五、朱培庭治疗胆道癌的经验介绍

近年来，有幸随朱培庭教授临证，受益匪浅，现将朱培庭治疗胆道癌的经验介绍如下。

（一）病机特点

胆道癌，根据其临床表现及体征多可归属于中医学"胁痛""腹痛""黄疸""积聚""癥瘕"等范围。朱培庭认为，胆道癌病机较为复杂，临床上实难见到单一的发病病机，临床上多表现为寒热混杂、虚实夹杂。正虚邪陷而正虚为主是其主要病理特点。大凡肿瘤的形成都是在人体正虚的条件下，邪毒因虚而入积聚，导致气血运行失常，气滞血瘀，日久气血痰湿交结成块，致使癌瘤的发生，亦即"邪之所凑，其气必虚"（《素问·评热病论》），"正气虚则成岩"（《外证医编》）之理。事实上，迄今为止，胆道癌的早期诊断仍然很困难，这是因为它往往早期无特殊的症状，并被一些良性胆道疾病如胆道炎症、结石的症状所掩盖，而且目前临床仍缺乏特异的检查手段，无论 B 超还是 CT 或 MRI 等影像学检查都难以明确鉴别早期胆道癌与胆道良性疾病，致使临床发现胆道癌时已是中、晚期阶段，此时正气早已衰败。

（二）治疗经验

1. 从肝立论，治其本

中医认为，胆附于肝，胆与肝通过经脉络属构成表里关系，胆为"中精之腑"，主要贮藏和排泄胆汁，而胆汁由肝之余气所化生。肝的疏泄功能可直接控制和调节胆汁的排泄。胆的生理功能有赖于肝的正常功能的发挥，胆道癌的发生也是基于肝失疏泄等生理功能的失调。可见，中医药治疗胆道癌的关键，不仅仅消除癌肿的本身，重要的是在整体观念指导下恢复肝脏正常的生理功能，才能阻止胆道癌的发生、发展。治病必求其本，胆道癌只有从肝论治，才能正本清源。因此，朱培庭始终把治肝之法作为具体指导原则贯穿于胆道癌治疗的全过程。

2. 体用结合，养肝疏肝两相宜

肝藏血，主疏泄，体阴用阳。肝阴即肝之营血和阴液，具有滋养肝体、涵敛肝阳、化生胆汁等作用。肝用是指肝之功能而言，是以肝阴为物质基础的。朱培庭于长期临床中发现，不仅慢性胆道病症多有肝阴不足之征，而且胆道癌患者也常出现胁肋隐痛、消瘦、低热、头晕目眩、舌红少苔、脉弦细数等肝体不足之症状。朱培庭认为，此乃胆道癌中、晚期瘀毒阻滞，耗伤肝体所致，临床朱培庭习以白芍、枸杞子、乌梅、山茱萸、何首乌、生地黄、南沙参、北沙参、天冬、女贞子、石斛等酸甘养阴之品，滋养肝体。泻肝之余，也是胆道癌常用之法，肝的疏泄有度才能保证胆的正常功能的发挥，胆腑不畅多缘于肝气郁滞，肝胆气滞是胆道癌发病的重要机制。因此，朱培庭在胆道癌治疗过程中始终重视疏肝利胆之法。在遣方用药时，所选理气药宜以不损胃、不耗气、不伤阴为度，尤擅用青皮、陈皮、八月札、绿萼梅、玫瑰花、白残花、佛手等果皮及花类药物，取其轻清之性，于平淡中显神奇。

3. 泻腑利胆，通为用

在胆道癌的发生、发展过程中，因肿瘤生长使胆道梗阻，导致胆汁排泄障碍，出现阻塞性黄疸。中医则认为，胆为"中精之腑"，为六腑之一，"传化物而不藏，满而不能实"，性喜条达疏泄畅通，只受纳五脏之精气，不容邪气所停滞，"以通为顺"。若瘀热湿毒结聚胁下，势必影响肝胆疏泄，致使阻滞胆道，胆汁不循常道。朱培庭宗"六腑以通为用"之论，在治疗胆道癌时不管该病处于何阶段，始终贯彻通腑利湿基本法则，临床用药喜以大黄、茵陈、虎杖、郁金、莱菔子、厚朴、沉香曲等通腑降逆、利湿退黄之药，开启塞闭，用之临床收效甚佳。

4. 益肾健脾，先天后天不可忘

胆病从肝论治。肝与肾、肝与脾均关系甚密。肾为先天之本，肝肾精血互生，阴阳息息相通，相互制约，协调平衡。脾为后天之本，肝的疏泄功能与脾的运化功能之间相互影响，并且肝与脾在血的生成、贮藏、运行及防止出血等方面关系密切。因此，朱培庭在治疗之中始终不忘"肝肾同源""知肝传脾"，时时顾护先后之天。其用药时，补肾滋阴多用熟地黄、山茱萸、山药，助阳常选仙茅、淫羊藿、巴戟天、肉苁蓉、葫芦巴等温润之品，以防过燥劫阴。朱培庭尤重补益后天，常嘱后天为人之本，最为关紧，药食得进，病体康健，全赖脾胃之运化，不可妄伐，应时刻顾护，治疗胆病"当先实脾"。临证之时朱培庭善用黄芪、太子参、白术、茯苓、薏苡仁、砂仁等甘缓辛补之品，以建立中气；尤于疏利、滋阴之际，更不忘兼以运脾，以防理气伤脾及滋腻碍脾。

5. 软坚消肿，治其标

朱培庭认为，肿瘤的发生，其本固然在于正气，然肿瘤的形成必有邪毒蕴结、气滞血瘀、痰湿凝聚等一系列标实的病理变化。就其胆道癌而言，邪毒、瘀血、湿热、痰湿交结阻滞胆道，是其标实一面。在治疗过程中，仅靠扶正培本实难奏效，非攻不可中病。有鉴于此，朱培庭临证施药尤喜选用如白花蛇舌草、蛇莓、蛇六谷、红藤、菝葜、蜀羊泉、野葡萄藤、龙葵等一些临床具有抗癌作用的清热解毒、破积化瘀类中草药，用之临床对缩小肿块，确有效验。

【病案】

陆某，女。1999 年 8 月 12 日初诊。

病史： 患者因反复右上腹隐痛半年，先后于外院及我院诊治，行 B 超和 CT 检查均示：胆总管占位，随后手术探查与病理证实为胆总管中上段癌，因肿块与周围组织粘连严重无法切除，而放弃手术治疗。刻下症见：体瘦，神疲，右中上腹胀痛连及后背，纳少，睡眠差，烦躁易怒，双下肢水肿，小便黄，大便 2 日一行，舌边有齿痕、舌红少苔，脉弦细数。

辨证： 气阴两虚，血液瘀滞。

治法： 益气养阴，佐以理气化瘀，清热解毒。

处方： 太子参、生地黄、枸杞子、何首乌、白术、白芍各 12 克，黄芪 30 克，青皮、陈皮各 9 克，玫瑰花、白残花各 3 克，白花蛇舌草 30 克，蛇莓 12 克，蛇六谷 12 克，大血藤 15 克，菝葜 10 克，龙葵 15 克，生大黄 10 克，茵陈 15 克，虎杖 10 克，郁金 10 克，莱菔子 10 克，生山楂 12 克，延胡索 10 克，甘草 6 克，每日 1 剂，水煎服，分 3 次服。

服药后患者感腹痛缓解，纳增，乏力、口干减轻，效不更方，于原方略施化裁，嘱坚持服药治疗。2000 年 3 月行 B 超复查示，胆管肿瘤较半年前未见明显增大，但患者已腹痛大减，眠可，唯乏力、纳差未除，仍续前方出入。

2001 年 9 月再行 B 超和 CT 检查示，胆道肿块较 2 年前发病时明显缩小，腹痛亦除，全身已无明显不适。治疗迄今存活已逾 4 年，获显著疗效。

［方邦江，顾洪刚，周爽．朱培庭治疗胆道癌经验 [J]．中医杂志，2005（1）：17-18.］

六、李佩文治疗脑瘤的经验介绍

李佩文教授是中日友好医院中医肿瘤科主任，博士生导师，从事中医肿瘤研究与临床三十余年，学验俱丰。笔者有幸随师学习，受益匪浅。现将导师治疗脑瘤的思路与用药经验介绍如下。

（一）概述

脑瘤在临床上具有头痛、头晕、半身不遂、抽搐等临床表现，一般认为应属中医学之"头风""中风""癫痫"等范畴。脑瘤病变在脑，其成因多为痰湿之邪结聚于脑，脑部气滞血瘀、痰瘀阻滞、毒邪凝结，在其病变过程中，脑络痹阻日久，化热动风，风火相扇，耗伤阴液，可致肝肾不足，故临床常用平肝息风、清热解毒、活血通络、化痰软坚、补益肝肾等法治疗。

常用药如下。

（1）祛风药。钩藤、天麻、刺蒺藜、僵蚕等。药理学证明这类药物具有镇静，延长催眠剂的催眠时间，抗惊厥以及镇痛作用。

（2）化痰药。青礞石、旋覆花、制天南星、桔梗等。青礞石可镇静、祛痰；旋覆花能解痉；桔梗具有祛痰、镇咳、解热镇痛作用，还可扩张血管，镇静，降血糖、血脂；体外实验证明天南星的有效成分有抗癌作用。

（3）清窍药。菊花、珍珠母、水牛角、石菖蒲等。药理学研究表明，菊花制剂能扩张冠脉，提高小鼠对低压缺氧的耐受力，且有镇静、降压作用；珍珠母有效成分可延缓衰老，抗溃疡，对治疗兔角膜烫伤有一定作用，珍珠母、贝壳粉对小鼠肉瘤 S180 有一定的抑制作用。

（4）利湿药。猪苓、泽泻、浮萍、车前子等。除有利尿作用外，猪苓所含的猪苓多糖具有抗肿瘤作用，泽泻有降压、降糖作用。

（5）软坚散结。白花蛇舌草、蛇莓、莪术等。白花蛇舌草可增强动物免疫功能，抗诱变，具有抗肿瘤活性；蛇莓清热解毒，散瘀消肿，药理分析分析有一定抗菌、抗肿瘤作用；莪术含有的 p- 榄香烯、莪术醇具有抗肿瘤作用，莪术油有放疗增敏作用，莪术其他成分能够对抗血栓形成。

（6）引经药。藁本、川芎等。藁本中性油有抗炎、抗缺氧作用；川芎能增加兔脑血流量，抑制血小板聚集，并有抗肿瘤、镇静作用。

（二）应用举例

1. 脑膜瘤

脑膜瘤生长慢，肿瘤偏大，症状轻微。其发病率女性明显高于男性；病灶多位于蝶骨嵴、大脑凹面、大脑镰旁、矢状窦旁；症状为头痛、头晕、肌力下降等。影像学检查可见清晰均匀，密度增高的阴影，可有颅内压增高。发病率仅次于胶质瘤，居脑瘤第二位。一些年迈体弱者，或患有糖尿病、脑梗死不愿手术，又不适宜放化疗者，大多求治于中医。

【病案】

刘某，男，78岁。

病史： 1998年6月出现头痛、头晕，右侧肢体不利，无法行走，目胀耳鸣，胸中烦热，口干舌燥，便秘。颅脑CT示：大脑矢状窦旁7 cm×8 cm密度增高的圆形肿物，边界清楚，密度均匀；诊断：脑膜瘤。眼科查视神经水肿。脉弦，舌红、苔燥。因年迈不愿手术，求中医药治疗。

治法： 镇肝息风，滋阴潜阳。

处方： 镇肝熄风汤化裁。牛膝30克，生龙骨、生牡蛎（先煎）各15克，龟甲（先煎）15克，白菊花15克，珍珠母（先煎）20克，玄参15克，天冬10克，钩藤（后下）10克，刺蒺藜10克，石见穿15克，莪术10克。

服上药20剂后，家属来诉头痛已止，稍有头晕，烦热、口干消失，可下床活动，生活基本，自理，已不便秘。上方去玄参、天冬，加川芎10克，藁本15克，继服20剂。20日后，家属来诉症状轻微，可于室外活动，生活自理，嘱继服上方1个月。

2. 垂体瘤

垂体瘤可分为：①嫌色细胞瘤；②嗜色细胞瘤；③混合型；④腺癌。虽为良性肿瘤，但多难手术切除，术后多用放疗，复发率高。治疗后常留有肌无力、头痛、视力障碍等症状，要求服中药者多。

【病案】

邢某，男，55岁。

病史： 1998年10月始出现头痛，上睑下垂，气短憋气，口干，咀嚼无力，视物不清。当地查CT诊为垂体瘤。1998年11月5日行大部切除术，病理检查为嫌色细胞瘤。术后放疗4500 cGy，口干加重，头胀，上睑下垂，下肢无力，抬腿困难。口服溴新斯的明15 mg/d，可缓解，为求中医药治疗来诊。患者面部略肿，上睑稍下垂，脉细弱、尺部沉，舌淡红、苔燥。

辨证： 脾肾亏虚，气阴两虚。

治法： 补脾益气，滋阴补肾。

处方： 左归丸合保元汤化裁。党参15克，生黄芪15克，熟地黄10克，肉桂（后下）10 克，枸杞子 15 克，川牛膝 10 克，山茱萸 10 克，菟丝子 10 克，钩藤（后下）10 克，刺蒺藜 10 克，野菊花 10 克，白花蛇舌草 25 克，炙鳖甲（先煎）10 克，半枝莲 15 克。

服药 10 日后，乏力、憋气较前明显好转，头胀止，抬腿高度上升，脉细、尺沉，舌红、燥苔较前减轻。上方去山茱萸、肉桂，加桑寄生 10 克，石菖蒲 15 克，继服 20 剂，并嘱新斯的明减量。20 天后症状已明显好转，新斯的明减半，带药 1 个月返回原籍。

3.脑干肿瘤

脑干肿瘤属颅后凹肿瘤，易出现颅内压升高症状。脑干是核团及传导集中区，此部位的肿瘤易引起局限症状，如震颤、肌张力高、共济失调、感觉障碍、面神经或展神经麻痹等。脑干属生命中枢部位，手术、放疗困难，多求助于中医。

【病案】

康某，男，24 岁。

病史： 2002 年 3 月出现视物双影，斜视，恶心，失眠。CT 及 MRI 示：脑干肿瘤，大小约 3 cm×4 cm，无法手术及放疗，故寻求中药治疗。患者球结膜充血，斜视；脉弦滑，舌红。

治法： 平肝息风，清热散结。

处方： 天麻钩藤饮化裁。天麻 5 克，钩藤（后下）10 克，黄芩 10 克，牛膝 15 克，藁本 10 克，菊花 10 克，僵蚕 10 克，蛇莓 15 克，刺蒺藜 10 克，珍珠母（先煎）15 克，水牛角（先煎）10 克，白花蛇舌草 25 克，石决明（先煎）20 克。

1 个月后二诊： 诉复视明显好转，可从事轻体力劳动，头胀消失，脉弦，舌淡红。上方去水牛角，加土鳖虫 5 克，玫瑰花 10 克，继服 30 剂。1 个月后已参加重体力劳动。随访 2 年，复查 MRI 示肿物稳定，症状消失。中药改隔日 1 剂。

4.脑胶质瘤

脑胶质瘤易阻塞脑脊液通路，所以颅内压升高往往为首发症状，并易造成枕骨大孔疝、小脑幕切迹上疝，发病率居脑瘤第一位。肿瘤巨大生长和囊变是本病的显著特点，给手术造成一定困难。

【病案】

金某，女，54岁。2004年5月9日初诊。

病史： 1997年出现阵发性幻嗅，查CT及MRI诊为左额颞叶胶质瘤，1997年6月24日手术，病理诊断为胶质瘤、少枝—星形混合胶质瘤。术后行放疗，DT 5500 cGy。2004年初局部复发，行2次手术，术后检查发现幕上脑积水。刻下症见：头痛，心慌，恶心，复视，右上肢不能上举，语言謇涩，左眼裂缩小，脉滑，苔白腻、舌淡。

治法： 燥湿祛风，清窍散结。

处方： 猪苓10克，茯苓10克，川芎10克，钩藤（后下）10克，僵蚕10克，党参15克，麦冬10克，藁本10克，刺蒺藜15克，五味子10克，蔓荆子10克，金荞麦25克，莪术15克，白花蛇舌草25克，鳖甲（先煎）10克。

10日后二诊： 右上肢已抬高过头，下肢水肿消失，双眼裂大小正常，语言清晰如常人，偶失眠，苔腻消失。上方去鳖甲，加石菖蒲10克，酸枣仁10克，嘱每周服5日，停2日，1月后再诊。

［黄静.李佩文治疗脑瘤经验 [J]. 中医杂志，2005（4）：256-257.］